A COORDENAÇÃO MOTORA

Dados Internacionais de Catalogação na Publicação (CIP)
(Câmara Brasileira do Livro, SP, Brasil)

Béziers, Marie-Madeleine
A coordenação motora: aspecto mecânico da organização psicomotora do homem / Marie Madeleine Bézier e Suzanne Piret; [tradução Angela Santos; revisão técnica de Lúcia Campello Han] - 3. ed. - São Paulo: Summus, 1992.

ISBN 978-85-323-0198-7

1. Capacidade motora 2. Educação pelo movimento I. Piret, Suzanne. II. Título.

92-0432 CDD-613.7
NLM-WM 475

Índices para catálogo sistemático:
1. Aptidão física: Higiene 613.7
2. Educação pelo movimento: Aptidão física: Higiene 613.7
3. Movimento do corpo: Educação física: Higiene 613.7

www.summus.com.br

EDITORA AFILIADA

A COORDENAÇÃO MOTORA

Aspecto mecânico da organização psicomotora do homem

S. Piret
M. M. Béziers

summus
editorial

Tradução: **Ângela Santos**
Revisão técnica: **Lúcia Campello Hahn**
Capa: **Ettore Bottini**

Summus Editorial
Departamento editorial
Rua Itapicuru, 613 – 7º andar
05006-000 – São Paulo – SP
Fone: (11) 3872-3322
http://www.summus.com.br
e-mail: summus@summus.com.br

Atendimento ao consumidor
Summus Editorial
Fone: (11) 3865-9890

Vendas por atacado
Fone: (11) 3873-8638
e-mail: vendas@summus.com.br

Impresso no Brasil

SUMÁRIO

APRESENTAÇÃO DA EDIÇÃO BRASILEIRA

"De quantas personalidades ínfimas é a personalidade humana reunião e produto? Ela é, por sua vez, alguma coisa além de uma célula numa outra personalidade mais vasta, cuja consciência nos escapa, como a consciência do conjunto humano escapa, na verdade, às células que o compõem?"

ALEXANDRA DAVID-NEEL

É com imensa alegria que faço a apresentação deste livro para o público brasileiro. Espero que ele venha cumprir, aqui entre nós, a mesma função que há mais de duas décadas vem cumprindo no continente europeu. E não só junto ao público especializado, mas entre profissionais dos mais diversos campos de atividade, que compartilham da mesma convicção: a de que o aparelho locomotor humano, ou o nosso "órgão do movimento" (entendido quase que como o sexto sentido), é o suporte primordial de todas as outras estruturas próprias ao homem (viscerais, psíquicas etc.).

Ao longo de suas páginas revela-se ao leitor uma descrição precisa do "percurso do movimento", desde sua previsão genética, por assim dizer, até sua efetivação na relação com o objeto, o espaço e com os outros seres, e sempre em colaboração com os outros sentidos, cujo resultado final é a forma do corpo.

A partir de uma anatomia "viva", é desvendado ao leitor um princípio de "organização fundamental" do movimento e da forma do organismo vivo da espécie humana. Este livro é fruto da inesgotável paciência de suas autoras e de um olhar profundamente informado e sábio, dirigido tanto ao recém-nascido (no qual o movimento está presente em sua natureza "fundamental", sem qualquer interferência), quanto ao homem adulto.

Em nenhum momento as autoras separaram analiticamente ossos, músculos e pele. O casamento entre a forma dos ossos, a disposição dos músculos entre si, a presença da pele como "mensageira" — eu diria mesmo como coordenadora dessa dupla é a necessária condição para que exista a "coordenação motora".

O aparelho locomotor, visto como um "órgão do sentido" é, talvez, mal compreendido — uma das razões deve-se ao fato de o movimento, uma vez experimentado, ficar, por assim dizer, entregue ao "piloto automático", sem que cheguemos a perceber que sua existência depende da forma e do espaço ocupado pelos objetos e pelos outros seres humanos.

Acredito que a permanência da forma de uma estrutura orgânica depende de seu próprio e bom funcionamento. No caso de nossos rins, fígado, coração etc., é possível deixá-los por conta daquele "piloto automático", uma vez preenchidas certas condições básicas. No caso do aparelho locomotor, a referência a esse contato com o exterior (com o ar, com a temperatura, com o objeto etc.) deve ser buscada repetidamente, se quisermos mantê-lo em sua forma própria.

Estou convencido de que é a constante insistência nos "movimentos fundamentais" que define nosso desenho anatômico. E, por extensão, quanto maior for a insistência, mais apropriado será esse desenho.

É conhecimento corriqueiro, entre os especialistas de desenvolvimento psicomotor, que o recém-nascido tem algumas fases a cumprir nesse percurso. Que ele passa, por exemplo, da posição deitada com flexão e rotação interna de membros para uma atitude em extensão e com dissociação de cinturas, antes de atingir a ereção do eixo. Porém, é raro que o olhar se fixe na propriedade ou impropriedade da execução desses movimentos e gestos.

Estamos treinados para perceber qualquer dificuldade na fala da criança ou se, por exemplo, a criança saltou a fase do engatinhar. A dificuldade surge quando o assunto é o movimento. Com freqüência, sequer notamos que algo inadequado pode estar ocorrendo. E quando finalmente notamos, é com uma atitude de conformismo diante de uma inevitabilidade.

No processo de conhecer como acontece a "coordenação", não deveríamos fazer disso, que é fundamentalmente nós, que é singelamente real e concreto, um objeto exterior de conhecimento? Bom seria que, ao ler este livro, pudéssemos ir consolidando, pouco a pouco, "o sentimento de uma anatomia do movimento".

É indiscutível que trazemos no corpo as marcas de uma vida e que, freqüentemente, temos um projeto para esse corpo. Os olhos ora estão voltados para o passado, ora para o futuro. E, entretanto, a coordenação motora não deveria vir qualificada por aquele, nem orientada por este. Os corpos que se fixam num projeto corporal para o futuro, ou aqueles que estão sempre tropeçando nas considerações do vivido não se lembram de que a "coordenação" deve acontecer em "território neutro", sem explicações e sem propósitos ou justificativas, e deixam de usufruir o prazer de experimentá-la livremente.

Os trabalhos corporais estáticos ou aqueles que insistem com exclusividade na conscientização, com certeza têm sua justificativa e seu interesse. E têm a sua hora. Acredito, porém, que é no decorrer do movimento, na sua execução (com propósito utilitário ou expressivo, ou sem qualquer propósito além dele próprio), que o aparelho locomotor rememora suas origens e se refina.

É minha esperança que a publicação deste livro faça chegar também ao público leigo os instrumentos que o ajudem a olhar e ver melhor.

IVALDO BERTAZZO

PREFÁCIO À SEGUNDA EDIÇÃO FRANCESA

Na época da primeira edição desta obra, 1971, o mundo ocidental parecia ainda ocupar o epicentro de um sisma cultural cujos abalos tendiam a balançar no pedestal estruturas há muito veneradas e consideradas inabaláveis. Uma delas era a antiga cisão entre corpo e espírito, dicotomia conceitual à qual a civilização ocidental deve belas conquistas e desastrosos desregramentos. Em época mais recente, diversos movimentos filosóficos e psicológicos vieram desmentir duramente o esquema dessa díade infernal. Assim, a análise fenomenológica da percepção e a psicologia da forma abriram, graças às teorias da estruturação do espaço e do "corpo vivenciado", perspectivas que permitem ultrapassar os antigos conceitos do corpo como máquina, como órgão executor ou como objeto de propriedade. Mas esses avanços conceituais não se traduziram na mesma época em uma conscientização equivalente, ao alcance de toda uma sociedade. As condições indispensáveis para isso eram uma certa civilização de abundância somada a um tardio reconhecimento das civilizações orientais. Essas condições foram reunidas nos anos 60, quando vimos nascer e prosperar uma "cultura do corpo", uma indústria dos "cuidados corporais" e uma tecnologia biomédica possibilitando, ao mesmo tempo, as performances de uma dietética refinada e as proezas da cirurgia plástica.

Mas nem por isso o novo olhar sobre o corpo abriu caminho para uma visão integrada deste como centro focal do movimento. Continuava forte a tentação de, por exemplo, considerar a motricidade uma estrutura isolada, que podíamos estudar à vontade em seus estados normais e anormais, sem perceber que ela está constantemente unida a uma vida psíquica, afetiva e de relação. Isso se evidenciou particularmente em um certo tipo de fisioterapia que aplicava uma "ginástica", sem dúvida capaz de liberar um mecanismo emperrado, mas que freqüentemente fracassava nos casos de problemas psicomotores, por não os inserir na organização global da coordenação motora. Ocorre que, ignorando ou esquecendo as verdadeiras finalidades dessa coordenação, e também desprovida de uma visão de conjunto do corpo humano como lugar de troca e instância de relação, ela se limitava a tratar as conseqüências sem se reportar às causas. No outro extremo, os terapeutas em psicologia ou psiquiatria nem sempre estavam prontos a considerar que os problemas de comportamento ou a atitude de seus clientes podiam, em parte, ser explicados por uma coordenação motora deficiente e que esta requereria outros cuidados, além de tratamento psíquico ou químico. Por outro lado, os especialistas nos dois extremos podiam encontrar os fundamentos teóricos e o aval científico para suas respectivas práticas em uma série de tratados nos quais uma tecnologia sofisticada não conseguia esconder a falta de visão unificada da motricidade e do psiquismo.

É desse tipo de obras, amplamente majoritária na época e que hoje ainda não perdeu a consideração dos editores, que *A coordenação motora* pretendeu se destacar em 1971.* Baseada em uma longa prática reeducativa, sustentada pela paciente observação de uma motricidade defeituosa, tanto na criança quanto no adolescente e no adulto, nutrida, enfim, por uma reflexão sobre as finalidades psicomotoras do homem, a obra pretendeu ser uma síntese da estruturação do movimento na espécie humana. Se ela pôde mostrar-se à altura de sua pretensão, o mérito cabe a Suzanne Piret, que foi, até seu desaparecimento, em 1977, o pivô desse empreendimento. Na realidade, ela conseguiu partilhar e transmitir uma reorientação radical da fisioterapia e refundir a mentalidade daqueles que a praticam. Uma justa apreciação da motricidade perturbada e a melhor forma de remediá-la não implicam apenas conhecimentos precisos de anatomia e fisiologia humanas. Requerem também que essa infra-estrutura seja projetada em funções típicas da mecânica corporal. Exigem, enfim, que elas sejam integradas à ótica de uma vida psíquica por

* Uma tradução em idioma italiano da *Coordenação Motora* apareceu em 1975.

meio da qual o corpo mecânico se erige como "corpo vivenciado", situado no espaço-tempo e, por isso mesmo, se torna foco e ponto de interseção da relação com o outro. É sob essa perspectiva que prosseguimos e ainda hoje estamos decididas, com Yva Hunsinger, a continuar nossa pesquisa.

Desde sua primeira publicação, este livro preencheu o duplo papel de referência teórica e *vade-mécum* do terapeuta. É nesse mesmo espírito que convém considerar esta segunda edição. Na realidade, devido à constante solicitação de leitores potenciais — médicos, psicólogos, fisioterapeutas, psicomotricistas, professores de educação física e de ioga —, que as livrarias não conseguiam mais atender desde o esgotamento da primeira edição, julgamos útil organizar a segunda. Embora a síntese que ela ofereça e as perspectivas que abra sejam hoje mais conhecidas e apreciadas, a prática reeducativa ainda continua a sentir duramente a ausência de uma visão integrada da coordenação motora. Oferecê-la é também a ambição desta obra.

No entanto, seria falso concluir que estas páginas se dirigem a um público estritamente médico. De fato, nós quisemos, com Suzanne Piret, que as noções artísticas de volume e de forma, sempre presentes em nossa pesquisa, sejam significativas o bastante, neste livro, para interpelar os criadores que as utilizam. Após uma década, em resposta à nossa expectativa, leitores praticantes de disciplinas muito diversas entraram em contato conosco para nos apontar abordagens fecundas e aplicações promissoras. Houve arquitetos que se declararam seduzidos por nossa visão da estrutura corporal, construção cujo equilíbrio é assegurado por um jogo de tensões, de forças transmitidas e transportadas. Uma coordenação motora concebida dessa forma abre uma perspectiva que permite imaginar formas arquitetônicas "em escala humana", que sejam ao mesmo tempo funcionais e harmoniosas. Houve coreógrafos, bailarinos e outros profissionais, interessados no movimento e no deslocamento no espaço, que encontraram novas possibilidades de expressão na organização em forma de infinito (∞) da coordenação motora. Pintores e escultores também leram neste trabalho uma intuição do corpo que se liga à antiga problemática das proporções e tensões. Fomos particularmente sensíveis a essas diversas aplicações ou interpretações artísticas, muito mais dependentes de uma correlação profunda do que de uma coincidência fortuita. Houve também pessoas às quais o livro proporcionou um conhecimento da organização de seu corpo e que encontraram nesse conhecimento e no trabalho consigo mesmas as bases da concentração e da interiorização, realização de um dos desejos mais caros a Suzanne Piret. Houve, enfim, aqueles que, no ensino, transmitiram as bases da coordenação motora para a organização psicomotora da criança, que integraram e vivenciaram essa coordenação motora e que, como pais ou educadores, transmitiram-na às crianças desde a primeira infância. As numerosas trocas que mantivemos com os pais são para nós promissoras. Pensamos que essas crianças terão, bem cedo, a oportunidade de conhecer a riqueza da complexidade da organização psicomotora e saberão, desde o início, realizar um desenvolvimento harmonioso em todo os níveis: corporal, psíquico, de relação, afetivo. Porque, se o corpo humano é a sede do patrimônio da espécie, é preciso, antes de mais nada, que esse patrimônio seja preservado nos "filhotes do homem" que carregam a esperança de toda a humanidade.

MARIE-MADELEINE BÉZIERS
Paris, setembro de 1986

INTRODUÇÃO

Todos os homens fazem os mesmos gestos, mas cada um os faz à sua maneira. Escrever, segurar o garfo, andar, subir uma escada ou, simplesmente, manter-se em pé... correspondem, ao mesmo tempo, às normas da espécie e às características pessoais.

Quais são então os aspectos comuns e as características pessoais de um movimento? Por que há uma forma de movimento própria a uma atitude psicológica? O homem fica ereto em seus extensores ou com seus flexores? São questões como essas, de todos os tipos, sobre comportamentos psicomotores e mecânicos, que nos propusemos estudar ao longo de vários anos de prática; elas nos permitiram entrever "um princípio" subjacente à organização do movimento humano.

Esta introdução poderia ser o epílogo deste estudo mecânico, pois mostra como diversas perturbações modificam o movimento. Sua inserção aqui visa permitir ao leitor acompanhar a evolução de nossa reflexão, tal qual ela se desenvolveu na realidade e, assim, observar conosco o progressivo surgimento dos componentes do movimento. Nós o abordamos através da fisioterapia e, dessa forma, fomos levadas a "começar pelo começo", isto é, manipular o osso e o músculo.

Estamos habituados a caracterizar o homem, essencialmente "homem", por sua atividade mental. Poderíamos ter escolhido, então, abordar o movimento somente no nível psicomotor, o que, talvez, parecesse suficiente para compreender a vivência humana. Mas, se assim tivéssemos feito, nunca teríamos descoberto a *importância fundamental da estrutura do movimento.*

As irreversíveis escolioses evolutivas que faziam de uma criança aparentemente alegre e harmoniosa um adolescente deformado, com o corpo anormal e o psiquismo perturbado, nos permitiram observar que um escoliótico age sempre assimetricamente. Na escoliose mais comum, lombar esquerda, dorsal direita, quando ele se inclina para a direita, faz isso exclusivamente com a coluna lombar, e quando se inclina para a esquerda só utiliza sua coluna dorsal; seu movimento não se distribui pelo conjunto da coluna; são essas gibosidades que se abrem localmente como dobradiças, assegurando a amplitude do movimento; mas como esse movimento nunca se inverte, as dobradiças não se fecham completamente, e as gibosidades se acentuam. O movimento é falseado, não apenas no âmbito de sua realização, mas no dos centros encarregados de concebê-lo e programá-lo; por não estar impressa na percepção, pelo movimento simétrico, essa própria programação é falseada; a pessoa não concebe um outro movimento, perdendo assim toda a chance de realizá-lo. Dessa forma, achamos necessário conhecer o mecanismo do corpo. Escolioses, cifolordoses e interferências constantes entre os dois distúrbios nos revelaram a evidência do movimento, sempre nas três dimensões do espaço.

Como se constrói, não apenas a simetria lateral, mas o equilíbrio ântero-posterior? Para qual posição devemos conduzir nossos clientes? No plano ântero-posterior, onde não há simetria, que critério adotar? O da função mais estável e mais econômica, aquele que também permite as condições mais propícias às funções orgânicas. Posição econômica que é a mesma para o tronco, esteja o indivíduo sentado ou em pé. Sobretudo, posição que leva a uma constatação capital: o corpo ereto, em determinadas condições, jogando com a gravidade, fica em pé devido ao seu tônus, devido apenas às contrações correspondentes às oscilações dinâmicas do ser vivo.

Não é preciso usar grande força muscular para ficar em pé, estável, mas um equilíbrio adequado. Afinal, o importante não é tonificar, mas colocar os músculos naquela posição de funcionamento em que possam se equilibrar espontaneamente. Essa relação entre antagonistas deve ocorrer não apenas na postura ereta mas em todas as posições sentadas, deitadas ou qualquer posição própria a cada atividade do dia; o movimento que permite passar de uma à outra harmoniosamente conservará então o mesmo equilíbrio. Um movimento correto dá ao corpo uma forma correta. Um movimento que desequilibra os antagonistas, ao contrário, causa e depois agrava as anomalias. Portanto, não é mais o caso de abdominais hipotônicas nem de exercícios tonificantes, porém de estabelecer relações precisas entre bacia e tórax, e com todo o corpo: assim o equilíbrio do tônus aparecerá por si mesmo. Mas para isso é preciso devolver aos tecidos sua textura correta. *É preciso, com a participação da pessoa, modificar a imagem que ela tem de seu corpo e fazer com que adquira uma nova maneira de utilizá-lo.*

Outros problemas motores nos levaram a prosseguir esse estudo; os distúrbios neurológicos de origem central nos confrontavam com alterações do comando motor. O restabelecimento das relações ósseas não mais acarretava o reequilíbrio do tônus, como tínhamos visto nos estáticos, mas, em contrapartida, quando colocávamos o corpo naquelas relações harmônicas e conseguíamos, ao substituir o comando da pessoa por um impulso brusco em uma determinada cadeia muscular (que provocava um alongamento dos antagonistas, como no gesto normal), que o segmento envolvido equilibrasse, por alguns instantes, o tônus da pessoa, para descrever normalmente uma fase do movimento. Para isso, portanto, era necessário colocar o segmento em uma determinada posição e substituir seu comando motor por aquele que lhe dávamos manualmente.

A sensação assim transmitida levava a pessoa a perceber sensorialmente a imagem que teria obtido se ela mesma tivesse comandado o movimento. Desse modo, com as repetições, ela chegava a tornar precisa aquela imagem, aquele comando, a manter a posição e, em parte, a reencontrar o movimento, conforme a idade e a gravidade da lesão.

Assim, pareceu-nos que, por trás da variedade dos movimentos da pessoa normal, adaptados a cada objeto e finalidade, podíamos encontrar, inscrito na anatomia humana, um movimento de base, independente do objeto e do meio externo, que chamaremos de "movimento fundamental".

Foi procurando chegar à noção do movimento fundamental que abordamos um terceiro grupo de observações. Certos casos neurológicos, embora fixados em hábitos motores anormais, captam com bastante facilidade a imagem do gesto normal; outros, com maior dificuldade, seja por terem lesão de centros ou vias da sensibilidade, seja porque os distúrbios se situam na concepção do gesto. É um problema amplo, que podemos chamar de psicomotor.

Para alguns, tudo acontece como se as representações articulares, musculares, cutâneas etc., não transmitissem suas informações. A pessoa procura sentir e reproduzir o gesto, mas não é o desequilíbrio do tônus muscular que a retém, e sim a incapacidade de sentir o comando a ser dado. Ela percebe mal e diferencia mal os elementos de seu corpo e desconhece a forma e a direção a dar a seu movimento. O desejo do movimento não encontra, assim, nenhum meio de expressão.

Entre crianças, há tantas maneiras de ser quantos forem os indivíduos. Apesar disso, duas tendências se esboçam. Algumas crianças são sobrecarregadas por um corpo que desconhecem, que não conseguem utilizar conforme seu desejo. Estas conseguem desenvolver apenas gestos mal construídos, parciais, limitados e muito elementares para suas reais necessidades; não sabem como agir, e qualquer gesto, por mais simples que seja, representa um problema: tendem, assim, à apraxia. Outras são aquelas que vivem na abstração: seus corpos não lhes permitem situar-se porque sua organização é inadequada para suas possibilidades mentais. Estas têm alto quociente intelectual e precisariam de uma percepção sutil e complexa e de meios de expressão que não possuem. Evoluíram no sentido mais fácil para elas: a reflexão baseada nas observações sensoriais, e não na experimentação motora.

Essas crianças nunca são perfeitamente coordenadas, e em graus mais ou menos evidentes podemos observar, em sua postura, hipertonia dos extensores com báscula da bacia para a frente e "corda" dos espinhais, elevação das escápulas por tração dos trapézios, boca aberta, genuvalgo e pés chatos (devem ser diferenciados das atitudes estáticas incorretas).

Essa falta de coordenação está associada a problemas de estruturação temporal-espacial, que as crianças podem compensar com noções visuais durante alguns anos, mas que, com freqüência, resultam em grandes dificuldades escolares.

Qual é a causa de seus problemas? Talvez lesões neurológicas frustas. Um grande número dessas crianças apresenta desequilíbrios metabólicos. Nesses casos, as

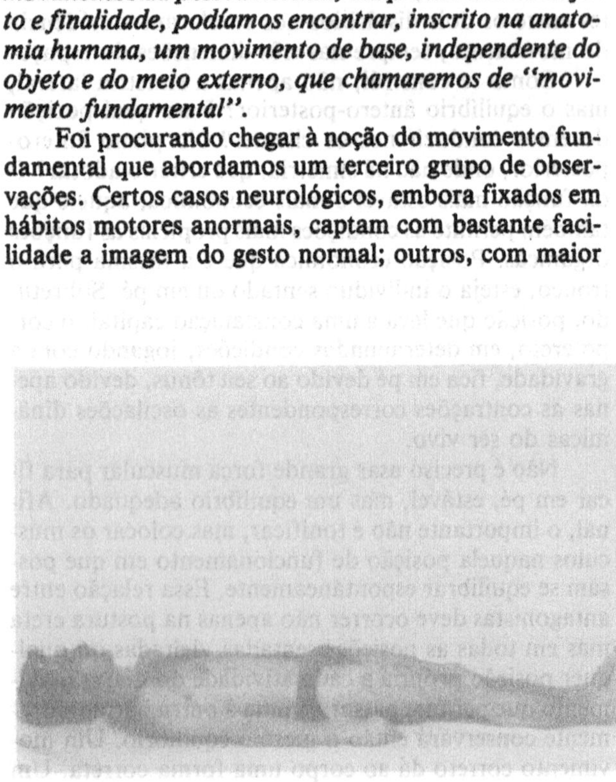

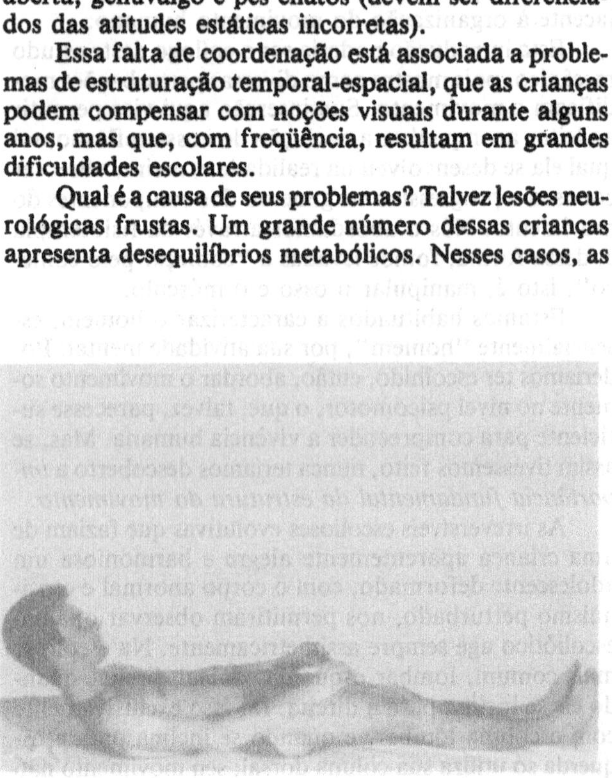

hipertonias dos extensores, estudadas pelo dr. Denis Wallon, colocam-nos em evidência e levam a constatar que um período, por curto que seja, de desequilíbrio tônico metabólico pode causar a desagregação da coordenação. A criança perdeu seu movimento correto. Isso pode ter grande importância se esse período coincidir com o momento em que a criança, particularmente no primeiro ano de vida, descobre e, portanto, fixa em seu esquema corporal uma parte do corpo correspondente ao seu estágio de desenvolvimento. O movimento, percebido de forma descoordenada pela criança de menos de um ano, pode pois ser gravado dessa forma na imagem e será sempre executado em função dessa imagem, mesmo quando o equilíbrio metabólico for restabelecido. Parece correto afirmar que as crianças que mais tarde têm problemas de coordenação podem ter tido, ou continuam a ter, um desequilíbrio metabólico subjacente.

Entretanto, outras têm uma coordenação bem construída, mas não a utilizam e até, diríamos, não a aceitam. Isso concerne ao campo psicológico. Sem entrar nos detalhes dessas perturbações, diríamos que a criança parece só utilizar sua maturidade motora em função de sua maturidade psicológica; se ela não for capaz de dizer o "eu" que a situa perante sua mãe e separada dela, ela não utiliza seu corpo como uma unidade organizada num todo e, portanto, capaz de um "eu". Vemos, inversamente, distúrbios de personalidade de um tipo bem diferente entre aqueles que não podem, por razões mecânicas, organizar-se nessa unidade e realizar o "eu" que seu psiquismo reclamaria.

Na realidade, todo gesto é carregado de psiquismo, e o investimento do fator psicológico no movimento é análogo ao da motricidade no psiquismo. A coordenação motora nos permite compreender o movimento como um todo organizado, capaz de situar-se paralelamente ao psiquismo, com ele e perante ele. Então um poderá ser estudado em função do outro.

Por à sua complexidade, o mecanismo de organização da motricidade é frágil. Por várias razões — mecânicas, neurológicas, metabólicas, psicológicas —, o homem pode perder essa organização de forma mais ou menos importante. Passa então, como veremos, ao subnormal, às vezes, ao anormal.

No final deste estudo sobre a organização do movimento, constatamos que havia um "princípio" subjacente. Foi então preciso retomar todas as nossas observações em função deste princípio. Isso as tornou mais claras e nos permitiu ver suas interferências e suas articulações. Por isso, ao contrário da trajetória de nossa pesquisa, começamos pela exposição deste princípio (Capítulo I). Ele fundamenta os movimentos essenciais do homem, a preensão e o andar, num movimento de base: o enrolamento-endireitamento. Veremos, no Capítulo VI, que ele reúne todos os fatores constitutivos do movimento — tensão, orientação, complexidade, equilíbrio, unidade — em uma síntese essencialmente humana.

Por causa dele podemos pensar que só o homem, dentre os animais, tem a capacidade de se deitar de costas e se enrolar para a frente para se levantar. Ele ergue a cabeça, dobra-se para passar à posição sentada e, depois, à ereta. É também essa flexão que lhe permite ver suas mãos, relacioná-las e estabelecer aquela relação cabeça-mãos que está na base de toda sua atividade de observação, manipulação e criação.

Foi para conhecer como esse movimento se instala durante o desenvolvimento da criança que observamos o recém-nascido. Quando ele se agita em flexão no berço, exerce seu movimento, e isso não é apenas a lembrança de sua posição fetal — é o germe de toda a organização futura da motricidade própria ao homem.

Observaremos essa mecânica nos Capítulos II, III, IV e V. Tentamos estabelecer no Capítulo VI as grandes linhas da organização psicomotora relativas à organização mecânica. É a idéia dessa relação que nos parece necessário conservar, subjacente, no decorrer do estudo mecânico.

Passagem da posição deitada à posição em pé.

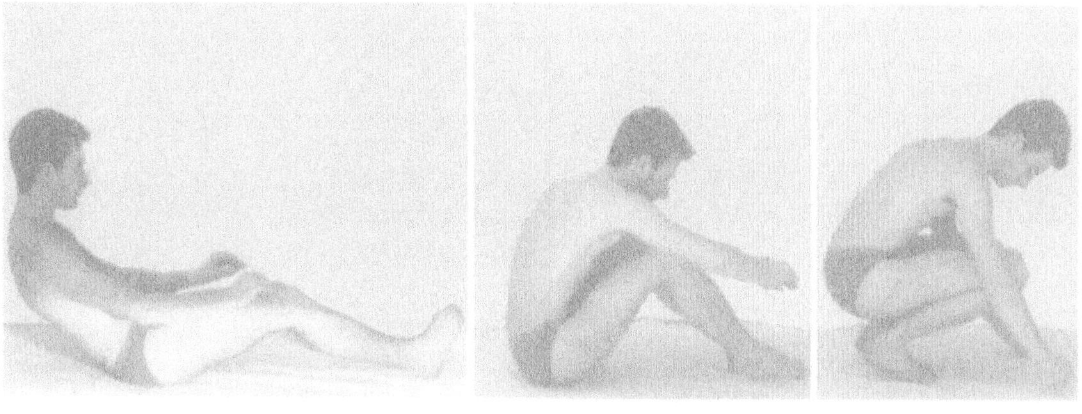

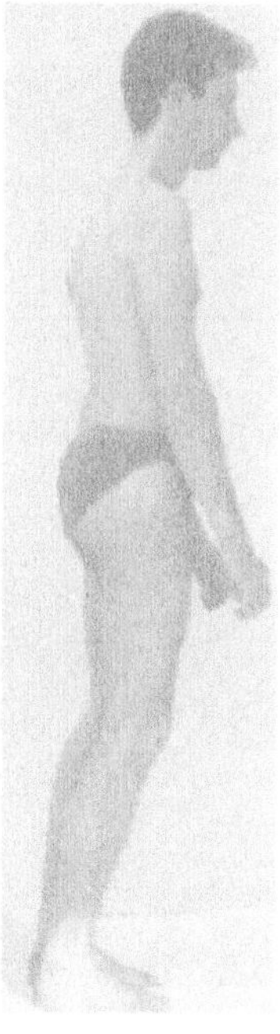

CAPÍTULO I

BASES DA COORDENAÇÃO

I. PRINCÍPIO MECÂNICO DA COORDENAÇÃO MOTORA

Se erguermos os olhos de nosso livro de anatomia para olhar uma criança brincar, deparamo-nos bruscamente com uma evidência. Como passar do estudo analítico de nosso livro ao estudo do vivo movimento global? Como se constitui aquela harmonia, aquela unidade de um gesto que se desenvolve no espaço?

O corpo se move no espaço e sua forma se modifica sem cessar. Ele pode assumir as posições mais excêntricas, sem no entanto se deformar, durante os mais longos períodos, e continuar normal. Esses movimentos acontecem nas três dimensões do espaço, e embora braços e pernas pareçam se estender e flexionar como dobradiças, percebemos algo mais complexo do que o movimento em ângulos desenhado, por exemplo, por um metro articulado ao ser dobrado e desdobrado. Da mesma forma, a cadência do andar, alternando fases de amortecimento e impulso, desenvolve sua amplitude em uma nobreza de movimentos que nada tem a ver com a simplicidade da oscilação de um pêndulo.

A intenção deste estudo será, para além da análise estática, tentar mostrar a dinâmica do movimento, seus componentes complexos e harmoniosos.

Na realidade, anatomia e fisiologia são estudos de materiais, de funções, de propriedades; seus elementos mecânicos são localizados, segmentares. Tentamos fazer uma montagem deles. Dessa forma, a coordenação motora parece ser uma síntese da anatomia e da fisiologia do movimento.

Partindo desse ponto, poderemos estudar como a ruptura da harmonia se exprime na patologia, e sua reversão, no equilíbrio fisiológico.

Neste primeiro capítulo, mais precisamente, queremos definir os fios condutores de nossa pesquisa. Damos ênfase a este primeiro capítulo, porque ele nos parece indispensável à compreensão da coordenação motora.

1º *Transmissão da contração muscular*

Se a criança que brinca não percebe a tempo a bola que vai na direção de seu rosto, ela instintivamente

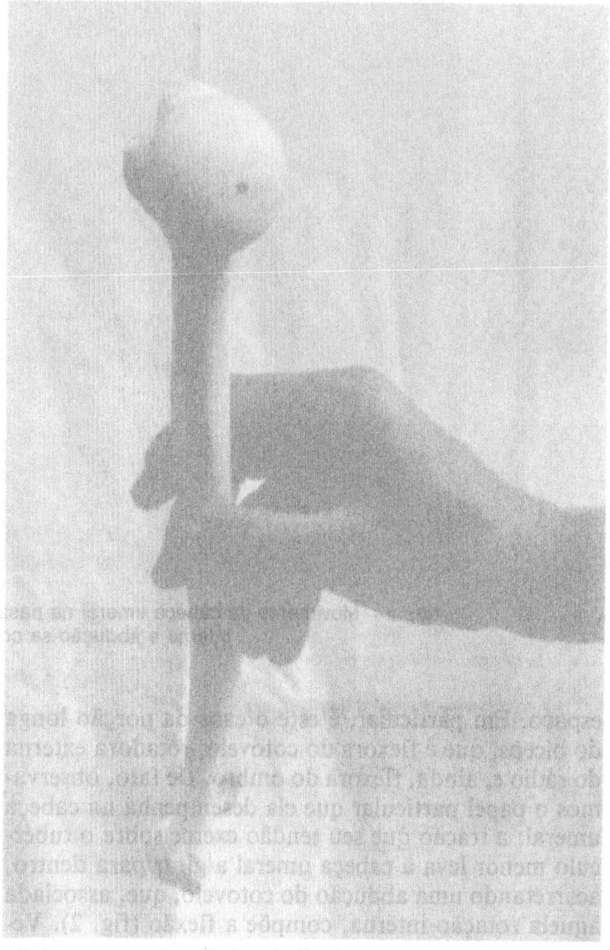

FIG. 1 — É no âmbito da esfera umeral que se evidencia o princípio da coordenação.

ergue o cotovelo dobrado diante dos olhos para se proteger. O que esconde esse gesto familiar, em sua aparente simplicidade? Para descobri-lo voltemos às observações anatômicas.

Durante nossos estudos, percebemos que certos músculos tinham uma ação múltipla e, por si mesmos, podiam provocar um movimento nas três dimensões do

— rotação interna em um plano horizontal;
— abdução em um plano frontal;
— flexão no plano sagital (fig. 3 e 4).

Sua ação múltipla:
— no ombro;
— no cotovelo;
— no rádio e por meio dele, na supinação da mão.

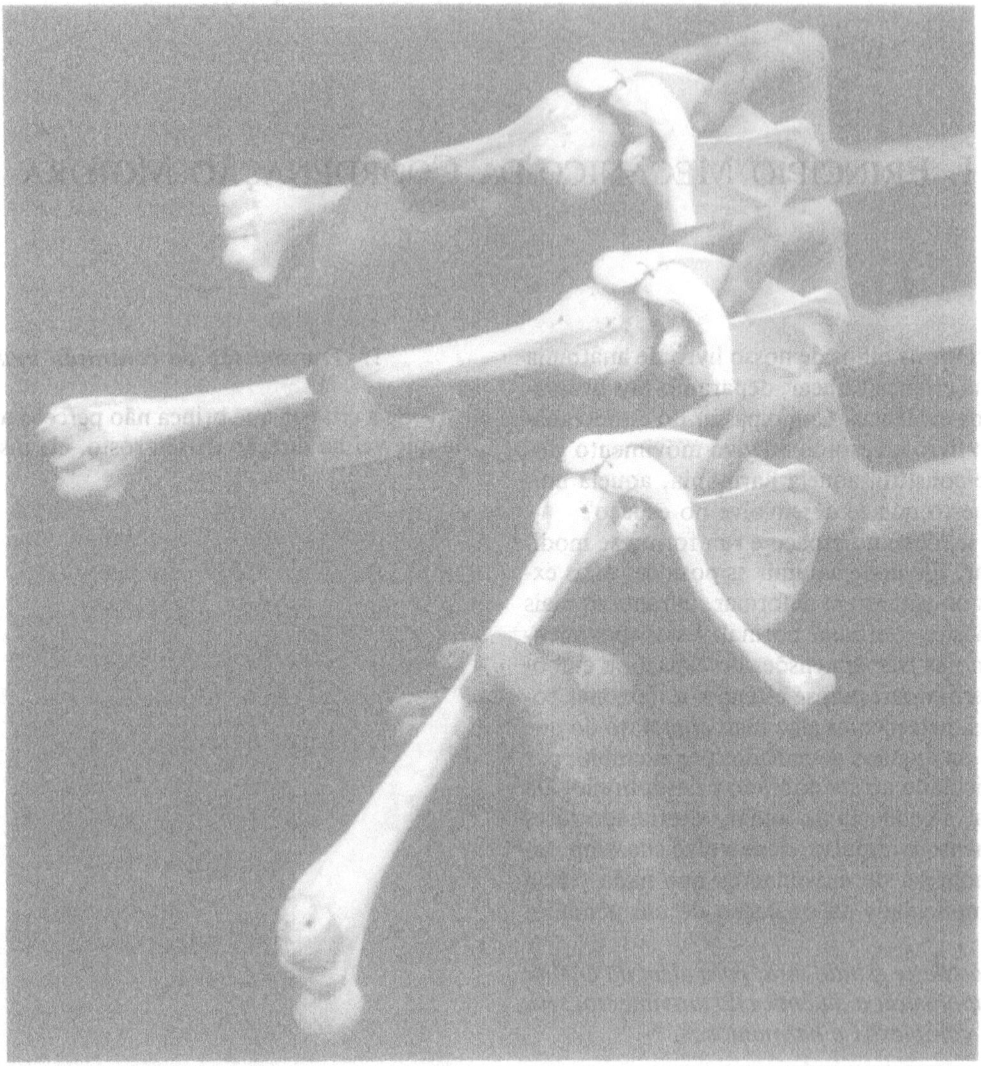

FIG. 2 — Movimento da cabeça umeral na passagem da extensão à flexão. Vista superior. Rotação interna e abdução se combinam para formar a flexão.

espaço. Em particular, é este o caso da porção longa do bíceps, que é flexora do cotovelo, rotadora externa do rádio e, ainda, flexora do ombro. De fato, observamos o papel particular que ela desempenha na cabeça umeral: a tração que seu tendão exerce sobre o tubérculo menor leva a cabeça umeral a girar para dentro, acarretando uma abdução do cotovelo, que, associada àquela rotação interna, compõe a flexão (fig. 2). Vemos então surgir a rica complexidade da contração da porção longa do bíceps:

Seu movimento nas três dimensões do espaço:

Um outro exemplo ilustrará a seqüência de nossa demonstração. Todo mundo conhece o gesto clássico de pedir carona: cotovelo fletido, mão em rotação externa, polegar em extensão. Ora, essa rotação da mão já não foi, precisamente, induzida pela flexão do cotovelo, acarretando, como acabamos de ver, a rotação externa do rádio? Essa rotação, por sua vez, ao aproximar as inserções dos extensores do polegar no dorso do antebraço, fez com que elas se contraíssem (fig. 5). É essa extensão do polegar que assegura a supinação da mão. Um outro exemplo desse mesmo processo pode

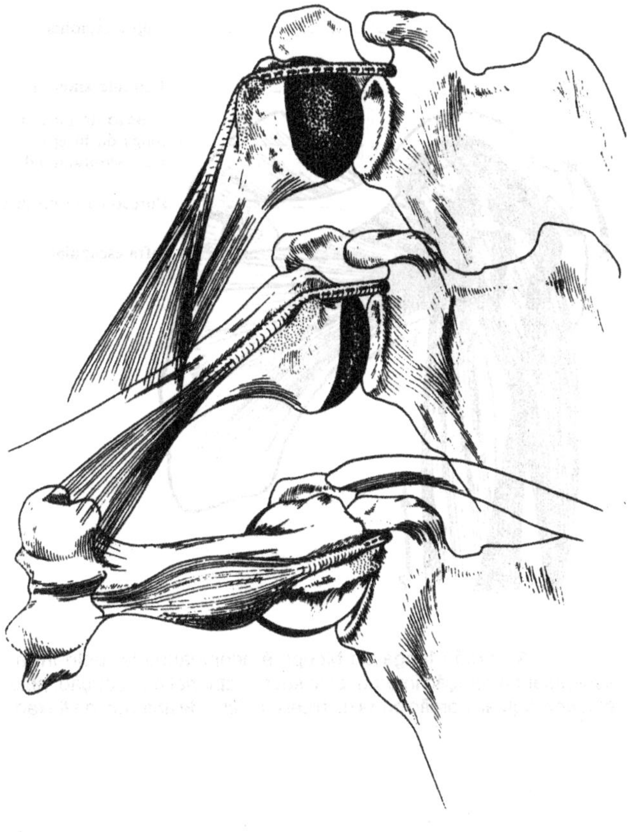

FIG. 3 – Vista frontal: o tendão da porção longa do bíceps, por se prender ao tubérculo menor, começa a girar a cabeça em rotação interna; essa rotação é acompanhada de abdução; os dois levam o úmero para a frente, em flexão.
Embaixo: redução do comprimento do braço de alavanca.

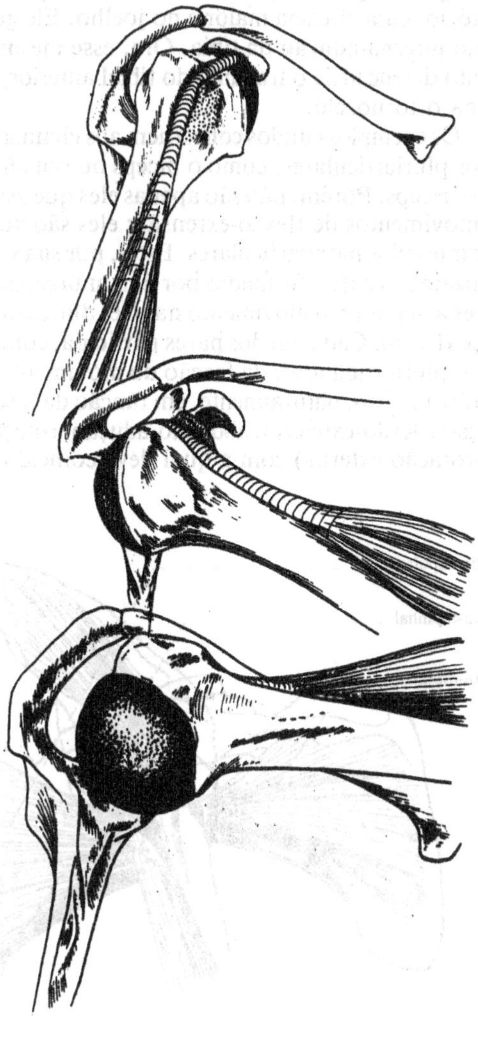

FIG. 4 – Tração da porção longa do bíceps (mesmo movimento da fig. 3) vista de perfil.

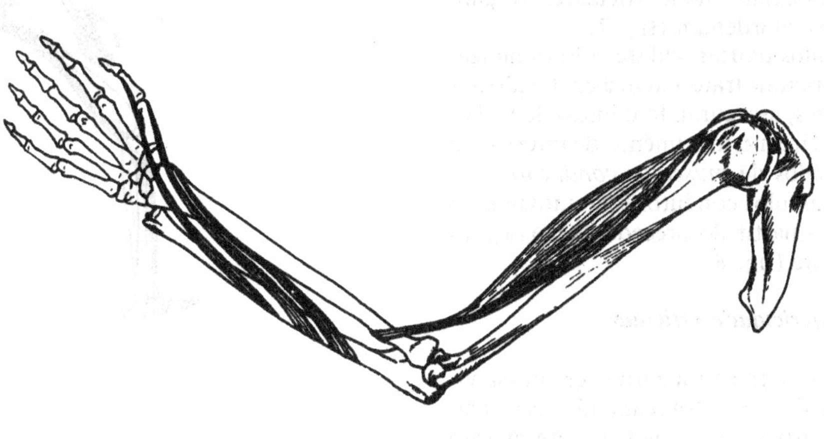

FIG. 5 – O trabalho da porção longa do bíceps, como rotador externo do rádio, dá início ao trabalho dos músculos longos do polegar.

ser descrito no membro inferior. A flexão do quadril é assegurada pelo iliopsoas; ela inicia o movimento do sartório, cuja eficácia maior é no joelho. Ele guia a rotação interna-adução da tíbia. Ora, esse mesmo movimento desencadeia o trabalho do tibial anterior, que flexiona o tornozelo.

Os exemplos citados concernem aos chamados músculos pluriarticulares, como o bíceps ou seu antagonista, o tríceps. Porém, não são apenas eles que asseguram os movimentos de flexão-extensão; eles são auxiliados por músculos monoarticulares. Estes, por sua vez, se organizam aos pares, formados por dois antagonistas. Três pares asseguram o movimento nas três dimensões do espaço (fig. 6). Cada um dos pares participa, com os músculos pluriarticulares, da fração do movimento que lhe é própria e isso, naturalmente, em função da fase de contração (flexão-extensão; abdução-adução, rotação interna-rotação externa) com a qual deve coincidir.

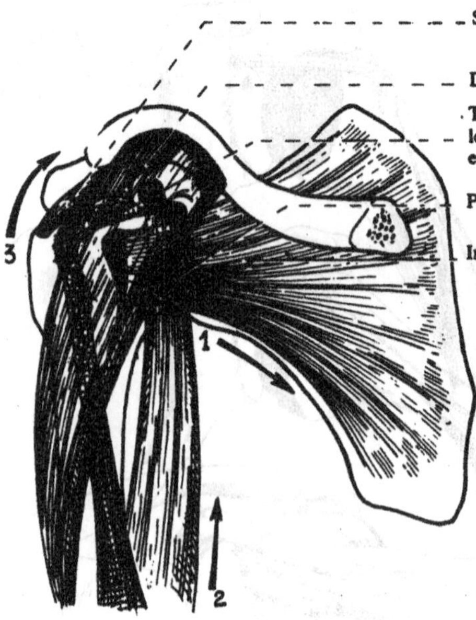

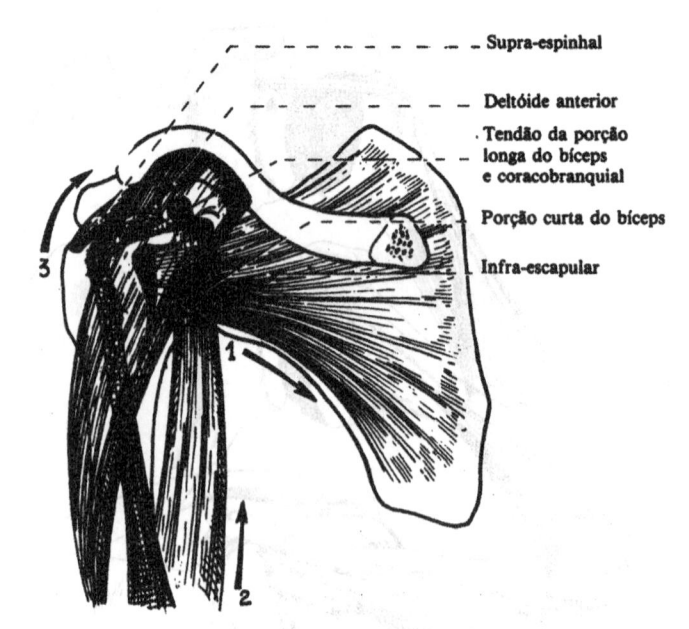

FIG. 7 — A porção longa do bíceps é acompanhada: pelo infra-escapular na rotação interna; pelo supra-espinhal na abdução; pelo coracobraquial, porção curta do bíceps e deltóide anterior, na flexão.

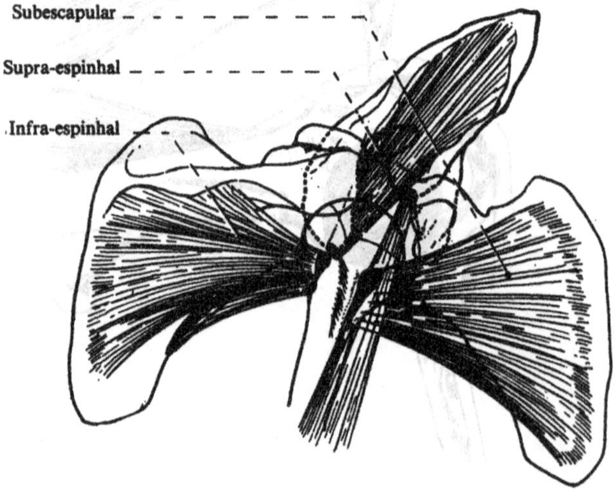

FIG. 6 — Os músculos monoarticulares asseguram localmente o movimento nas três dimensões do espaço. Vista posterior, superior e anterior da escápula.

Definiremos assim as primeiras noções:

— Os músculos pluriarticulares asseguram o trabalho sucessivo dos músculos monoarticulares; organizam-nos entre si e os coordenam (fig. 7).

— Certos músculos pluriarticulares são organizadores do movimento porque transmitem a contração aos músculos subseqüentes, assegurando o início do trabalho deles. Por conduzirem o movimento de intervalo a intervalo, são chamados de *músculos condutores*.

Cada um dos músculos condutores do movimento realiza seu trabalho a partir do precedente e assegura o trabalho do seguinte (fig. 8).

2º *Esfericidade articular*

A noção de esfera vem agora enriquecer nossa visão dos fenômenos articulares. Na realidade, as articulações ou grupos de articulações, às vezes até mesmo o corpo em seu conjunto, podem ser considerados sob esse aspecto.

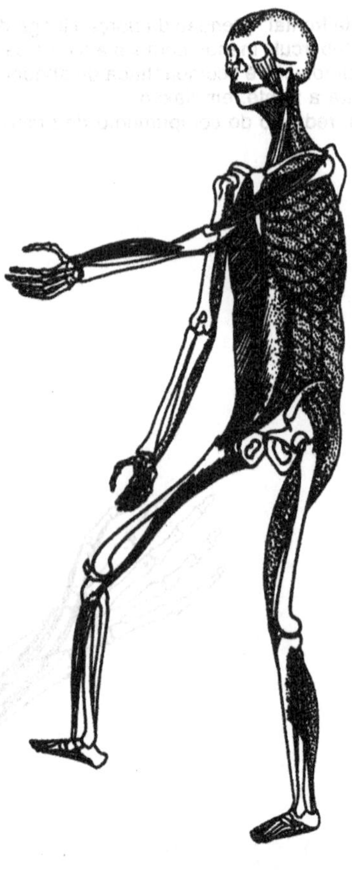

FIG. 8 — Cada um dos músculos condutores obtém seu trabalho do precedente e transmite-o ao seguinte. Flexão de um lado, extensão do outro, invertendo-se no braço.

Tomemos como exemplo o ombro. Consideramo-lo uma articulação esférica, mas não apenas pela forma anatômica da cabeça umeral: essencialmente, porque ele associa, em um mesmo movimento, as três direções do espaço devido à relação entre forma do osso e disposição dos músculos condutores do movimento:

— É porque a porção longa do bíceps está acima e para a frente da cabeça umeral que toda flexão é uma rotação interna-abdução orientada para a frente.

— É porque a porção longa do tríceps está abaixo e para trás da cabeça umeral que toda extensão é uma rotação externa-adução orientada para trás.

O movimento único de flexão-extensão não se desenvolve em um plano, mas nas três dimensões: horizontalmente, rotação interna; de frente, abdução; de perfil, flexão.

O movimento descreve uma curva oblíqua, que associa os três planos. Da mesma forma, podemos considerar a mão como uma esfera (fig. 9), visto que sua organização mecânica em forma de abóbada permite que se enrole; isso fica evidente quando o punho se fecha.

Outras articulações parecem, à primeira vista, muito diferentes de uma esfera; no entanto também se movem nas três direções, embora apenas uma delas predomine. No cotovelo, por exemplo: a flexão-extensão da ulna se desvia obliquamente em adução-abdução devido à forma da polia umeral, e o corpo do osso gira em torno de si mesmo, em rotação.

Devido à forma da cabeça radial, sua flexão-extensão é acompanhada de uma rotação, que leva o corpo do osso em abdução ou adução de um lado a outro da ulna (fig. 10).

Voltaremos a falar da importância desses movimentos. Digamos apenas que há esfericidade, mesmo no cotovelo, embora não seja tão completa quanto no ombro.

3º *Como se constrói o movimento de flexão-extensão*

Se o movimento do cotovelo é uma flexão-extensão, para quê serve o caráter esférico da articulação? Observemos com mais atenção esse movimento. O que acontece quando a lavadeira torce a roupa? Após um certo grau de torção, a roupa não fica mais estendida entre suas mãos, ela se enrola (fig. 11). É bem isso que acontece na flexão do cotovelo.

Qual é o motor desse movimento? As duas mãos da lavadeira, que giram em sentido inverso; uma para dentro, como a esfera do ombro; a outra para fora, como a esfera da mão. Na roupa, o movimento se inverte progressivamente, mas nos ossos do braço ele se inverte num ponto preciso, o cotovelo (fig. 12). A esfericidade do cotovelo serve para inverter as rotações, para transformá-las em flexão-extensão.

Podemos generalizar essa observação dizendo que duas articulações esféricas (ou elementos esféricos) opõem suas respectivas rotações no âmbito de uma terceira articulação, cuja característica dominante é a flexão-extensão.

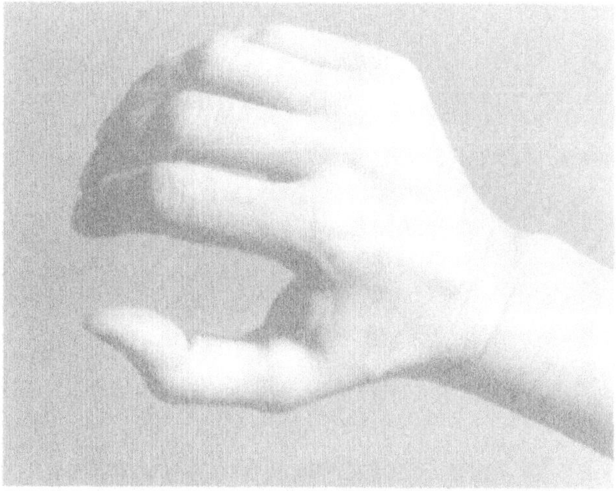

FIG. 9 — A organização mecânica da mão permite considerá-la uma esfera.

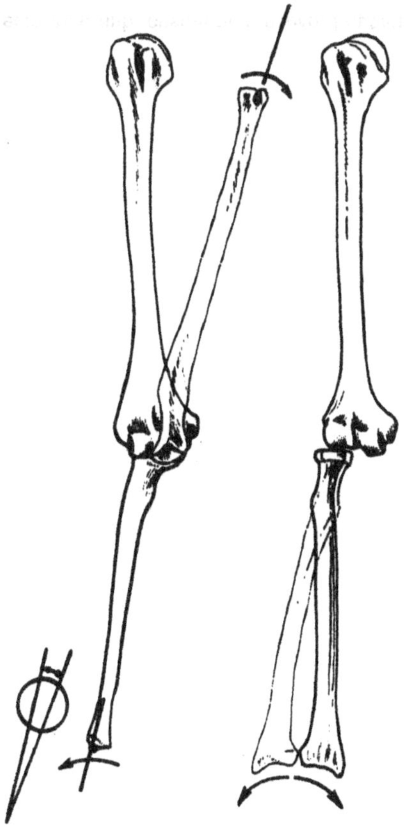

FIG. 10 — À esquerda, a flexão-extensão da ulna é indissociável da abdução-adução e da rotação. À direita, rotação e abdução-adução do rádio são dissociáveis da flexão-extensão.

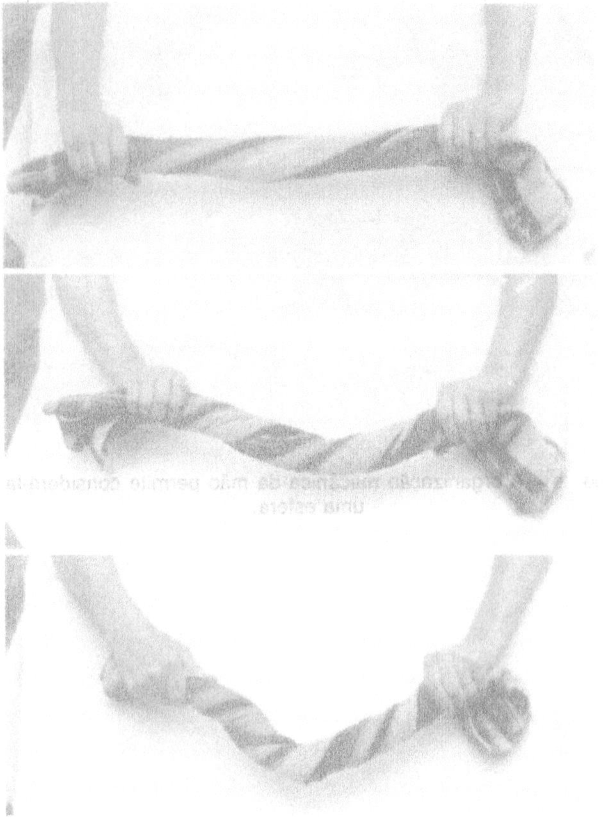

FIG. 11 — A torção provoca uma tensão, que gera uma flexão.

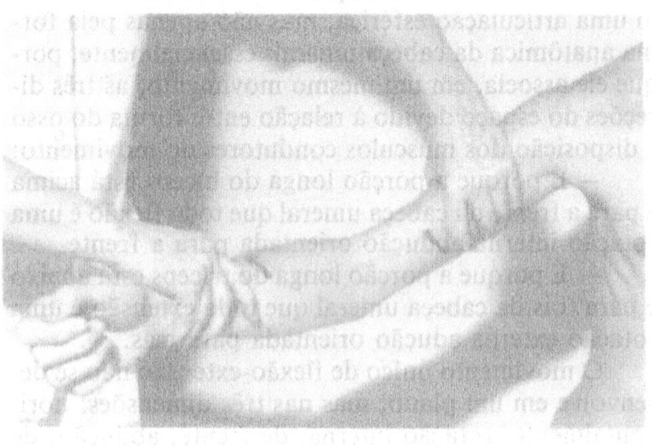

FIG. 12 — As rotações do ombro e da mão se invertem na altura do cotovelo, que se dobra.

Se retomarmos o exemplo da roupa, vemos que, entre as mãos da lavadeira, a roupa só se enrola em um segundo tempo. Ela começou segurando a roupa, dispondo-a de uma certa forma, frouxamente, depois, submeteu-a a uma certa tensão e, apenas após ter atingido um certo ponto de tensionamento é que a roupa se enrolou.

O mesmo acontece com o braço, embora a sucessão das fases seja mais rápida; após a motivação há inicialmente aumento da tensão e, depois, deslocamento (fig. 13) (ver também fig. 26).

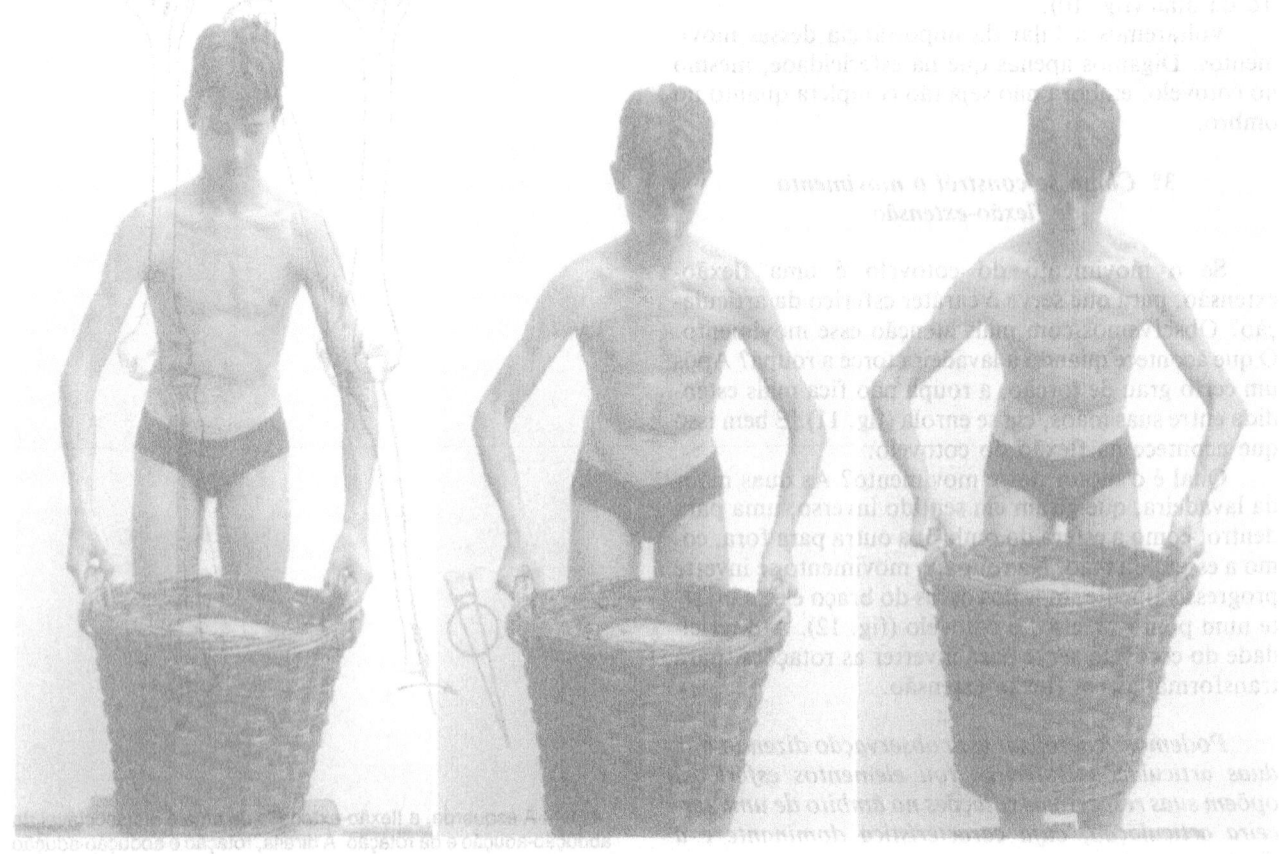

FIG. 13 — As três fases do movimento: 1) repouso; 2) tensão; 3) deslocamento.

4º *Como se constrói o estado de tensão*

Ele tem uma base tripla:

— *o tônus muscular*;

— a organização dos músculos dois a dois, formando o *antagonismo*;

— a organização de todos os músculos entre si, formando a *coordenação motora*.

Os antagonistas dois a dois são formados por dois tipos de músculos: os pluriarticulares, condutores do movimento, e os monoarticulares, organizados em duplas.

O estado de tensão se deve à relação entre estes dois tipos de músculo. Na articulação esférica escápulo-umeral, o bíceps partilha seu movimento com os músculos monoarticulares (rotadores *internos*, abdutores, flexores); ele é antagonista destes. Mas o movimento se inverte no cotovelo, pela rotação do rádio, e o bíceps age então com os rotadores *externos* da mão, tornando-se também antagonista destes últimos.

Assim, pela ação de um mesmo músculo e pela disposição particular do esqueleto, a rotação interna do ombro está ligada à rotação inversa externa da mão (fig. 14). As duas esferas não são indiferentes, mas, como seus respectivos mecanismos se opõem, cria-se paradoxalmente um antagonismo que provoca uma tensão. Essa tensão resulta de uma torção: ela dá ao membro sua estrutura, sua forma.

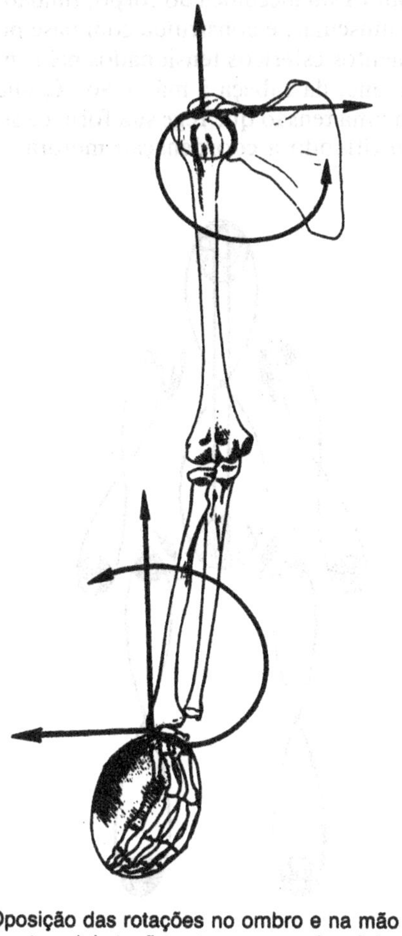

FIG. 14 — Oposição das rotações no ombro e na mão (rotação interna) (rotação externa = supinação).

Quando os músculos condutores modificam essa tensão (por exemplo, contração do bíceps), há deslocamento, e o membro passa à *dinâmica*. A dinâmica modifica, portanto, a relação de trabalho entre os músculos, sem romper o equilíbrio entre eles.

Forma e movimento são solidários de um mesmo estado de tensão, que se modifica sem se destruir.

O que dá essa harmonia ao movimento do braço é o fato de se desenvolver nas três direções do espaço.

5º *Unidades de coordenação* (fig. 15)

O estado de tensão é constituído de unidades de coordenação que, ao se reunirem, tensionam todo o corpo.

Uma *unidade de coordenação* é um conjunto formado por dois elementos em rotação que se colocam sob tensão ao opor o sentido de suas rotações por meio de músculos condutores, graças a um dispositivo intermediário de flexão-extensão.

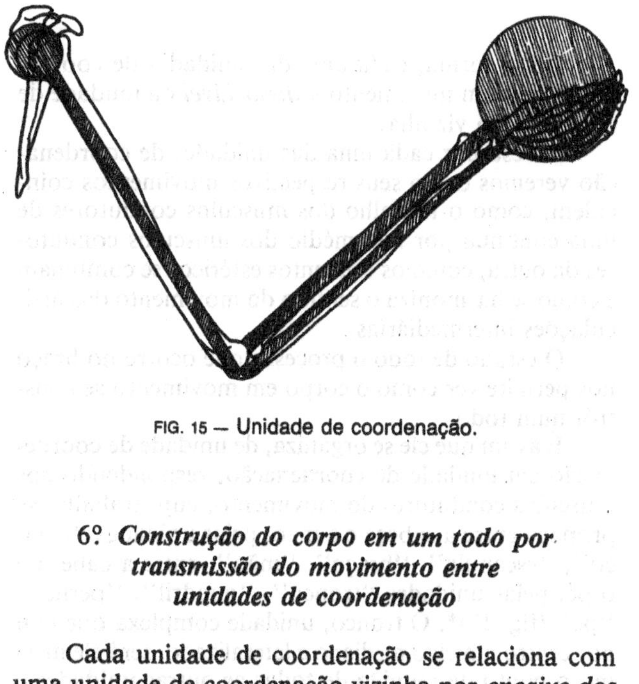

FIG. 15 — Unidade de coordenação.

6º *Construção do corpo em um todo por transmissão do movimento entre unidades de coordenação*

Cada unidade de coordenação se relaciona com uma unidade de coordenação vizinha por *encaixe dos elementos esféricos* (fig. 16).

De fato, a cabeça umeral esférica se encaixa na glenóide, circundada pelo lábio glenoidal, elemento côncavo. O movimento da cabeça e o da glenóide são *comuns* por serem unidos pelos mesmos *músculos monoarticulares*.

Qualquer movimento que afete a cabeça umeral afetará a glenóide, e vice-versa.

Assim sendo, os músculos condutores do movimento da *escápula* (tais como o peitoral menor, serrátil anterior, trapézio) provocam, ao encaixarem a escápula no tórax, um movimento da glenóide, que por sua vez acarreta um trabalho dos músculos monoarticulares correspondente à ação que sobre eles exercem bíceps e tríceps.

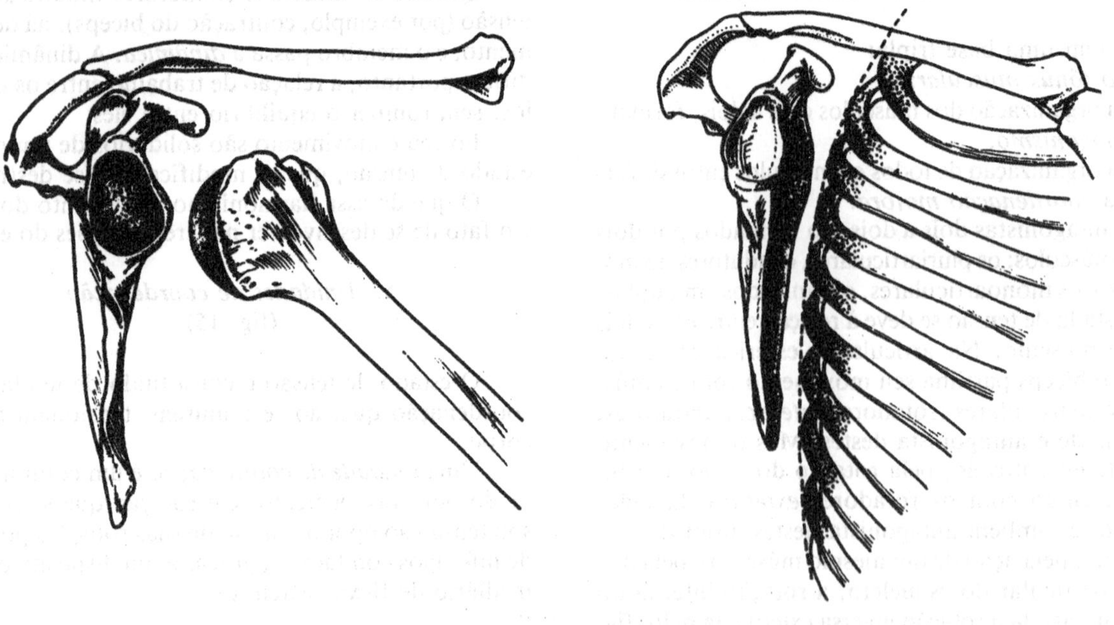

FIG. 16 – Encaixe de elementos esféricos em elementos côncavos.

Dessa forma, cada uma das unidades de coordenação tem um movimento *indissociável* da unidade de coordenação vizinha.

Ao estudar cada uma das unidades de coordenação veremos como seus respectivos movimentos coincidem, como o trabalho dos músculos condutores de uma continua por intermédio dos músculos condutores da outra, como os elementos esféricos se combinam e como se harmoniza o sentido do movimento das articulações intermediárias.

O estudo de todo o processo que ocorre no braço nos permite ver como o corpo em movimento se constrói num todo.

É assim que ele se organiza, de unidade de coordenação em unidade de coordenação, respondendo aos músculos condutores do movimento, cujo trabalho se propaga entre a cabeça e a mão, pelas unidades "tronco", "escápula", "braço", "mão"; entre a cabeça e o pé, pelas unidades "tronco", "quadril", "perna", "pé" (fig. 17)*. O tronco, unidade complexa que tem por centro um eixo mediano e lateralizado, será ele mesmo o ponto de reunião de todas as outras unidades e de contato das unidades homólogas, direitas e esquerdas, determinando assim o eixo corporal.

Veremos que cada uma das unidades de coordenação tem características próprias, de acordo com o seu papel.

7º *Princípio da coordenação*

Podemos agora enunciar o princípio:

A organização mecânica do corpo, fundada no antagonismo muscular, é construída com base no princípio de elementos esféricos tensionados pelos músculos condutores que, da cabeça à mão e ao pé, unem todo o corpo em uma tensão que rege sua forma e seu movimento, constituindo a coordenação motora.

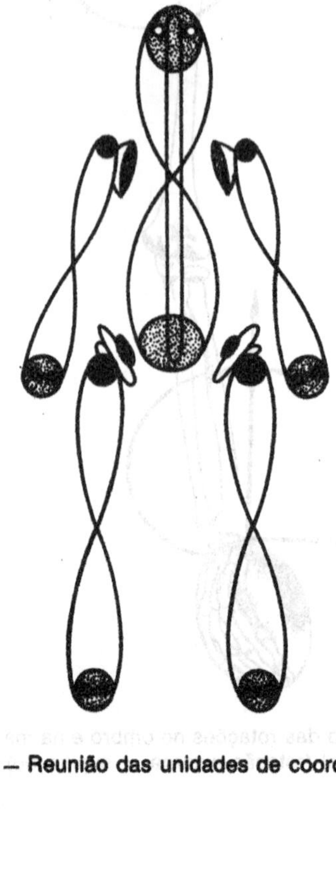

FIG. 17 – Reunião das unidades de coordenação.

* O nome de cada unidade não abrange exatamente a descrição anatômica habitual, mas os termos foram escolhidos em função da linguagem corrente, por darem uma imagem correspondente ao esquema corporal; portanto, por razões psicomotoras.

II. Como o Corpo é Organizado em Função do Princípio

Há duas categorias de unidades de coordenação:

Unidades transicionais
(fig. 18)

Acabamos de ver, no membro superior, a unidade onde a organização é mais evidente. Ela é caracterizada pelo *tensionamento por torção*, resultante de uma oposição das esferas por um movimento no qual *as três dimensões do espaço são indissociáveis* (a rotação interna da cabeça umeral não pode se dissociar da abdução, nem da flexão, durante a tração do bíceps).

Esse tensionamento por torção acarreta um movimento de flexão-extensão por polias, que permite aos eixos ósseos se dobrarem e se estenderem por meio de um movimento que se pode comparar, *grosso modo*, ao de *linhas quebradas* (movimento em ziguezague). Essas unidades nas quais a flexão é indissociável da torção e tem característica de "linhas quebradas" são chamadas de unidades transicionais.

Unidades de enrolamento

Há um segundo tipo de unidade de coordenação em que o tensionamento tem duas formas, porque *as três dimensões do espaço são dissociáveis*.

Vamos observá-lo de forma elementar no tronco.

Os dois *elementos esféricos* são a *cabeça* e a *bacia*. Podem se aproximar um do outro quando a pessoa se enrola para a frente, como na posição fetal. O movimento é no plano sagital. O eixo ósseo que une os elementos esféricos é segmentado: é a coluna vertebral. Ela une cabeça e bacia curvando-se como um arco. O *estado de tensão* é devido à simples relação antagônica dos

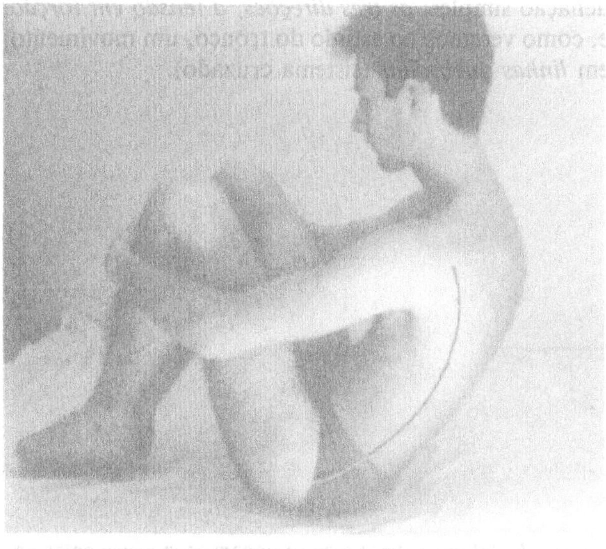

FIG. 19 — Enrolamento. Movimento simétrico, as duas esferas, cabeça e bacia, aproximam-se, deslocando-se em um plano.

músculos longitudinais flexores e extensores, ou seja, abdominais e espinhais.

A unidade de coordenação assume uma forma esférica, *ela se enrola em torno de si mesma* (fig. 19).

Temos aqui um tensionamento por enrolamento, resultante de um movimento só no plano sagital, ou seja, em duas direções do espaço.

Partindo desse movimento, podemos associar a ele uma orientação na terceira direção, ou seja, no plano horizontal, quando a cabeça se orienta para a direita,

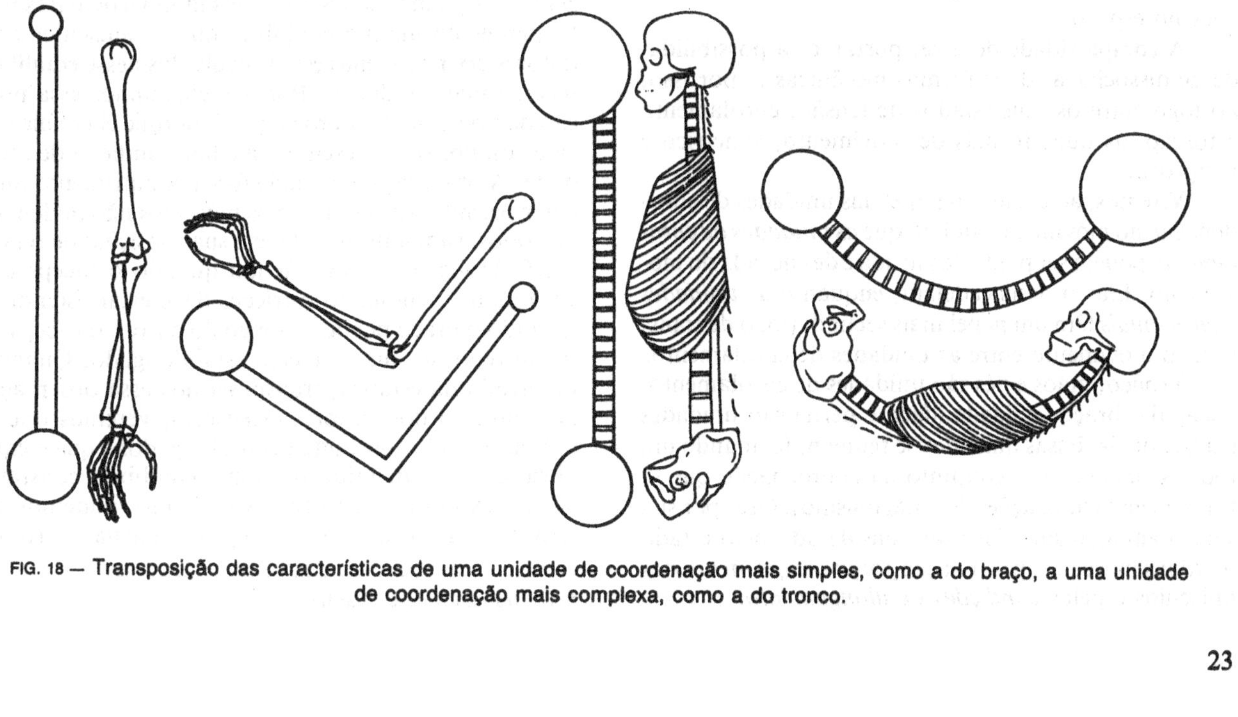

FIG. 18 — Transposição das características de uma unidade de coordenação mais simples, como a do braço, a uma unidade de coordenação mais complexa, como a do tronco.

e a bacia, para a esquerda. Nesse movimento, o tronco faz uma torção oblíqua em torno de si mesmo, torção esta indissociável do enrolamento; e o movimento, assim como no braço, é então nas três direções (fig. 20). Aí encontramos as características das unidades de coordenação simples: *as três direções, a tensão em torção* e, como veremos no estudo do tronco, um movimento em *linhas quebradas* (sistema cruzado).

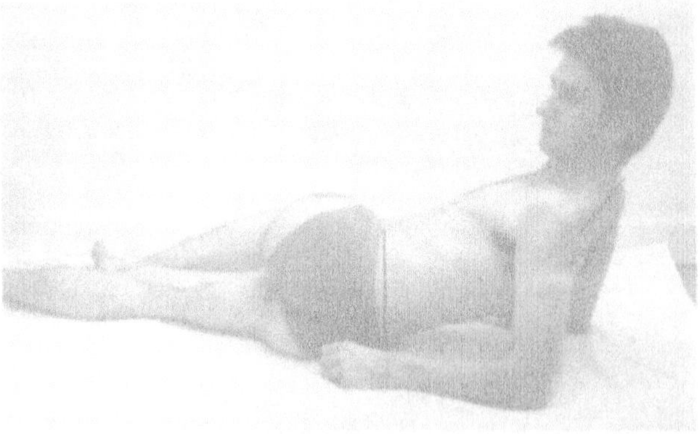

FIG. 20 — As esferas cabeça e bacia opõem seus movimentos em uma terceira direção do espaço, provocando uma torção.

Essas duas mecânicas podem ser *distintas: enrolamento* e *torção*; cada uma delas tem uma forma própria de tensão e dinâmica.

O enrolamento pode ser dissociado da torção, quando, por exemplo, a pessoa se curva para a frente e se endireita: é o *movimento simétrico*. Mas a torção não pode ser dissociada do enrolamento: a bacia não pode girar à direita enquanto os ombros giram à esquerda, ou inversamente, a não ser que, simultaneamente, o tronco se curve para a frente; um lado se abre, enquanto o outro se fecha: é o *movimento recíproco*. A torção pode ocorrer em qualquer etapa do enrolamento, o que determina uma grande variedade de orientações no espaço.

A complexidade deve-se, portanto, à possibilidade de dissociar as duas formas mecânicas e, por isso, ao jogo entre os dois estados de tensão, enrolamento e torção, às duas formas de movimento, simétrico e recíproco.

Veremos, ao estudar o papel das unidades de coordenação no movimento global, que *as unidades de enrolamento* podem ser ponto de partida e de chegada do movimento. Elas o desencadeiam, enquanto *as unidades transicionais* têm um papel mais secundário: o de transmitir o movimento entre as unidades de enrolamento.

Tronco, mãos e pés são unidades de enrolamento. Escápula, braço, unidade ilíaca e perna são unidades transicionais. Essas unidades se reúnem, formando um todo. Com elas, é o conjunto da coordenação que se fundamenta em relações de antagonismos. Ora, por sua vez, o antagonismo deve ser considerado pelo estado do *tônus* muscular, pela relação *força-comprimento* dos músculos e pelas *condições de alongamento*.

O tônus da pessoa normal, cuja coordenação estudamos, não deve ser considerado aqui, pois todo distúrbio do tônus é patológico.

Relação força-comprimento dos músculos (fig. 21)

A coordenação é pois a organização que permite obter um equilíbrio entre os grupos musculares de antagonistas organizados pelos músculos condutores.

As condições de equilíbrio desses músculos nos permitiram fazer uma observação sobre a relação força-comprimento e sobre as condições de alongamento dos músculos. Na realidade, podemos descrever uma posição na qual todos os músculos parecem igualmente estirados em cerca de um quinto de seu comprimento, o que parece representar sua posição ótima de trabalho*. Observamo-la no braço. Consideramos em repouso um músculo que sentimos, manualmente, desprovido de qualquer tensão. O bíceps parece-nos em repouso quando, estando o braço sustentado, o cotovelo está fletido em um ângulo reto; enquanto o tríceps parece em repouso quando o braço está solto ao longo do corpo. Ora, bíceps e tríceps estão ao mesmo tempo alongados cerca de um quinto de seu comprimento quando o cotovelo está mais ou menos a 130°. É o momento ótimo de seu trabalho.

Esse grau de estiramento é o momento em que o trabalho de cada músculo condutor deriva do trabalho do músculo precedente e o transmite ao seguinte. Se, em vez de transmitir o trabalho em um movimento, detivermos o corpo na posição, vemos que todos os músculos que organizam a flexão e a extensão estão alongados de forma semelhante e estão, ao mesmo tempo, em um ponto de eficiência máxima.

A posição ótima de trabalho é aquela que a pessoa vai adotar quando precisar utilizar ao máximo a força de todos os seus músculos; quando se curva, ligeiramente fletida, para sustentar um grande peso ou para manter sua forma sólida em uma unidade única, como fazem os esquiadores. Os músculos monoarticulares participantes do mesmo equilíbrio que os músculos condutores do movimento estão envolvidos nesse equilíbrio nas mesmas condições. Por isso chamamos essa posição de "posição de coordenação", porque ela reúne força e equilíbrio, representa a melhor condição de atividade. A observação da díade força-comprimento muscular permite constatar que os músculos não podem estar todos, simultaneamente, em suas posições de repouso. O braço deve estar fletido quando o bíceps está em repouso, enquanto o tríceps deve estar estendido. Quando o braço pende ao longo do corpo, o tríceps está em repouso, mas o bíceps está alongado. Quando, no estudo da estática, transpusermos essa observação ao conjunto dos flexores-extensores, veremos que os músculos estão constantemente alongados e que o equilíbrio em pé é mantido por um reequilíbrio constante entre flexores e extensores. No entanto, pudemos determinar a posição estática em pé porque não partimos

* Ver trabalhos de C. Tardieu

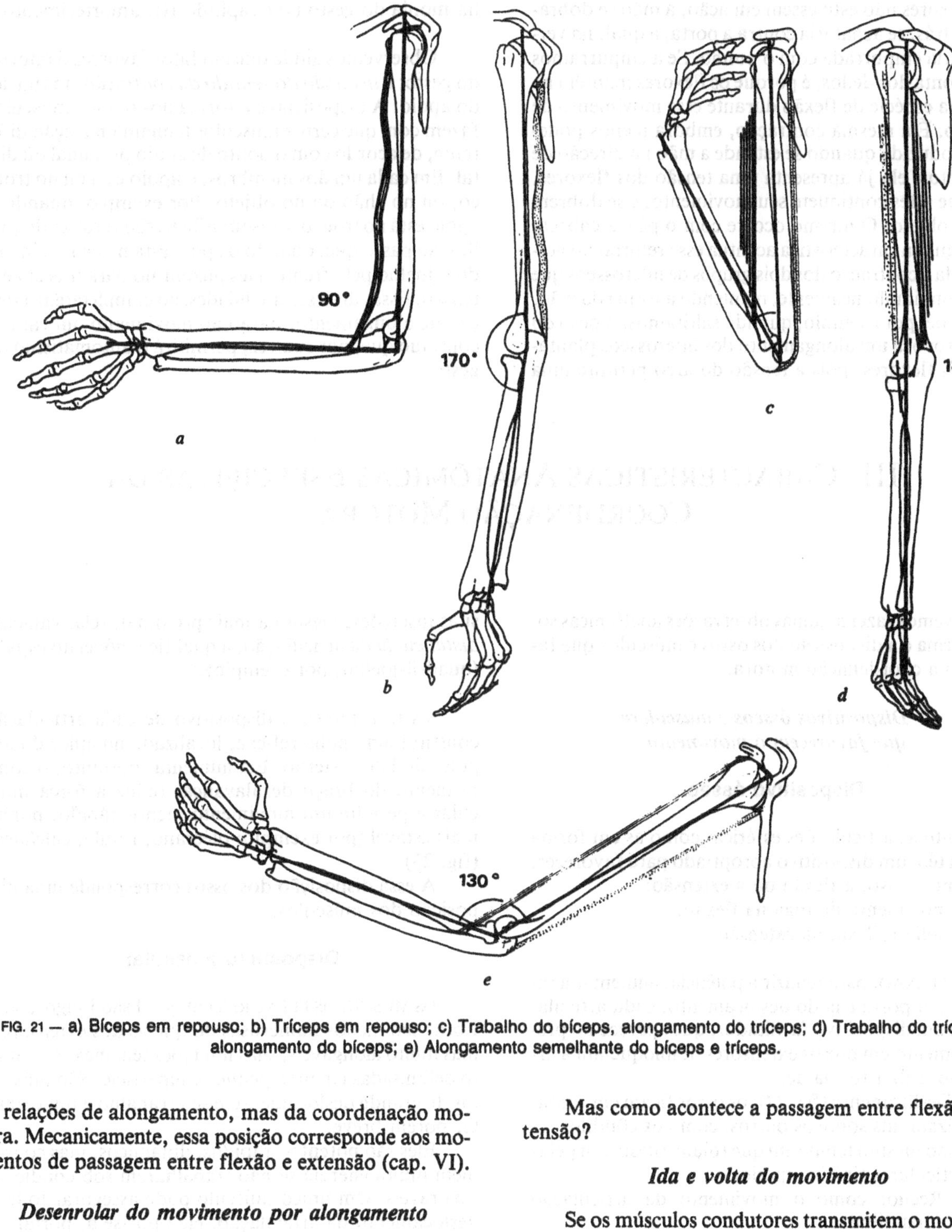

FIG. 21 — a) Bíceps em repouso; b) Tríceps em repouso; c) Trabalho do bíceps, alongamento do tríceps; d) Trabalho do tríceps, alongamento do bíceps; e) Alongamento semelhante do bíceps e tríceps.

de relações de alongamento, mas da coordenação motora. Mecanicamente, essa posição corresponde aos momentos de passagem entre flexão e extensão (cap. VI).

Desenrolar do movimento por alongamento

No movimento, o alongamento se acentua e, assim, o trabalho dos flexores alongará os extensores, os quais, ao cabo da contração dos flexores, estarão terminando seu alongamento; por sua vez, reflexamente, eles se contrairão e assegurarão o retorno progressivo do movimento. O movimento passará sucessivamente da flexão à extensão, e assim por diante.

Mas como acontece a passagem entre flexão e extensão?

Ida e volta do movimento

Se os músculos condutores transmitem o movimento entre si, cada um deles dando início ao trabalho do músculo seguinte, será preciso que, no ponto entre a ida e a volta do movimento, *um flexor comece o trabalho de um extensor*.

Como isso ocorre? Simplesmente porque os flexores mais distais agem sucessivamente, primeiro com os extensores, depois continuando sua contração, e em seguida com os flexores. Por exemplo, quando empurramos uma porta com a ponta dos dedos, fazemos um movimento de extensão do braço. Mas observemos a mão. Se os flexores não estivessem em ação, a mão se dobraria para trás, se achataria contra a porta, a qual, na verdade, seria empurrada com o punho. Se a empurramos com a ponta dos dedos, é porque os flexores mantêm na mão uma espécie de flexão durante esse movimento de extensão. É a mesma contração, embora menos poderosa, produzida quando se estende a mão na direção de um objeto e ela já apresenta uma tensão dos flexores, antes que estes continuem seu movimento, e se dobrem sobre o objeto. O mesmo ocorre com o pé e a cabeça. Uma segunda característica acentua esse retorno do gesto, devida à contração dos dois grupos de interósseos que trabalham simultaneamente, mantendo a forma da mão.

No pé, por exemplo, quando saltitamos, o peso do corpo provoca um alongamento dos interósseos plantares e dos flexores, pois a tensão do arco permite uma rápida resposta ao alongamento, devolve a contração, provocando *ressaltos*. Essa contração sutil possibilita a harmonia do gesto (ver capítulo III, amortecimento).

Observemos ainda que um fator favorece o retorno do gesto: *a inversão do sentido da contração* em função do apoio. A disposição e a forma dos ossos e músculos fazem com que certos músculos tenham uma ação diferente, de acordo com o ponto de apoio proximal ou distal. Em cada um dos membros, o apoio está ou no tronco, ou no chão ou no objeto. Por exemplo, quando o apoio está no tronco, os isquiotibiais são flexores do joelho, ao passo que, quando o apoio está no chão, cingindo o joelho pela frente, eles puxam-no para trás em extensão. Essas diversas qualidades, ao completarem a reação de alongamento, darão ao movimento um caráter contínuo que, por sua vez, permitirá o automatismo do gesto.

III. Características Anatômicas Específicas da Coordenação Motora

Devemos fazer algumas observações anatômicas sobre a forma e a disposição dos ossos e músculos que favorecem a coordenação motora.

1º *Dispositivos ósseos e musculares que favorecem o movimento*

Dispositivo ósseo

Tanto as articulações esféricas como as em forma de polia têm um dispositivo apropriado para favorecer, conforme o caso, a flexão ou a extensão:

— movimento de fuga na flexão;

— polia reflexa, na extensão.

NA FLEXÃO, para reduzir a potência, aumentar a rapidez e a importância do deslocamento, cada articulação tem um dispositivo facilitador, que aparece no preciso momento em que os extensores desbloqueiam a articulação, sob a forma de:

— Deslizamento (fig. 22): os ossos ficam em contato, deslizam uns sobre os outros, como os côndilos femurais, ao mesmo tempo em que rolam e deslizam pelas faces articulares tibiais superiores.

— Recuo: como o movimento da articulação têmporo-mandibular.

— Redução do comprimento do braço de alavanca ósseo: a cabeça umeral, em vez de estar intercalada entre o tubérculo menor e a glenóide, desaparece para trás e reduz assim, de maneira considerável, a distância entre o tubérculo maior e a inserção glenoidiana do bíceps (fig. 3). Há um dispositivo idêntico no quadril.

A eficiência desses dispositivos é aumentada porque os músculos, embora localizados na articulação, têm suas inserções, mesmo a mais proximal, relativamente *distanciada* da articulação, a qual fica móvel no espaço (quadril-joelho, por exemplo).

NA EXTENSÃO, o dispositivo de cada articulação constitui uma polia reflexa, localizada no ápice do ângulo, do lado externo. Ela aumenta, portanto, o comprimento do braço de alavanca, reduz a força muscular e permite um movimento menos rápido, porém mais estável (por exemplo: olécrano, rótula, calcâneo) (fig. 23).

A essa disposição dos ossos corresponde uma disposição dos músculos:

Dispositivo muscular

OS MÚSCULOS FLEXORES em geral são longos, suas fibras são menos numerosas do que as dos extensores, mas muito alongáveis; suas inserções tendíneas são muito delimitadas em uma pequena superfície. São músculos de grande deslocamento e seu trabalho é importante, porém breve.

Eles são potentes, rápidos, dinâmicos, mas consomem muita energia se não trabalharem sob condições favoráveis. Um único músculo pode assegurar todo o deslocamento da articulação; ele opor-se-á, portanto, a todos os extensores. Isso é muito importante, pois, em cada um o movimento poderá ser desviado e modificado.

Quando o iliopsoas, por exemplo, flete o quadril, ele alonga e tensiona todos os glúteos e pelvitrocanterianos, enquanto para retornar à extensão, será necessária a contração sucessiva de cada um deles (fig. 24): vemos que a flexão é direta e rápida, mas só pode ser

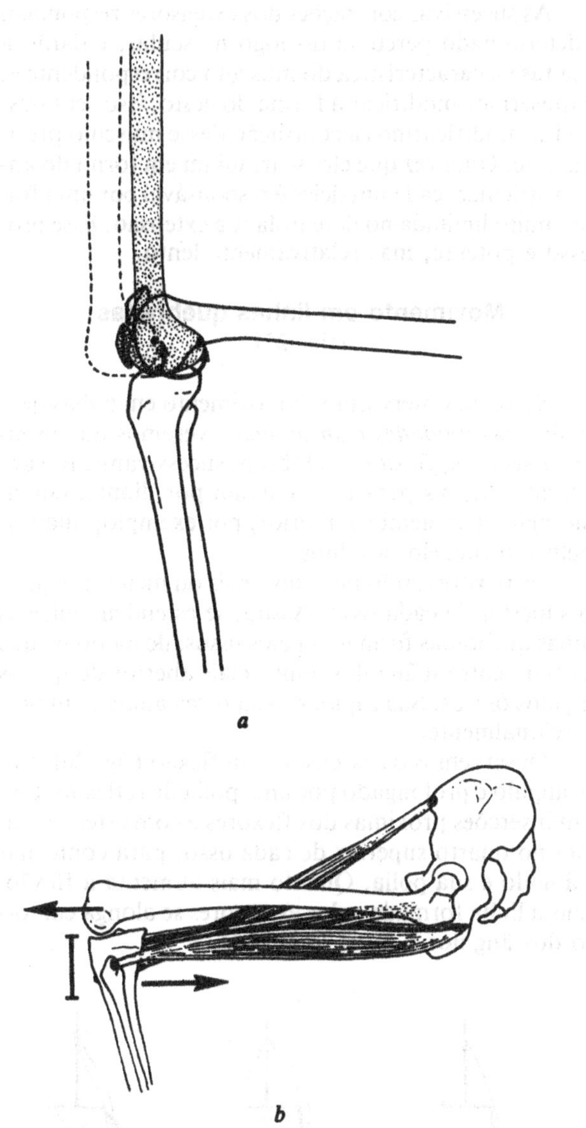

FIG. 22 — **Dispositivo ósseo:**
a) deslizamento do fêmur sobre a tíbia durante a extensão;
b) deslizamento da tíbia sobre o fêmur durante a flexão.

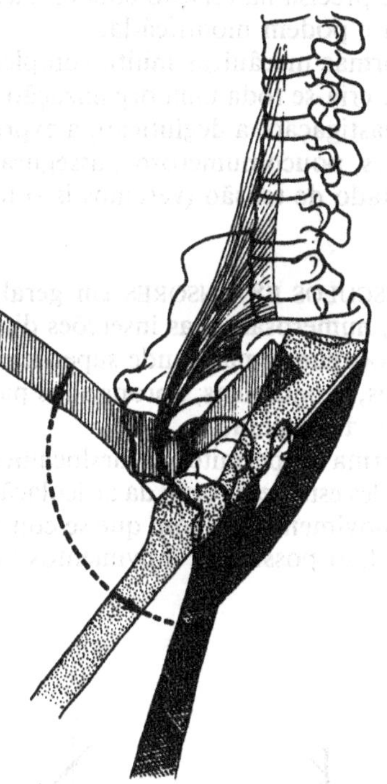

FIG. 24 — **Dispositivos musculares. O trajeto do iliopsoas envolve sucessivamente o de cada um dos três glúteos.**

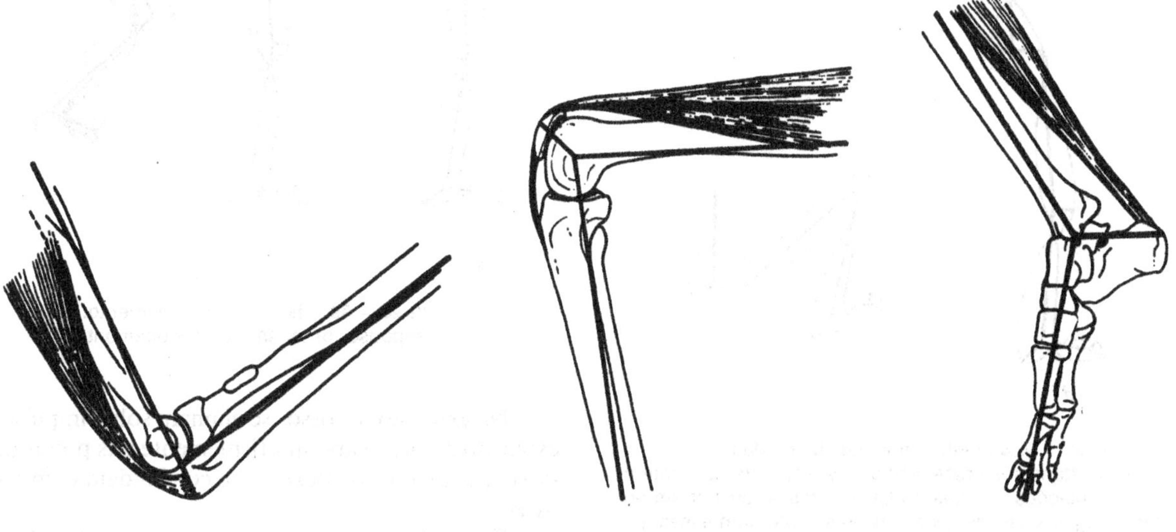

FIG. 23 — **Dispositivo ósseo, polias de reflexão: olécrano, rótula, calcâneo.**

minuciosa e precisa na relação com os extensores, que a modulam e podem modificá-la.

Nas formas mecânicas muito complexas, tais como o rosto, cria-se toda uma organização entre os flexores e a mastigação, a deglutição, a expressão facial; os extensores, pouco numerosos, asseguram essencialmente o estado de tensão (veremos isso no estudo do tronco).

OS MÚSCULOS EXTENSORES em geral são curtos, suas fibras, numerosas, suas inserções diretas ou aponeuróticas ocupam uma grande superfície, são potentes, estáticos, econômicos, apropriados para a postura e favorecem a sustentação.

Sua forma só permite um deslocamento simples, mas todos eles estão em torno da articulação, de tal forma que o movimento faz com que se contraiam sucessivamente. Isso possibilita movimentos minuciosos.

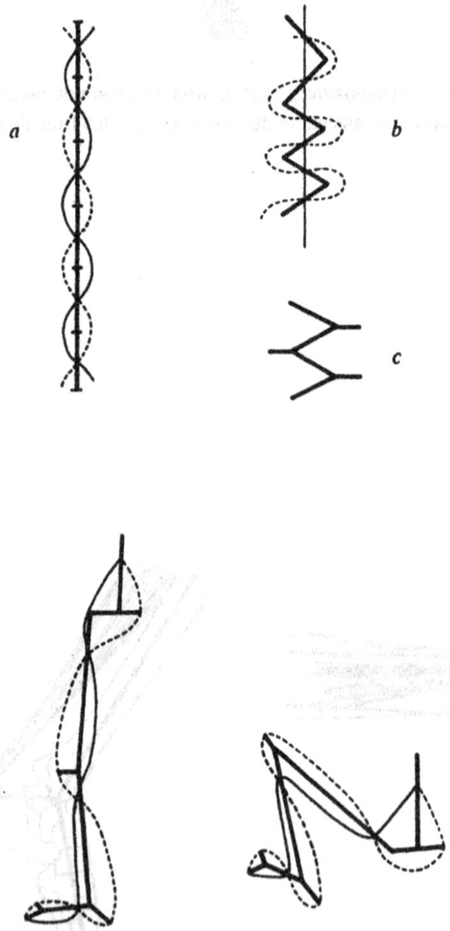

FIG. 25 — Movimento em linhas quebradas.
a) Flexores e extensores cruzam-se sucessivamente na frente e atrás das articulações vizinhas; b) Os flexores se encontram no interior dos ângulos ósseos, os extensores contornam esses ângulos, eles mesmos prolongados pelas polias de reflexão; c) Transposição para o membro inferior; d) Extensão; e) Flexão.

As sucessivas contrações dos extensores respondem a determinado percurso do jogo muscular, e darão a essa fase a característica do músculo correspondente e, se quisermos modificar a forma do gesto, isso será possível se modificarmos a contração desse músculo precisamente. Uma vez que eles se irradiam em torno do ângulo articular, cada um deles é responsável por uma fração muito limitada no desenrolar da extensão. Esse processo é potente, mas relativamente lento.

Movimento em linhas quebradas
(fig. 25)

Se agora observarmos o movimento em linhas quebradas das *unidades transicionais*, veremos que os eixos ósseos, *na flexão*, se dobram sucessivamente para a frente, depois para trás, e assim por diante, em ziguezague. No membro inferior, por exemplo; quadril, joelho, tornozelo, artelhos.

Os flexores estão inseridos mais ou menos no quarto superior de cada osso. Assim, se estendem entre as linhas quebradas formadas pelos ossos, de modo tal que formam entre si ângulos muito mais abertos do que os ângulos ósseos. Sua rapidez e sua força aumentam proporcionalmente.

Observemos os extensores na flexão (fig. 26). Cada ângulo é prolongado por uma polia de reflexão. Eles têm inserções próximas dos flexores e com estes se cruzam no quarto superior de cada osso, para contornar o ângulo e sua polia. Quanto mais aumenta a flexão, mais a linha formada pelos extensores se alonga em torno dos ângulos.

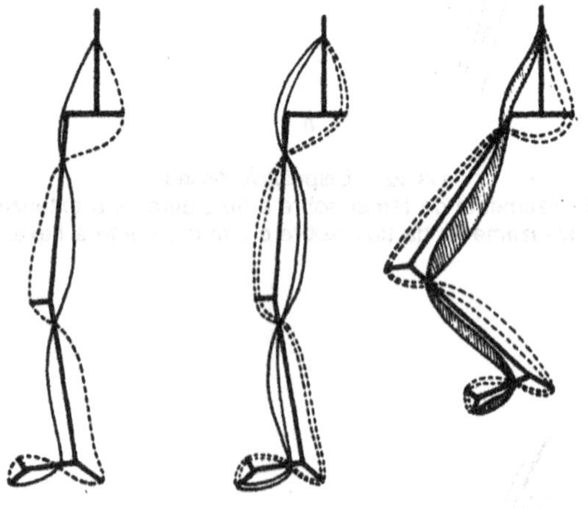

FIG. 26 — As três fases do movimento:
a) repouso; b) tensão; c) deslocamento.

Na extensão, os ossos se alinham sob o impulso dos extensores, que se apóiam firmemente nas polias de reflexão, enquanto os flexores se confundem com o eixo ósseo.

Essas observações anatômicas mostram a diferença entre as características da flexão e da extensão.

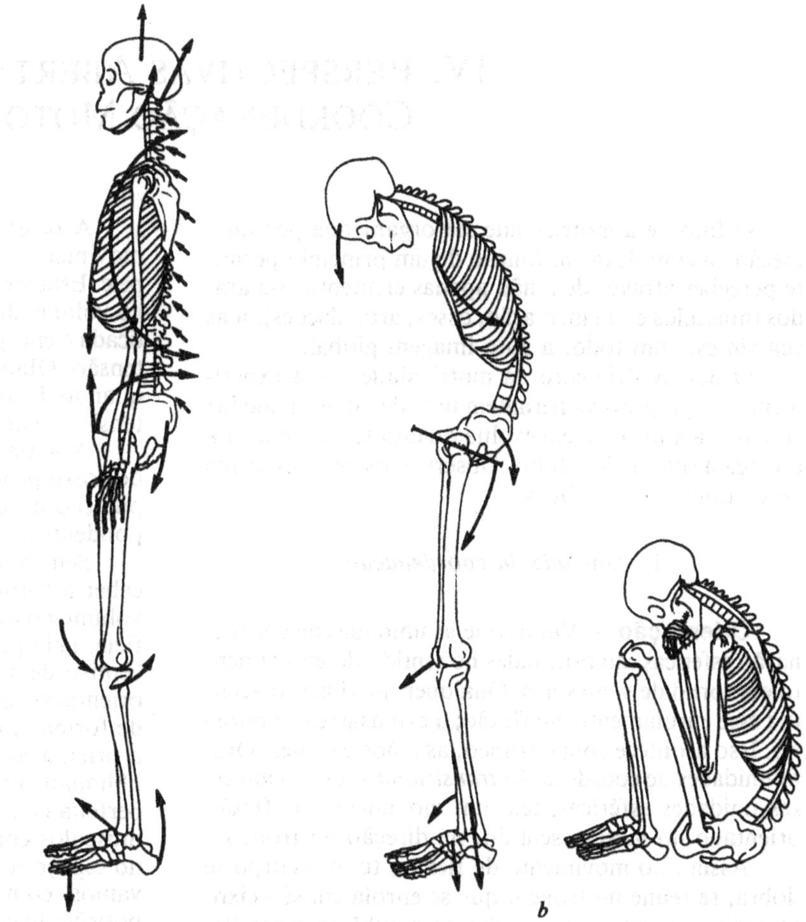

a *b*

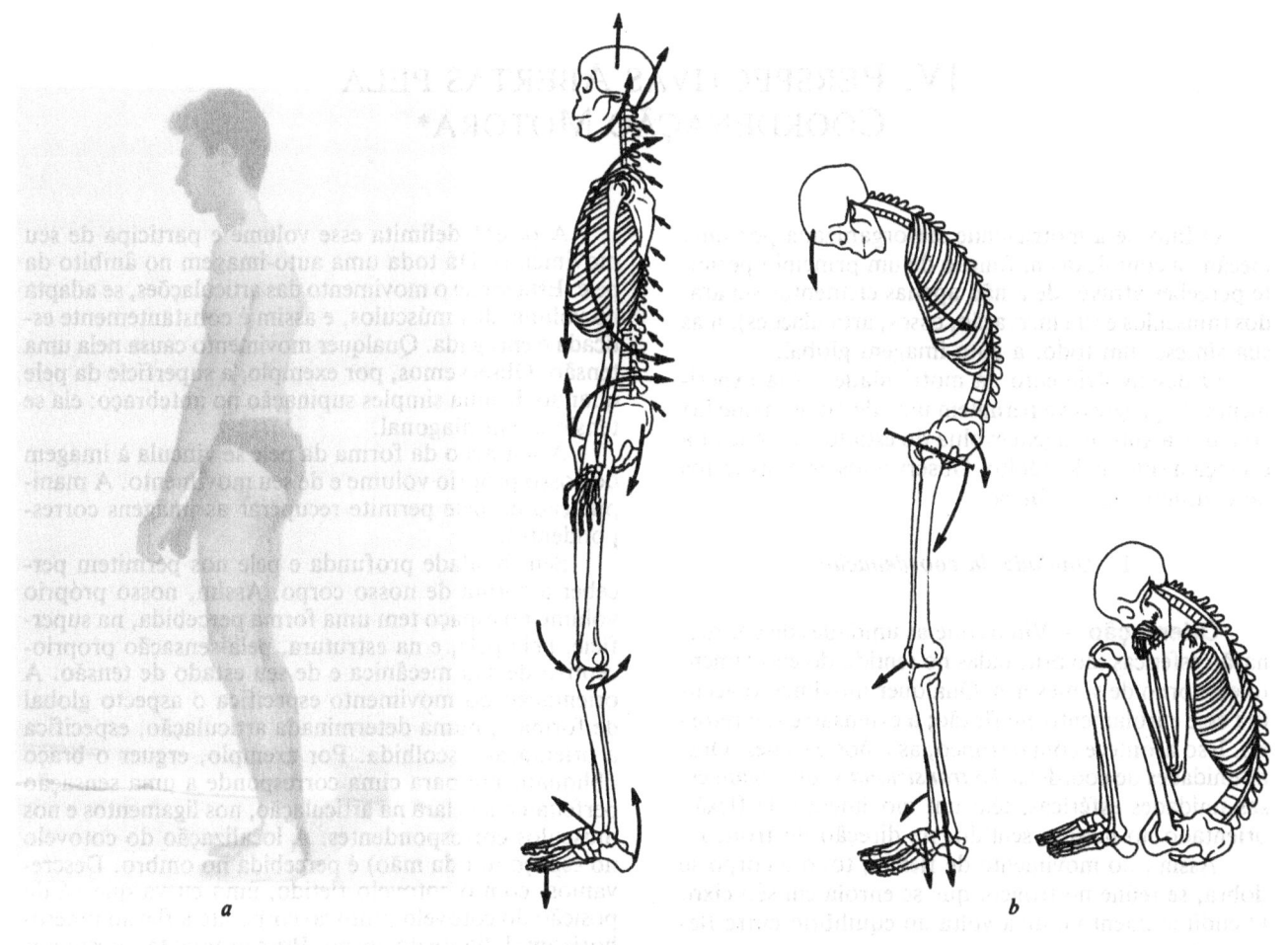

FIG. 27 — a) O homem em pé; b) Ação da gravidade sobre o esqueleto.

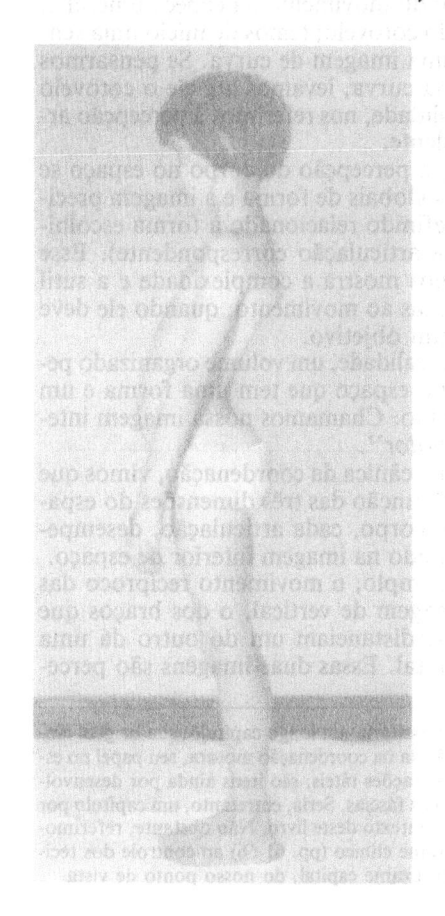

2º *Gravidade*

O corpo humano é organizado simultaneamente *com* e *contra a gravidade* (fig. 27a). O homem se construiu em um jogo com a gravidade: esta é incorporada na organização de sua forma e participa de seu movimento. Assim sendo, o movimento do esqueleto vai no mesmo sentido da gravidade que atua sobre ele: ele se enrola. A gravidade enrola o esqueleto em pé para levá-lo à posição fetal (fig. 27b).

Toda a complexidade da coordenação motora decorre das relações de equilíbrio que se estabelecem, não somente de músculos para músculos, entre flexores e extensores, mas, ao mesmo tempo, entre osso-gravidade e músculos. Mas, assim como a gravidade apenas acentua o movimento do esqueleto, o homem pode também liberar-se dela sem modificar a forma de seu movimento. Quando sua mecânica é organizada em relação a seu próprio centro, ela é autônoma. Isso será especificado no capítulo V, sobre a estática.

O estado de tensão da pessoa também pode se desequilibrar e ela então se deixa levar pela gravidade, seguindo o movimento de seu esqueleto (ossos e músculos) (fig. 28).

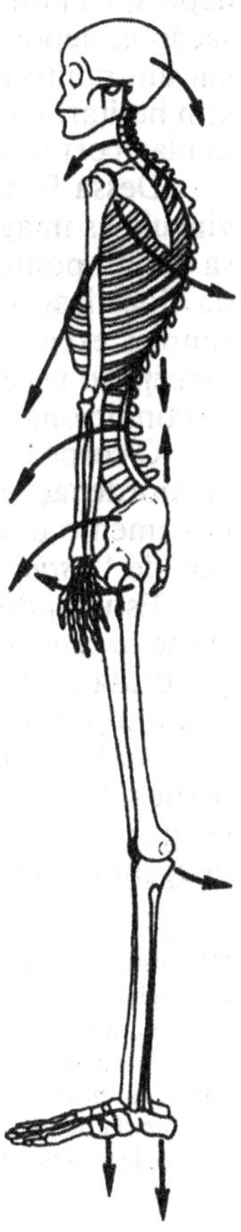

FIG. 28 — O homem abandona-se à ação da gravidade.

IV. Perspectivas Abertas pela Coordenação Motora*

O fato de a motricidade ser organizada por uma mecânica complexa em função de um princípio permite perceber através dela não apenas elementos separados (músculos e sua inervação, ossos, articulações), mas sua síntese, um todo, a auto-imagem global.

O desenvolvimento da motricidade e sua experimentação progressiva permitem uma descoberta que faz com que a auto-imagem evolua do estado sincrético da criança à síntese do adulto. Observemos esses aspectos de conjunto da mecânica.

1º *Unidade da coordenação*

Orientação — Vimos que as unidades de coordenação esféricas são orientadas no sentido do enrolamento em torno de si mesmas. Qualquer movimento acentua esse enrolamento em flexão; a extensão é seu retorno. Isso acontece com o tronco, as mãos e os pés. Ora, as unidades de coordenação *transicionais*, que ligam essas unidades esféricas, têm um movimento de flexão orientado no mesmo sentido, na direção do tronco.

Assim, no movimento de flexão, todo o corpo se dobra, se reúne no tronco, que se enrola em seu eixo. O endireitamento é uma volta ao equilíbrio entre flexores e extensores.

O corpo é orientado para dentro. Esse enrolamento global decorre de sua organização esférica.

Autonomia — A coordenação motora tem atributos que permitem que o corpo tenha uma estrutura autônoma, encontre em si mesmo sua organização. É como elemento autônomo que ele entra em interação com o meio externo.

Equilíbrio — O equilíbrio constante, seja qual for a forma de atividade ou de repouso, e a harmonia do movimento fazem com que a pessoa se sinta bem.

2º *Espaço-tempo*

Espaço — Se observarmos o volume do corpo enquanto a pessoa contrai todos os seus músculos simultaneamente com a mesma intensidade, sua sensibilidade profunda (muscular, articular, óssea) permitirá que ela perceba esse volume como global e estável. E quando, ao contrário, durante o movimento, a pessoa percebe não-somente seu corpo globalmente, mas seus diferentes elementos deslocando-se e orientando-se no espaço relacionados uns aos outros. A sensibilidade profunda permite perceber as diferentes imagens do corpo reunidas na coordenação.

A pele** delimita esse volume e participa de seu movimento. Há toda uma auto-imagem no âmbito da pele. Esta segue o movimento das articulações, se adapta ao volume dos músculos, e assim é constantemente esticada e enrugada. Qualquer movimento causa nela uma tensão. Observemos, por exemplo, a superfície da pele quando de uma simples supinação no antebraço: ela se tensiona em diagonal.

A sensação da forma da pele se vincula à imagem de nosso próprio volume e de seu movimento. A manipulação da pele permite recuperar as imagens correspondentes.

Sensibilidade profunda e pele nos permitem perceber a forma de nosso corpo. Assim, nosso próprio volume no espaço tem uma forma percebida, na superfície, pela pele, e na estrutura, pela sensação proprioceptiva de sua mecânica e de seu estado de tensão. A orientação do movimento especifica o aspecto global de forma e, numa determinada articulação, especifica a orientação escolhida. Por exemplo, erguer o braço obliquamente para cima corresponde a uma sensação perfeitamente clara na articulação, nos ligamentos e nos músculos correspondentes. A localização do cotovelo no espaço (ou da mão) é percebida no ombro. Descrevamos, com o cotovelo fletido, uma curva que vá da posição do cotovelo junto ao corpo até a flexão úmero-horizontal diante do corpo. Primeiramente, prestemos atenção à sensação do movimento na cabeça umeral e, depois, na ponta do cotovelo; temos de início uma sensação e, depois, uma imagem de curva. Se pensarmos em um ponto dessa curva, levamos até ele o cotovelo sem hesitar; na realidade, nos referimos à percepção articular correspondente.

Dessa forma, a percepção do corpo no espaço se vincula às imagens globais de forma e à imagem precisa de um ponto definido relacionado à forma escolhida (localização na articulação correspondente). Esse simples exemplo nos mostra a complexidade e a sutil percepção necessárias ao movimento, quando ele deve se condicionar a um objetivo.

O corpo é, na realidade, um volume organizado pela coordenação, um espaço que tem uma forma e um movimento orientado. Chamamos nossa imagem interior de "*espaço motor*".

Estudando a mecânica da coordenação, vimos que ela se organiza em função das três dimensões do espaço. Cada parte do corpo, cada articulação, desempenha um papel definido na imagem interior de espaço.

Assim, por exemplo, o movimento recíproco das pernas dá uma imagem de vertical, o dos braços que se aproximam e se distanciam um do outro dá uma imagem de horizontal. Essas duas imagens são perce-

---

* Este capítulo é destinado a orientar a observação durante o estudo mecânico, e será retomado no capítulo VI.

** O estudo da pele necessitaria um longo capítulo: sua origem embriológica, sua importância na coordenação motora, seu papel no esquema corporal, nas sensações táteis, são itens ainda por desenvolver. O mesmo vale para as fáscias. Seria, entretanto, um capítulo por demais importante no contexto deste livro. Não obstante, referimonos rapidamente no exame clínico (pp. 61-66) ao controle dos tecidos, pele, fáscia. É um exame capital, do nosso ponto de vista.

bidas como perpendiculares. Quadril e ombro são, entre outros, centros de localização das imagens fundamentais de vertical e horizontal. O enrolamento do tronco associa duas dimensões por situar-se em um plano, o sagital. Quando a cabeça e os ombros viram para o lado, tornam-se perpendiculares à bacia; o plano de enrolamento se torce, dois planos se cruzam e se colocam, dessa forma, nas três dimensões geométricas do espaço.

É concebível que, por termos inscritas as formas mais complexas em nossa própria imagem do movimento, esse "espaço-motor" nos sirva de referência para conceituar e descobrir o espaço externo. É comum observar que em uma enorme porcentagem de casos de deficiência de espacialização, a coordenação motora está perturbada; as articulações próprias às noções de espaço não utilizam, ou utilizam insuficiente ou anormalmente, suas amplitudes, o estado de tensão é desequilibrado e a pele não tem mais a flexibilidade normal.

Tempo — Ao estudar a mecânica, vimos que o movimento organizado entre cabeça e mão, depois entre mão-cabeça, cabeça-pé e pé-cabeça, descreve um gesto que responde, sucessivamente, ao trabalho dos flexores, depois dos extensores, e assim por diante. Logo, a ida e a volta do movimento utiliza músculos de natureza diferente: os flexores, organizados mecanicamente para um gesto global e rápido (a chicotada), e os extensores, que desenvolvem "majestosamente" a contração.

Assim, quando o movimento realiza sua curva no espaço, o tempo próprio a cada fração da curva se relaciona às qualidades dos músculos correspondentes. Dessa forma, em geral, a fase de flexão é muito mais rápida do que a da extensão. O movimento no espaço define outra dimensão que lhe é indissociável: o tempo.

Naturalmente, falamos do movimento fundamental em sua forma pura, partindo da mecânica, e é preciso esclarecer que qualquer pessoa normal pode utilizar seu corpo como quiser, tanto na forma quanto na duração, pois, partindo de um gesto coordenado, ele pode ser modificado de infinitas maneiras.

Da mesma forma que para o espaço, o fator tempo está incluído no movimento, comportando sempre um tempo forte, para o gesto, e um tempo fraco, para o retorno do gesto. Ele tem um ritmo, uma repetição, que leva de um tempo a outro. O ritmo de um gesto provoca uma sensação que, sem dúvida, passa despercebida. E, no entanto, quem não se irrita com o ritmo de um metrônomo, se não estiver habituado a ele? Seu ritmo regular, sem amortecimento, agride nosso ritmo interior. Ao passo que todo ritmo que responde ao "tempo" próprio do "espaço motor" é acolhido com prazer.

O tempo, interiormente percebido com o espaço, coincide com ele e nos dá uma imagem interior que chamamos de *tempo motor*. Como o espaço, ele nos servirá de referência para conceituar ou descobrir o tempo externo.

3º *Noções*

As páginas precedentes nos mostraram, repetidas vezes, como a coordenação motora é percebida. Agora voltaremos às observações das quais nos servimos para determinar a mecânica da motricidade, para enriquecer nossas reflexões.

De fato, qualquer movimento observado no homem envolve todos os fatores humanos: mecânicos, neurológicos, biológicos, psicológicos. Observando problemas de ordem mecânica, também retivemos imagens de outros distúrbios, que associamos posteriormente.

Por exemplo, relacionamos a falta de estruturação espacial a um movimento mal coordenado do ombro: se a pessoa move a escápula contra o tórax, em vez de mover a cabeça umeral na glenóide; ela não tem uma imagem articular e não podem haver quaisquer percepções consecutivas do espaço.

Observamos que pessoas incapazes de se dobrar em uma contração global e densa eram, ao mesmo tempo, incapazes de concentração, de atenção.

Sem querer, por enquanto, tirar conclusões dessas reflexões, propomos uma observação que permita colocar, lado a lado, certos aspectos fundamentais da coordenação motora e percepções bastante complexas, para serem classificadas entre as "noções" essenciais nas quais repousam o comportamento humano e os elementos básicos da experimentação.

Podemos classificar essas noções em três categorias:

a) **Noções estruturais** nas quais repousaria a consciência de ser uma unidade organizada. O fato de a coordenação ser organizada para dentro permite que a pessoa reúna seus complexos elementos, mãos e pés, no tronco, e também que se sinta um todo *complexo*, múltiplo e, portanto, organizado em unidade. Por poder levar ao máximo esse enrolamento com o trabalho simultâneo de todos os flexores, o próprio volume se contrai e se *concentra* para dentro, à medida que aumenta a tensão muscular, permitindo perceber, em uma mesma imagem, a orientação para dentro e a concentração.

O estado de tensão, a organização das percepções proprioceptivas, a sensação da pele como recipiente, permitem perceber o próprio corpo como um todo organizado, autônomo, interiorizado.

O equilíbrio de um estado de tensão coordenado dá uma sensação de bem-estar. Esse equilíbrio é baseado no enrolamento pelos flexores, e, visto que os extensores são empregados para a volta à posição inicial, a imagem do bem-estar se associa à da ação dos flexores.

A complexidade da coordenação permite a associação de imagens também complexas. Por exemplo, a relação entre cabeça, mãos e pés tensiona todo o corpo e, ao mesmo tempo que dá noção de unidade, proporciona também uma noção de relação entre esses diversos elementos.

Assim, a condição do ser é percebida como *capaz de relação*, porque proporciona um conhecimento interno do que é a relação entre diversos elementos.

b) De passagem, propusemos noções próprias ao espaço-tempo. "*Espaço e tempo motores*" seriam a base de todas as noções que permitem à pessoa se situar e ter conhecimento espacial do meio externo.

Podemos também somar a isso as noções proporcionadas pela lateralização, a qual não apenas nos orienta no espaço-tempo, mas dá a imagem do único e do duplo.

c) **Noções de relação** — Estas apoiar-se-iam em noções estruturais e espaço-temporais e consistiriam em exteriorizá-las para serem utilizadas no conhecimento do meio externo e das pessoas.

CAPÍTULO II

O TRONCO

I. CONSTITUIÇÃO DE CONJUNTO

O tronco é *a mais complexa* das unidades de enrolamento; ela reúne as duas formas de tensão e de movimento: enrolamento e torção.

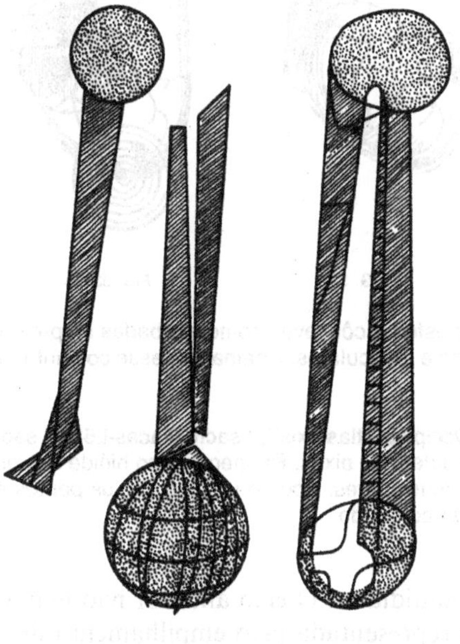

FIG. 29 — Comparação entre as unidades de coordenação "braço" - "tronco", complexidade progressiva.

A riqueza da organização do tronco faz com que ele conserve todas as características das unidades de enrolamento, embora seja um *volume vazio*. De fato, a organização mecânica é periférica e delimita as cavidades torácica e abdominal.

Retomemos os elementos constitutivos de uma unidade de coordenação (fig. 29); cada uma das duas esferas, cabeça e bacia, é prolongada por um eixo. Observemos o braço para determinar uma progressão na complexidade da organização. A cabeça umeral é unida ao seu eixo, o corpo do úmero. A esfera da mão é mais complexa porque tem dois eixos, rádio e ulna: aqui o sistema se desdobra.

A — ENROLAMENTO

1º *Duas esferas*

Voltemos ao tronco e observemos as esferas. Podemos considerar cabeça e bacia como dois volumes comparáveis a esferas; o movimento consiste em aproximá-las e afastá-las.

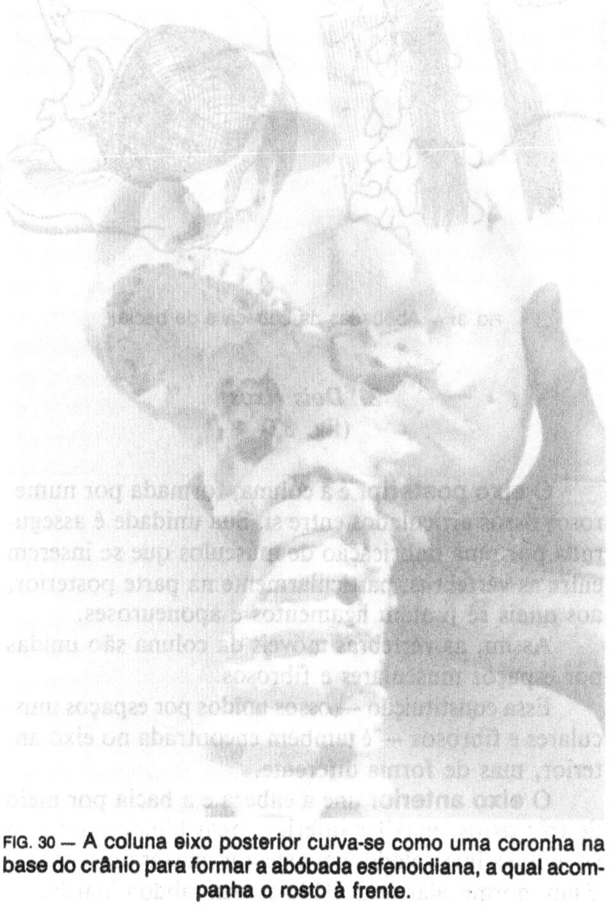

FIG. 30 — A coluna eixo posterior curva-se como uma coronha na base do crânio para formar a abóbada esfenoidiana, a qual acompanha o rosto à frente.

A base da cabeça é escavada pela abóbada esfenoidiana (fig. 30), que está no centro e se prolonga, atrás, no occipital e, depois, na coluna; a coluna representa o eixo posterior. Na frente, a abóbada se prolonga por um eixo ósseo e muscular (formado pelos ossos da face, hióide, esterno e músculos intermediários). As inserções dos músculos que constituem esse eixo podem ir até o ápice da abóbada.

A bacia é também côncava, em abóbada invertida para cima, formada pelo sacro, períneo e ligamentos ciáticos. Prolonga-se atrás pelo eixo da coluna, e na frente pelo eixo abdominais-esterno-hióide-face. Cada um desses dois eixos participa da estrutura "em abóbada": em cima, curvam-se um em direção ao outro para formar a abóbada da cabeça; em baixo, para formar a abóbada da bacia (fig. 31).

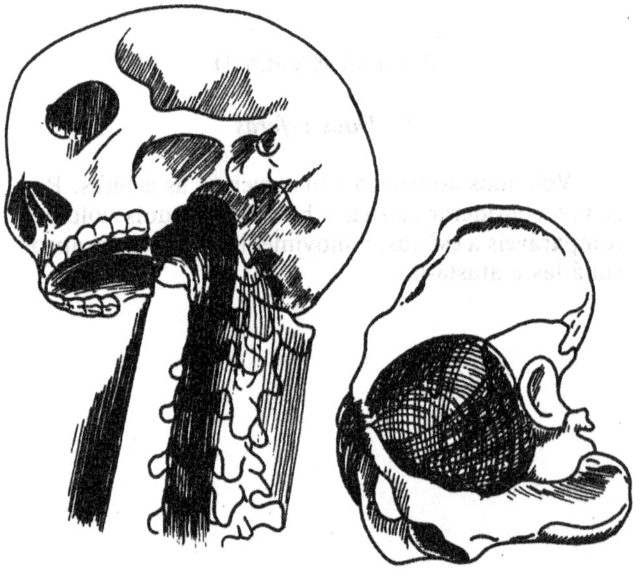

FIG. 31 — Abóbadas da cabeça e da bacia.

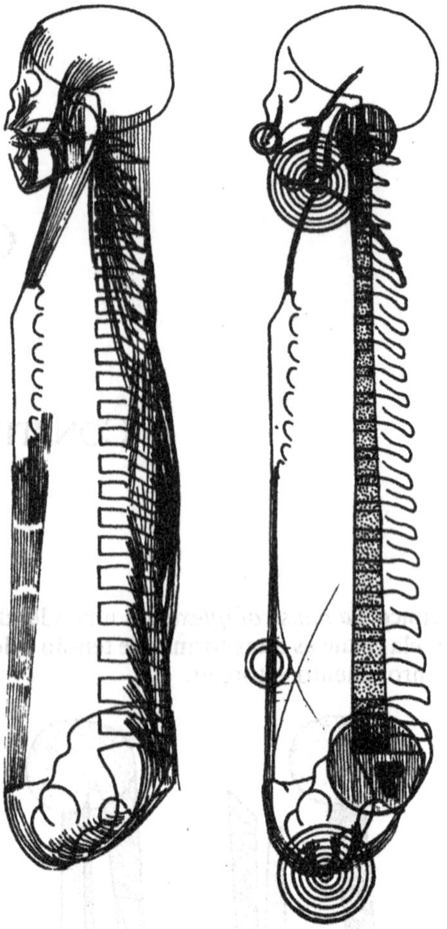

FIG. 32 FIG. 33

FIG. 32 — As esferas côncavas como abóbadas se prolongam por eixos ósseos e musculares. Chamamos esse conjunto de "elipse tronco".

FIG. 33 — "Occipital-atlas-áxis", "sacro-ilíacas-L5S1" são articulações entre esferas e eixos. Períneo e osso hióide são os centros de trações musculares. Boca e umbigo são os pontos de representação do comando.

2º *Dois eixos* (fig. 32)

O **eixo posterior** é a coluna, formada por numerosos ossos articulados entre si. Sua unidade é assegurada por uma imbricação de músculos que se inserem entre as vértebras, particularmente na parte posterior, aos quais se juntam ligamentos e aponeuroses.

Assim, as vértebras móveis da coluna são unidas por espaços musculares e fibrosos.

Essa constituição — ossos unidos por espaços musculares e fibrosos — é também encontrada no eixo anterior, mas de forma diferente.

O **eixo anterior** une a cabeça e a bacia por meio de três ossos: maxilar inferior, osso hióide e esterno (+ púbis), intercalados por extensas massas musculares. É um enorme pilar vertical hio-esterno-abdominal diante do eixo raquidiano. O eixo anterior não tem a função de apoio representada pelo empilhamento dos corpos vertebrais, mas tem uma força dinâmica: a possibilidade de um importante encurtamento muscular. Dessa forma, na flexão, ele provoca o enrolamento da coluna. Esta, com seus músculos curtos, é uma mola de retorno. Equilibra e dá resistência ao eixo anterior.

3º *Articulação entre esferas e eixos* (fig. 33)

A bacia se articula ao eixo vertebral pelas sacroilíacas; e o sacro, com o qual ela se articula, faz parte de sua estrutura. É, portanto, o *movimento da esfera bacia que orienta o sacro* e, por intermédio dele, todo o eixo vertebral até a odontóide. Os discos intervertebrais, do sacro até a segunda cervical, fazem do

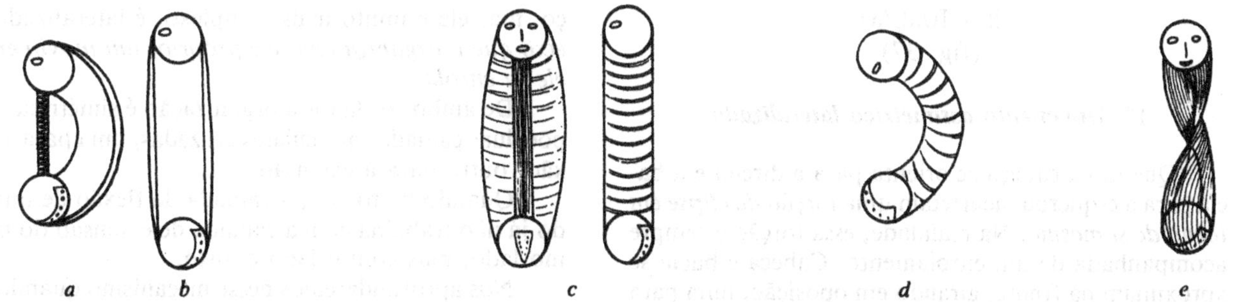

FIG. 34 — Organização do tronco. *Plano sagital*: a) Enrolamento pelo trabalho do eixo anterior; b) Endireitamento: equilíbrio pelo trabalho dos dois eixos. *Plano frontal*: c) Os dois eixos são ligados pelas costelas e oblíquos; d) Agem simetricamente durante o enrolamento; e) Agem assimetricamente durante a torção; um lado se dobra, enquanto o outro se alonga.

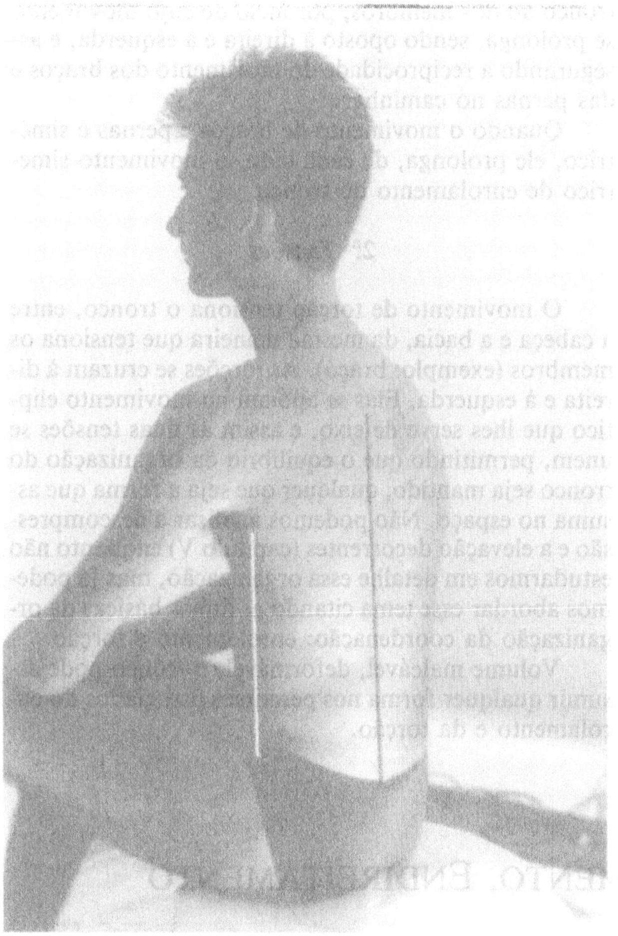

FIG. 35 — Equilíbrio sagital do tronco, endireitamento (fig 34*b*).

eixo ósseo dos corpos uma haste flexível e compressível.

Não há mais real movimento articular no eixo dos corpos, das articulações *sacro-ilíacas* à articulação, na cabeça, formada por: *occipital, atlas, áxis*. Das duas articulações, entre cabeça e bacia, depende todo o movimento do tronco.

Embora ambas se situem no eixo posterior, são movidas pelo eixo anterior, na flexão (enrolamento), e pelos músculos do eixo posterior, na extensão (endireitamento).

4º *Elipse tronco* (fig. 32-34)

Vemos então que o plano sagital-axial do tronco se estrutura entre as duas abóbadas, que se prolongam por dois eixos e contornam a cavidade torácico-abdominal. Chamaremos essa forma de elipse axial ou *elipse do tronco*.

O antagonismo que se estabelece entre cabeça e bacia, por intermédio dos dois eixos, garante o equilíbrio sagital do tronco (fig. 35). Assegura o tensionamento do plano de enrolamento. Podemos também observar que, de cada lado, no plano horizontal, os eixos anterior e posterior são unidos pelas costelas, portanto, por duas laterais curvas que unem região anterior e posterior.

Vistas de frente, no plano frontal, essas duas laterais são simétricas. Quando o eixo anterior se encurta, aproximando cabeça e bacia, as duas laterais têm um movimento simétrico. Chamamos a esse conjunto de *movimento de enrolamento* (movimento da elipse somado ao movimento das duas laterais) (fig. 36).

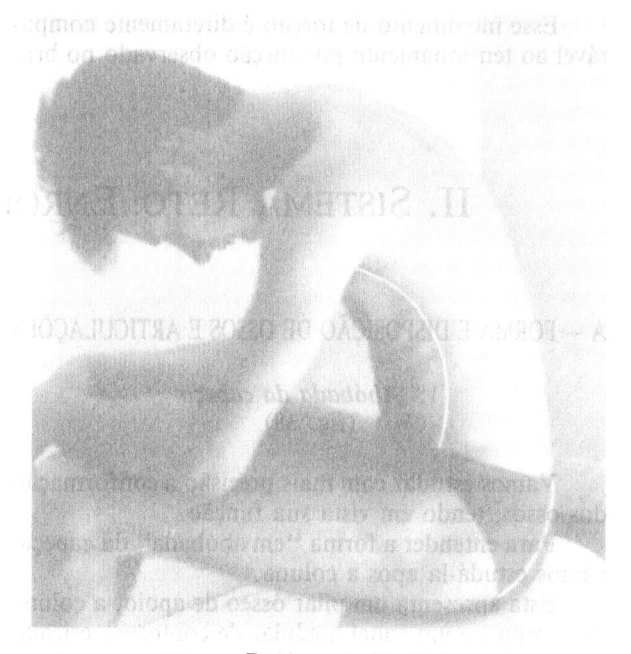

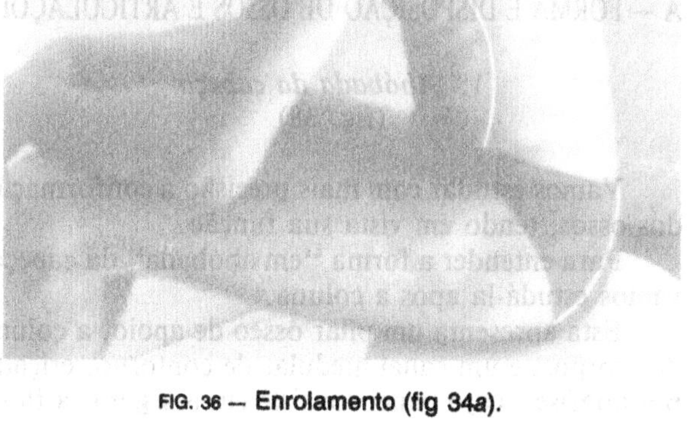

FIG. 36 — Enrolamento (fig 34*a*).

B — TORÇÃO
(fig. 37)

1º *Movimento assimétrico lateralizado*

Quando a cabeça se orienta para a direita e a bacia para a esquerda, acarretam uma *torção da elipse em torno de si mesma*. Na realidade, essa torção é sempre acompanhada de um enrolamento. Cabeça e bacia se aproximam na frente, girando em oposição, uma para a esquerda e outra para a direita; assim, o movimento se dá nas três dimensões do espaço (ver fig. 34e).

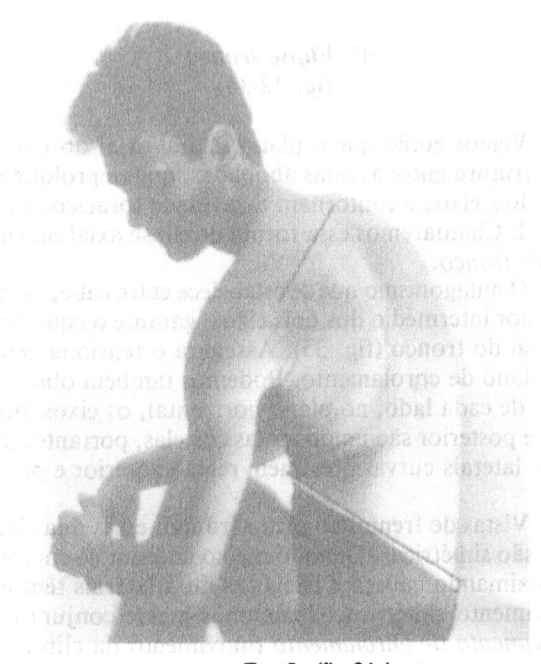

FIG. 37 — Torção (fig 34e).

Esse movimento de torção é diretamente comparável ao tensionamento por torção observado no braço, mas ele é muito mais complexo, é lateralizado: *o eixo que o organiza tem, ele próprio, um movimento: ele se enrola.*

De ambos os lados a organização é simétrica, dispõe duas camadas musculares cruzadas, uma para a flexão, outra para a extensão.

Quando há torção, a camada de flexão de um lado já não trabalha com a camada de extensão do mesmo lado, mas com o lado oposto.

Nos aprofundaremos nesse mecanismo quando estudarmos esse sistema cruzado de torção, mas aqui já podemos ver que o sistema que assegura a torção é lateralizado: um lado assegura a flexão, sendo indissociável do outro, que assegura a extensão.

Essa torção permite comparar o mecanismo do tronco ao dos membros, por meio de cujo movimento se prolonga, sendo oposto à direita e à esquerda, e assegurando a reciprocidade do movimento dos braços e das pernas no caminhar.

Quando o movimento de braços e pernas é simétrico, ele prolonga, de cada lado, o movimento simétrico de enrolamento do tronco.

2º *Tensões*

O movimento de torção tensiona o tronco, entre a cabeça e a bacia, da mesma maneira que tensiona os membros (exemplo: braço). As torções se cruzam à direita e à esquerda. Elas se apóiam no movimento elíptico que lhes serve de eixo, e assim as duas tensões se unem, permitindo que o equilíbrio da organização do tronco seja mantido, qualquer que seja a forma que assuma no espaço. Não podemos analisar a descompressão e a elevação decorrentes (capítulo V) enquanto não estudarmos em detalhe essa organização, mas já podemos abordar esse tema citando as linhas básicas da organização da coordenação: enrolamento e torção.

Volume maleável, deformável, o tronco pode assumir qualquer forma nos percursos associados do enrolamento e da torção.

II. SISTEMA RETO: ENROLAMENTO, ENDIREITAMENTO

A — FORMA E DISPOSIÇÃO DE OSSOS E ARTICULAÇÕES

1º *Abóbada da cabeça*
(fig. 38)

Vamos estudar com mais precisão a conformação dos ossos, tendo em vista sua função.

Para entender a forma "em abóbada" da cabeça, vamos estudá-la após a coluna.

Esta apresenta um pilar ósseo de apoio, a coluna dos corpos, e um canal medular de contorno, eriçado por apófises, cujo papel consiste em assegurar a flexibilidade e a harmonia da curvatura do pilar dos corpos e possibilitar sua orientação em todas as direções do espaço. Sabemos que o volume dos corpos vertebrais e os discos intermediários diminuem à medida que ascendemos ao longo da coluna.

A partir da segunda cervical, há uma modificação na forma e, com a apófise odontóide, o áxis parece ter absorvido o corpo do atlas, para prolongar assim o eixo flexível até a apófise basilar do crânio. Não há mais disco fibroso, o atlas contorna a odontóide e se articula com ela. O áxis se relaciona diretamente com a base do crânio, e o atlas poderia ser considerado uma espécie de menisco, destinado a tornar mais complexa a articulação entre crânio e coluna, isto é, entre occipital e áxis (considerando o áxis como o final da haste flexível que parte do sacro). A espessura do atlas ainda tem a vantagem de proporcionar um braço de alavanca aos movimentos cabeça-áxis.

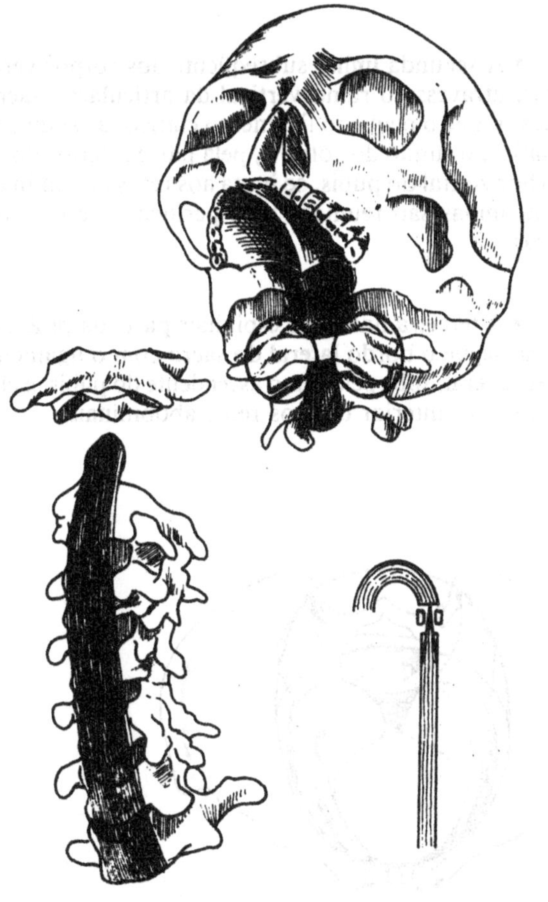

FIG. 38 — A coluna, haste flexível, acaba na odontóide, prolonga-se pela abóbada da cabeça. O movimento da articulação occipital-áxis torna-se complexo pela presença do atlas.

O hemisfério convexo dos côndilos, deslizando em todos os sentidos no hemisfério côncavo do atlas, pode, além disso, bascular e girar horizontalmente sobre o áxis. Graças ao atlas, a dobradiça occipital-áxis pode executar amplos movimentos em todos os sentidos. A amplitude dos movimentos é aumentada pela disposição do occipital, porque este ultrapassa a base do crânio para baixo.

O occipital é, na realidade, um osso de transição entre cabeça e coluna. Já tem as características de osso chato do crânio, mas ainda conserva todas as características vertebrais: o orifício vertebral, cercado de superfícies articulares e, na frente, a apófise basilar que, elevando-se como um corpo vertebral ou outra forma de odontóide, se junta à abóbada esfenoidiana, aumentando para trás a curva e seu alcance.

Eixo dos corpos vertebrais, odontóide, corpo do occipital (apófise basilar), abóbada esfenoidiana: a coluna se curva como uma coronha, continuando a própria forma da medula e do cérebro.

O occipital também assegura a transição lateral e posterior; para lá dos côndilos e para trás, como uma espinhosa, todas as superfícies vertebrais de inserção se hipertrofiam e se unem num único osso, que mantém e envolve os lóbulos occipitais, dando início, assim, atrás, à abóbada craniana.

Todos os ossos do crânio se irradiam em torno do esfenóide, ao qual se articulam (fig. 39).

Quando, na frente, termina a coronha raquiesfenoidiana, tendo já o cérebro recebido sua sólida proteção, a abóbada vai se organizar em um labirinto de arcos, curvas, pilares: no âmbito da face, a complexidade substituirá a solidez.

A nova característica é a imbricação dos músculos e dos ossos, com formas e posições ainda mais complexas do que a saliência vertebral. As imagens musculares, imagens dinâmicas de movimento, penetram nos mais profundos recessos ósseos, onde não há nenhuma articulação a mover. Já há toda uma coordenação nos ossos da face, coordenação sem efeito articular, mas que rege funções essenciais: deglutição, respiração, fala, visão, mímica. Na abóbada esfenoidiana, e antes que possa ser entrevista uma opção mecânica que movimente o corpo, todo um florescer dinâmico, vital, já está incluído na estrutura da elipse. Como o occipital, que inicia atrás a caixa craniana abrindo a abóbada, a face vem fechá-la na frente: por meio de seus músculos ela se une ao osso hióide, onde se forma o eixo anterior que desce até a bacia.

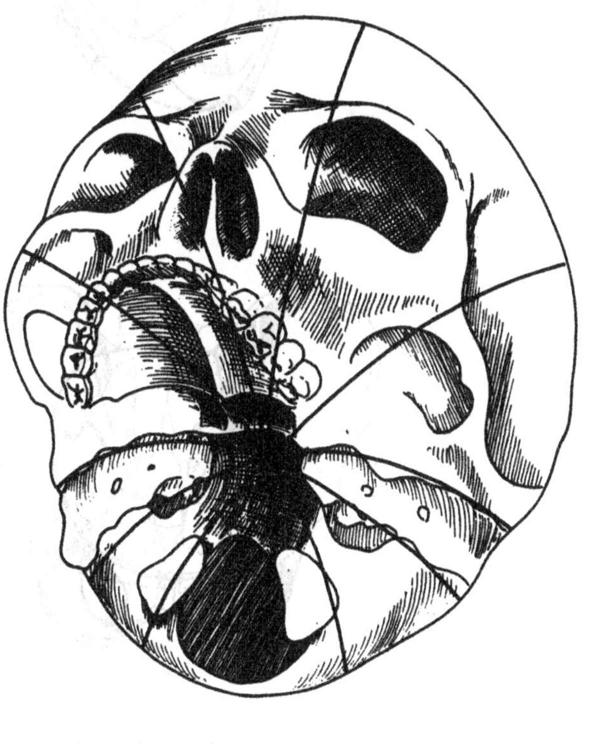

FIG. 39 — Todos os ossos do crânio se articulam ao esfenóide. É nesse ponto que se cruzam as linhas de reforço da cabeça.

2º *Abóbada da bacia*

A abóbada da bacia construiu-se em um meio dinâmico, porque nela se entrecruzam as trações entre pilares anterior e posterior, na relação de enrolamento com a cabeça. Nesta relação, a força da depressão abdominal atua, cruza-se o movimento dinâmico do tronco e as trações dinâmicas do tronco com o membro inferior se harmonizam.

Portanto, a bacia se estruturou entre duas espécies de linhas de forças que unem os dois eixos, anterior e posterior. Umas formam uma curva em abóbada — nós as chamaremos de linhas horizontais —, as outras prolongam lateralmente o tronco, para dar apoio aos membros inferiores — são as linhas verticais. Elas dão volume à abóbada, para fazer dela uma espécie de cúpula. O sacro participa dos dois tipos de linhas.

a) **Linhas de força horizontais** (fig. 40) — Duas linhas unem, exclusivamente, os eixos anterior e posterior.

• A primeira linha é mais horizontal. Inteiramente óssea, ela une a base do sacro ao púbis, por meio do ramo horizontal da articulação sacro-ilíaca e da linha inominada; no púbis, ela se une a duas outras linhas, dando inserção aos retos abdominais. Ela é o elemento estável da bacia: é menos maleável, porém mais móvel que as duas outras, devido às suas articulações.

• A segunda linha, subseqüente aos corpos vertebrais, atravessa o ramo vertical da articulação sacroilíaca, segue o pequeno ligamento ciático, a espinha isquiática, o fundo do cótilo e, pela parte inferior do ramo horizontal do púbis, se junta aos retos abdominais. Essas linhas são reunidas pelo períneo, que as torna ativas.

• A terceira linha dos espinhais parte da pirâmide ilíaca, segue o bordo lateral do sacro com o ligamento sacrotuberal, sobe pelo ramo ascendente do púbis, e chega ao eixo anterior com os retos abdominais.

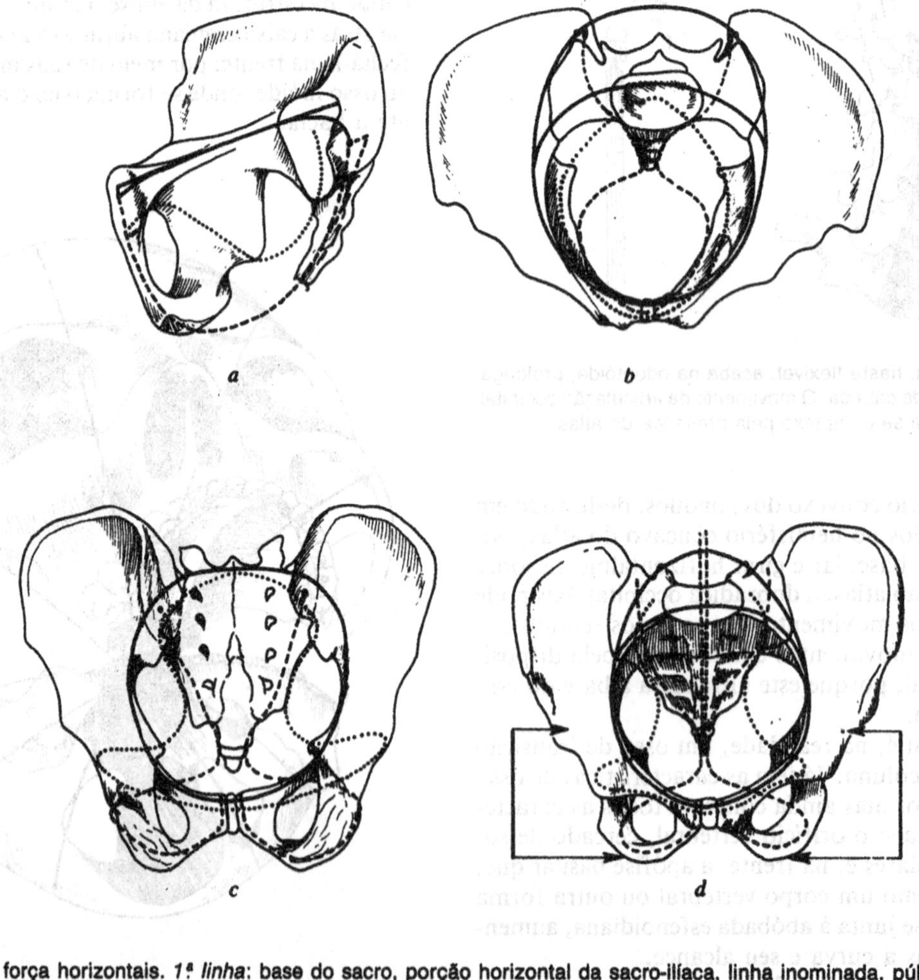

a *b* *c* *d*

FIG. 40 — Linhas de força horizontais. *1ª linha*: base do sacro, porção horizontal da sacro-ilíaca, linha inominada, púbis (______). *2ª linha*: base do sacro, ramo vertical da sacro-ilíaca, ligamento ciático menor, fundo do cótilo, ramo horizontal do púbis. (.........) *3ª linha*: pirâmide ilíaca, bordo lateral do sacro, ligamento ciático maior, ramo ascendente do púbis (__ __ __).

b) **Linhas de força verticais** (fig. 41) — As três linhas horizontais, simétricas à direita e à esquerda, são cortadas por duas linhas verticais que vão da ponta do ísquio e continuam pelo fundo do cótilo até a espinha ântero-inferior. Vistas de perfil, essas linhas são verticais, asseguram o equilíbrio das trações e as forças de pressão nas posições sentada e em pé. Se a pessoa estiver em pé, o cótilo é reforçado, acima, pela espinha ântero-inferior, e se estiver sentada, sua estática não é modificada em nenhum ponto: a posição da bacia não muda, pois a ponta do ísquio está abaixo do cótilo.

Quando olhamos a bacia de frente, o eixo médio do sacro também é vertical, formando a terceira linha. Essas três linhas se aproximam e se imbricam com as precedentes, as quais reúnem e consolidam, formando

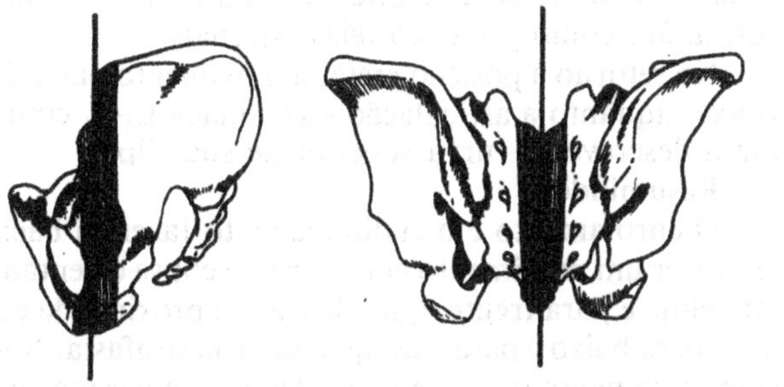

FIG. 41 — Linhas verticais laterais: ísquio, cótilo, espinha ântero-inferior; linha vertical mediana: corpos vertebrais sacrais.

a abóbada da bacia. São acionadas ao mesmo tempo que as primeiras, pelo trabalho comum do períneo, que veremos mais adiante.

B — MOVIMENTO OBSERVADO NOS OSSOS E ARTICULAÇÕES

Os centros articulares de movimento da elipse do tronco estão na cabeça e na bacia. São as articulações "occipital-áxis" e "sacro-ilíacas-L_5-S_1".

Essas articulações têm movimento próprio: a flexão-extensão, ou movimento do "sim", na cabeça, e, na bacia, nutação e contranutação; o movimento coordenado faz desses dois movimentos o ponto de partida do enrolamento do tronco. Quando cabeça e bacia se aproximam, o enrolamento tem como motor a ação do eixo anterior em flexão; quando elas se afastam para voltar à posição ereta, são os músculos raquidianos que funcionam como motor.

Chamamos de sistema reto a mecânica de enrolamento e endireitamento da elipse tronco, por causa da verticalidade do homem e do paralelismo entre os dois eixos.

1º *Elipse cabeça: o movimento da cabeça se propaga até D.6* (fig. 42 e 46)

No enrolamento, a cabeça bascula para a frente, na interseção occipital-áxis, mas como as trações muscu-

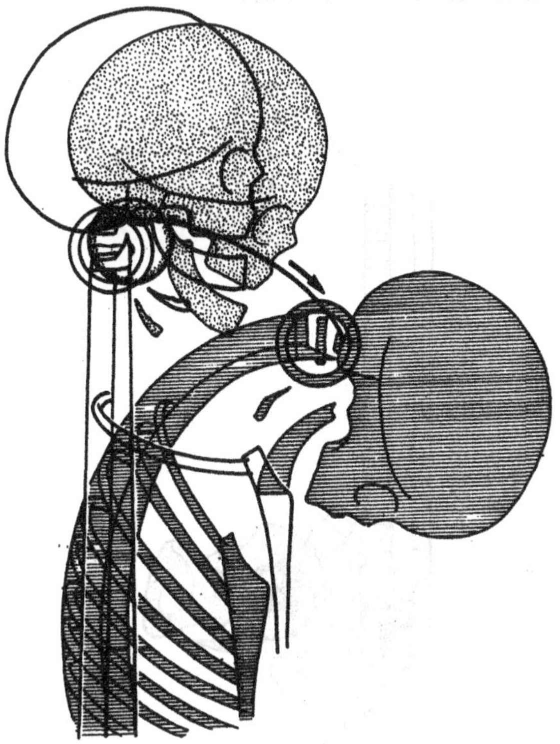

FIG. 42 — Elipse cabeça: enrolamento.
A cabeça bascula na sua articulação, como no "sim". Esse movimento se propaga pela coluna, que se encurva. O movimento descreve a curva superior de uma elipse.

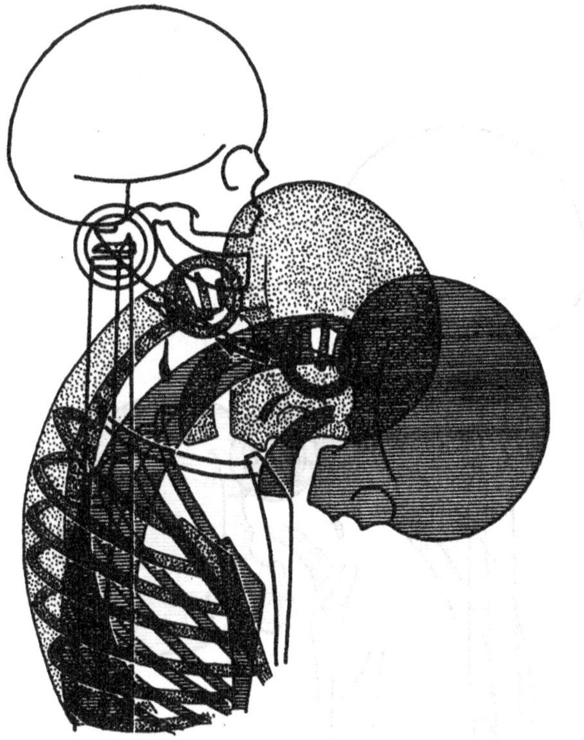

FIG. 43 — Elipse cabeça: endireitamento.
Para voltar ao endireitamento, o movimento segue a curva inferior da elipse, pois começa no tórax e, partindo de baixo, as vértebras se alinharão progressivamente. Finalmente, a cabeça se repõe na horizontal.

lares desse movimento se centram no osso hióide, no eixo anterior (ver adiante), a cabeça, ao mesmo tempo em que bascula para a frente, é levada na direção do esterno. A articulação occipital-áxis se desloca para a frente no espaço, e o movimento se propaga, sucessivamente, do áxis, através de todas as vértebras cervicais, até a sexta dorsal. No percurso, as primeiras costelas, empurradas para trás, se colocam obliquamente, o tórax se alarga, enquanto o esterno desliza em direção à bacia.

No *endireitamento* (fig. 44 e 45), o movimento não começa na cabeça, mas no tórax, apoiando-se nas últimas costelas. As primeiras se erguem sucessivamente em direção da horizontal, enquanto, ao mesmo tempo, as vértebras se alinham progressivamente. Dessa forma, a sétima cervical retoma seu lugar antes da primeira, e é no fim desse processo que a cabeça se realinha e o olhar volta à horizontal.

Assim sendo, ao se deslocar no espaço, a cabeça descreve um movimento em forma de elipse.

Para observar esse movimento, vamos ao âmbito de sua articulação occipital-áxis. No enrolamento, ele segue a curva superior da elipse, inclinada para baixo e para a frente, e no retorno ele percorre a curva inferior.

Resumindo (fig. 46): o enrolamento e o endireitamento fazem a cabeça descrever um movimento em forma de elipse orientada para baixo e para a frente, quando ela se aproxima da bacia; para cima e para trás quando dela se afasta.

2º Elipse bacia: o movimento da bacia se propaga até D.6 (fig. 45, 48 e 49)

Observamos movimento similar na articulação sacro-ilíaca L_5-S_1 da bacia. Quando a bacia se enrola na direção da cabeça, o movimento segue o bordo inferior de uma elipse orientada para a frente e para cima. É uma contranutação que se difunde pela coluna lombar e dorsal até D.6. Ao passar por D.12, esse movimento leva para trás as últimas costelas, que se alargam. Ele se reúne ao movimento proveniente da cabeça, que abre as primeiras costelas e, desse modo, o tórax se alarga, e o esterno e a bacia se aproximam, na direção do umbigo. Como vemos, esse movimento prolonga, no tórax, o movimento da cabeça. O movimento das últimas costelas é orientado para baixo e para trás, assim como o das costelas esternais.

No retorno à posição ereta, o movimento parte do tórax, enquanto a articulação sacro-ilíaca L_5-S_1 continua a descrever a curva superior de sua elipse.

Resumindo:

O enrolamento e o endireitamento fazem a bacia descrever um movimento em forma de elipse orientada para cima e para frente, quando ela se aproxima da cabeça; para baixo e para trás, quando dela se afasta. Não é um movimento de vaivém que descreve a mesma curva na ida e na volta, em cujas extremidades acontece uma parada e uma nova partida, mas é um movimento contínuo circular, cujo tempo forte é o enrolamento, e o endireitamento, o retorno.

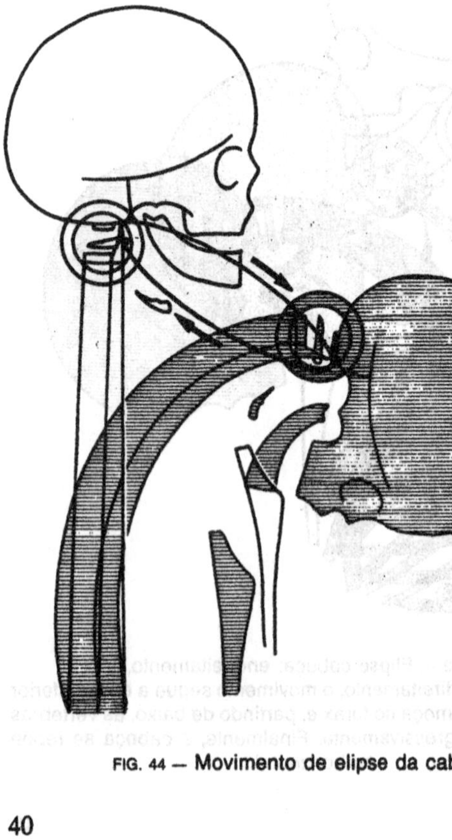

FIG. 44 — Movimento de elipse da cabeça.

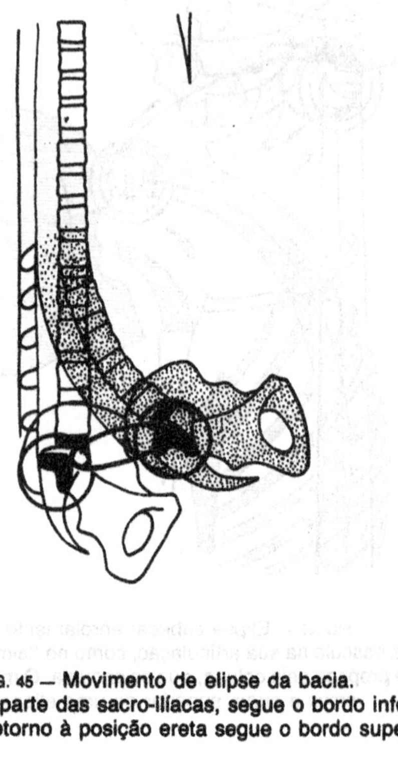

FIG. 45 — Movimento de elipse da bacia.
O movimento parte das sacro-ilíacas, segue o bordo inferior da elipse. O retorno à posição ereta segue o bordo superior.

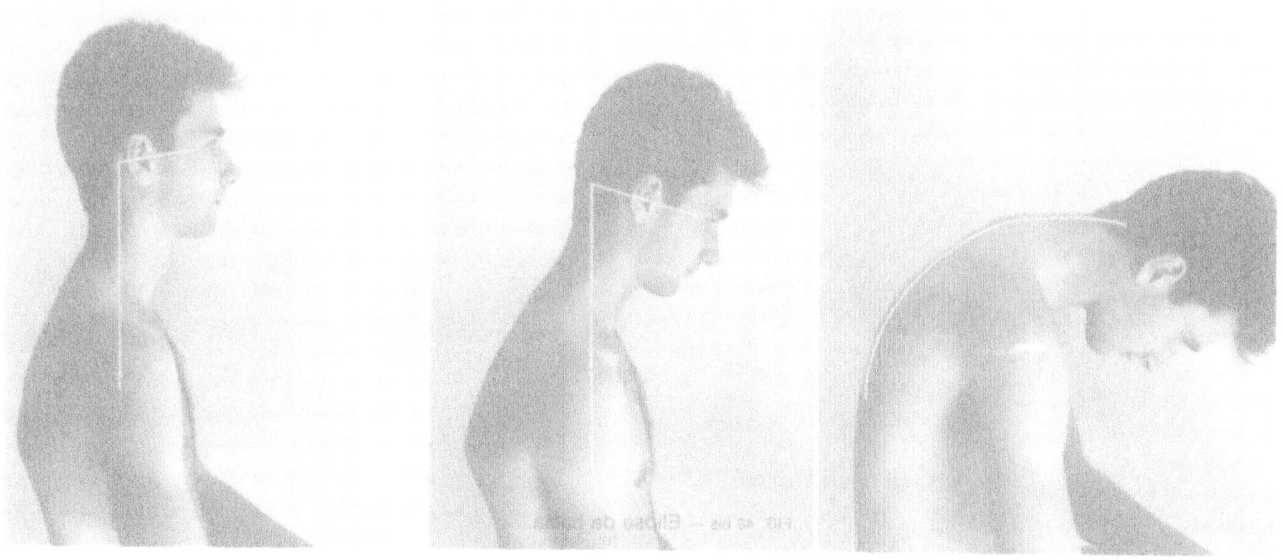

FIG. 46 — Elipse cabeça: enrolamento.

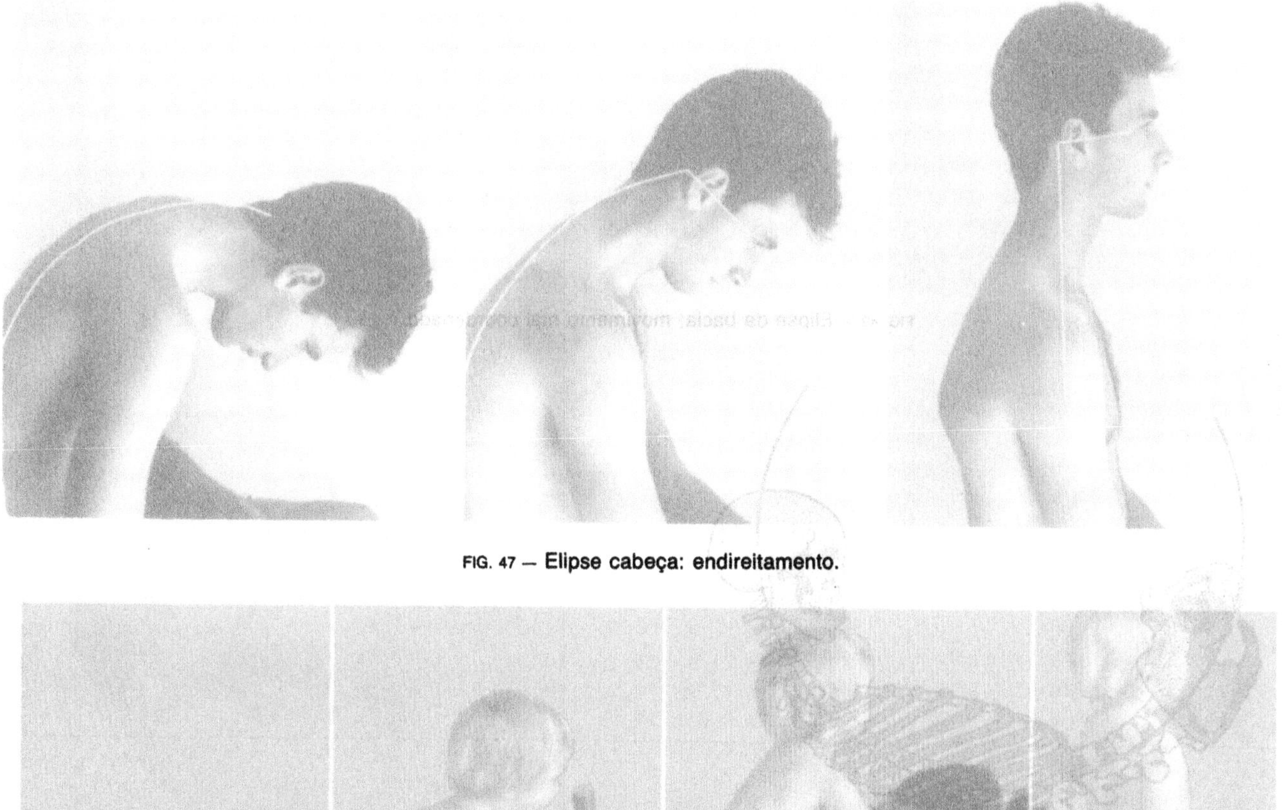

FIG. 47 — Elipse cabeça: endireitamento.

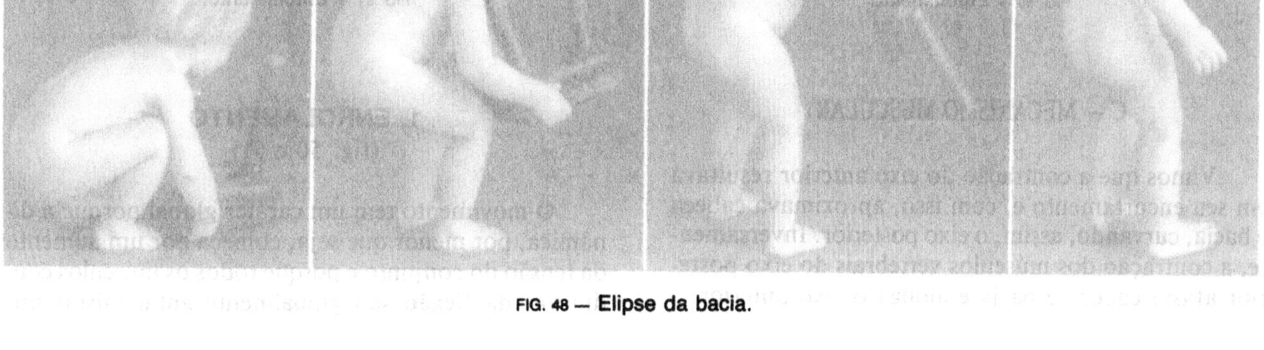

FIG. 48 — Elipse da bacia.

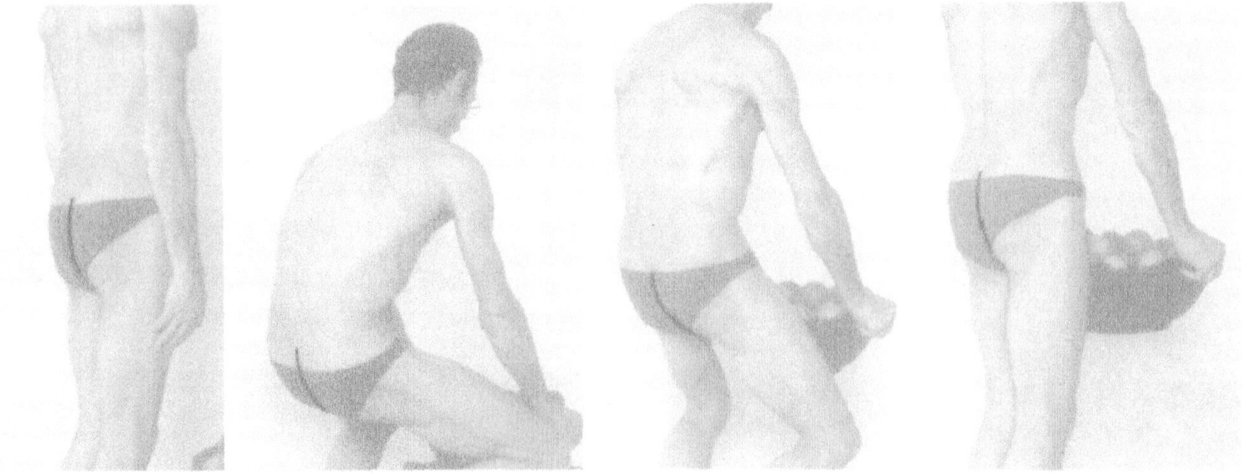

FIG. 48 bis — Elipse da bacia.

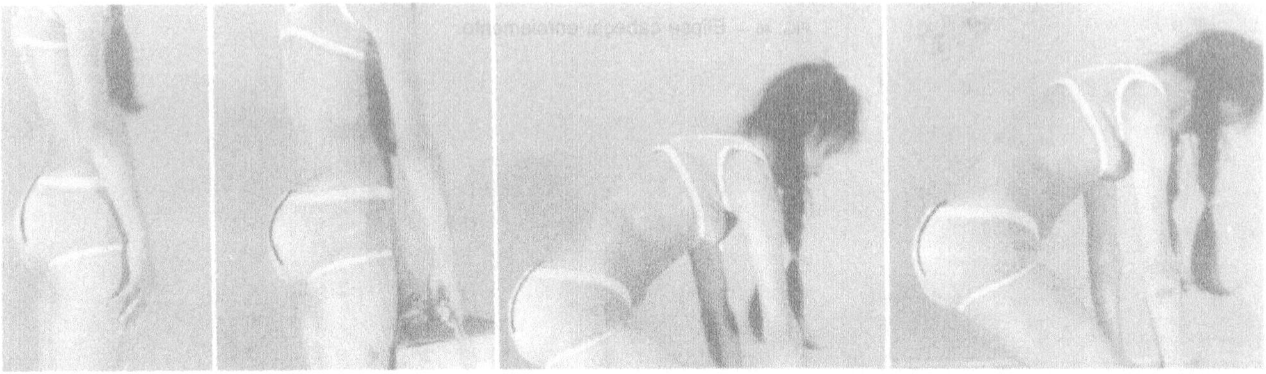

FIG. 49 — Elipse da bacia; movimento mal coordenado.

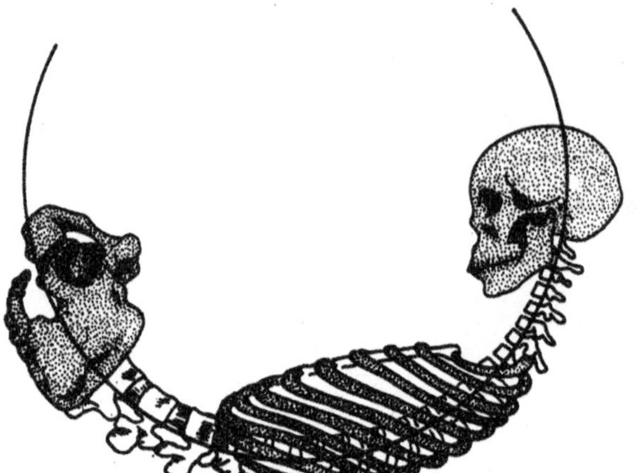

FIG. 50 — Enrolamento

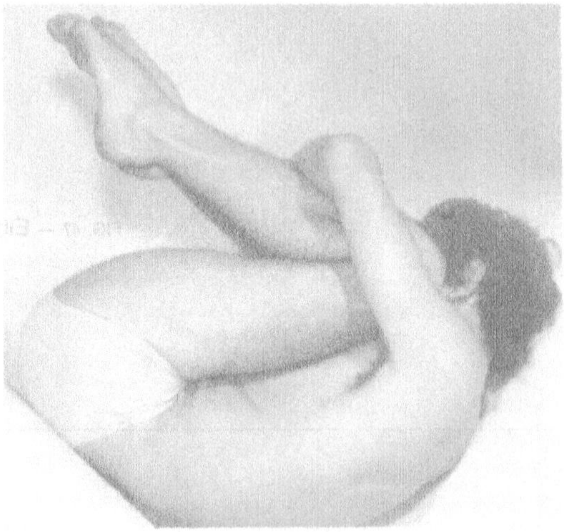

FIG. 51 — Enrolamento.

C — MECANISMO MUSCULAR

Vimos que a contração do eixo anterior resultava em seu encurtamento e, com isso, aproximava cabeça e bacia, curvando, assim, o eixo posterior. Inversamente, a contração dos músculos vertebrais do eixo posterior afasta cabeça e bacia e alonga o eixo anterior.

1. ENROLAMENTO
(fig. 50 e 51)

O movimento tem um caráter global porque a dinâmica, por menor que seja, começa por um aumento da tensão do conjunto e porque todos os músculos condutores da flexão são globalmente antagonistas dos músculos condutores da extensão. Mas como a coordenação é complexa, a ação global resulta de uma soma de ações localizadas. Dessa forma, um trabalho preciso no âmbito do eixo anterior tem uma ação precisa no eixo posterior. Assim, o movimento da articulação da cabeça é organizado a partir do osso hióide. As trações atuantes na articulação da bacia resultam do trabalho do períneo.

Cabeça

Movimento da cabeça

Vimos que o enrolamento começava pelo movimento do occipital-áxis. Os músculos correspondentes são todos os músculos situados acima do hióide; portanto, todos os músculos da face, da mastigação, da deglutição e músculos pré-vertebrais localizados mais acima, os sub-hióideos têm, neste caso, como única função, fixar o osso hióide. Eles têm como antagonistas os quatro músculos cruzados extensores das duas primeiras vértebras cervicais: retos e oblíquos da cabeça. Nota-se a importância da organização da flexão em relação à extensão.

Quando o movimento occipital-áxis se difunde pelas vértebras cervicais e dorsais, os sub-hióideos e os pré-vertebrais inferiores se contraem.

É esse mecanismo de enrolamento na cabeça que estudaremos com mais precisão; primeiro, o movimento dos músculos localizados acima do osso hióide; depois o movimento do conjunto dos hióideos.

Coordenação dos Músculos Localizados acima do Osso Hióide

A organização muscular dessa região é a mais complexa de todo o corpo. Todos os músculos são flexores.

Aí encontramos uma nova forma de movimento, que não é regulada por uma relação flexores-extensores, mas pela intensidade relativa da contração dos flexores entre si.

Os músculos condutores do movimento são organizados em cinco linhas verticais:

1. *A faringe;*
2. *A língua*
3. *Os mastigadores;*
4. *O rosto;*
5. *Os pré-vertebrais.*

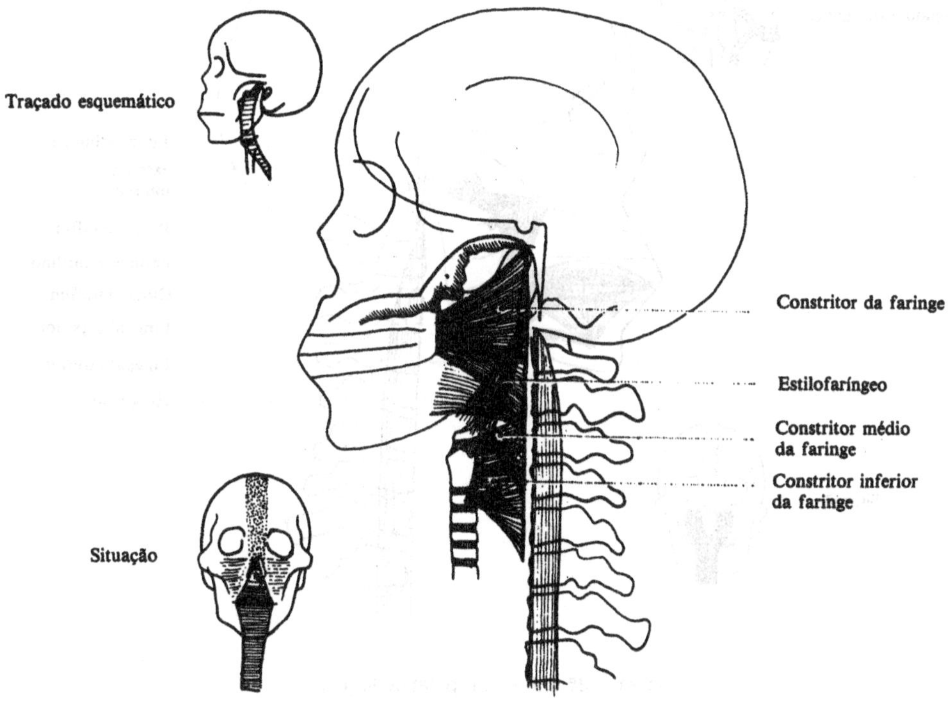

FIG. 52 — 1ª linha: a faringe.

Essas cinco linhas musculares verticais são extremamente imbricadas umas nas outras, e certos músculos transversais participam de várias linhas e as coordenam entre si. Embora sua ação seja global (a deglutição, por exemplo, leva à contração de todos os músculos das cinco linhas), é possível distinguir, em cada uma delas, um movimento específico. Freqüentemente, uma das linhas assegura um movimento, e uma outra assegura o retorno desse movimento; assim, abrir a boca é, inicialmente, um movimento da face, ao passo que fechá-la começa nos mastigadores. De qualquer forma, cada linha participa do movimento das demais. A tentativa de classificação que aqui propomos tem apenas o objetivo de estabelecer alguns critérios de observação e a possibilidade de uma ação reeducativa.

a) **Faringe** (fig. 52) — Ela constitui o plano mais profundo e o mais central.

Inseridos no ápice da abóbada esfenoidiana, os músculos se organizam em forma de tubo até a laringe.

— Em cima, o constritor superior da faringe estende sua ação até os lábios, por meio do bucinador e, até a língua, pelo glossofaríngeo.

— Seguem-se os constritores médios e inferiores.

b) **Véu palatino — língua** (fig. 53) — Sempre no centro da cabeça, mas à frente da faringe, a segunda linha é formada pelo véu palatino e pela língua.

Para abrir: o pterigóide lateral dá início ao movimento, que é retomado pelo milo-hióideo, gênio-hióideo, digástrico, estando o osso hióide fixado pelos três outros grupos, que vão à mastóide-estilóide, ao esterno e à escápula.

Parece que os pterigóides, ao participar dos dois movimentos, podem assegurar sua continuidade.

d) **Rosto** (fig. 55) — A quarta linha é formada pelos músculos da face. Seu trabalho global será o de se opor aos orbiculares e participar de seu complexo movimento.

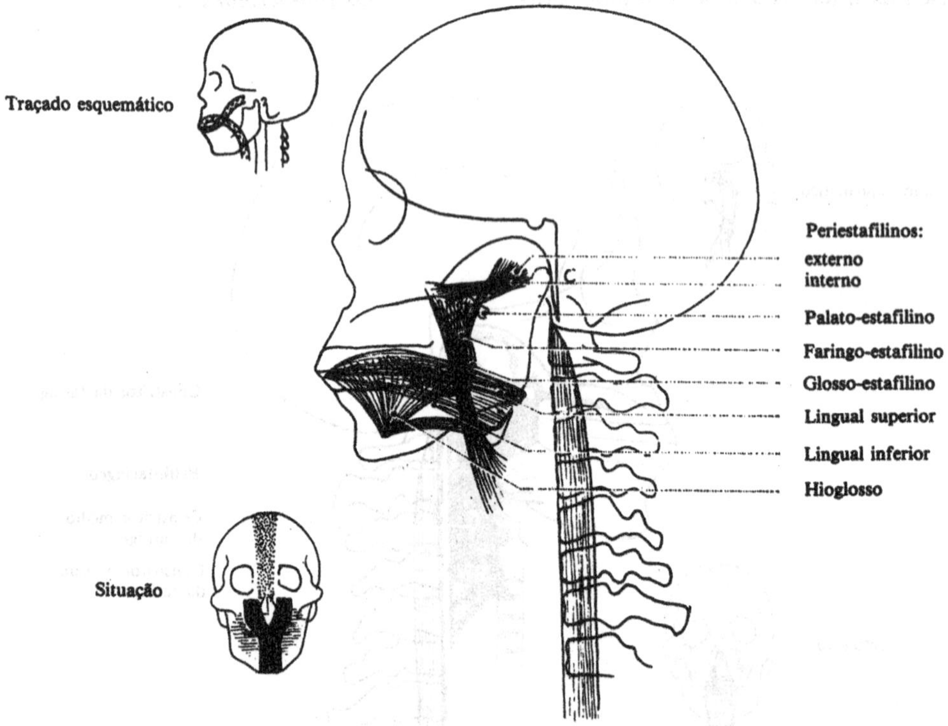

FIG. 53 — 2ª linha: véu palatino-língua

— Os dois periestafilinos e palato-estafilinos se prolongam: pelo faringo-estafilino, que na laringe se reúne à primeira linha; e pelo palatoglosso, que articula o véu palatino e a língua.

— Os músculos da língua partem do osso hióide para se organizar em torno da cartilagem central. Estão unidos: ao palato, como acabamos de ver; à primeira linha, pela estreita relação entre osso hióide e laringe; e à terceira linha, a dos mastigadores, por sua inserção no maxilar inferior com o genioglosso.

c) **Mastigadores** (fig. 54) — A terceira linha mobiliza o maxilar inferior. Situa-se no mesmo plano que a segunda, mas de ambos os lados. Abre e fecha a boca, assegura a mastigação.

Para fechar: o temporal, os três masseteres, o pterigóide medial.

Há dois pontos importantes para a coordenação: a boca e a base do nariz.

Junto com a faringe, a boca participa da deglutição (1ª linha), assegura a mastigação (2ª e 3ª linhas) e a fala, junto com o rosto (4ª linha).

É particularmente a partir do lábio superior que o movimento se organiza. É ele que faz a junção entre boca e nariz. O orbicular da boca organiza todos os músculos que chegam até ele.

Na coordenação, é pelo trabalho do lábio superior que começa o movimento do "sim", ponto de partida da flexão do tronco.

Esse movimento age sobre os extensores das duas primeiras cervicais.

A boca assegura, simultaneamente, o movimento livre das primeiras cervicais na flexão e na respiração nasal superior. Nós observamos a relação desses dois

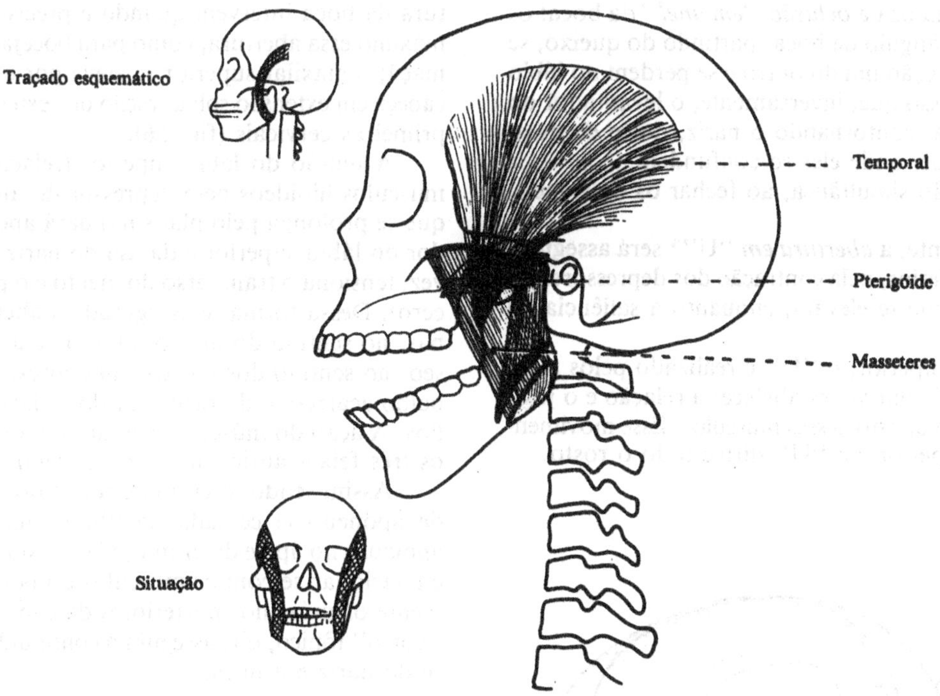

FIG. 54 — 3ª linha: mastigadores

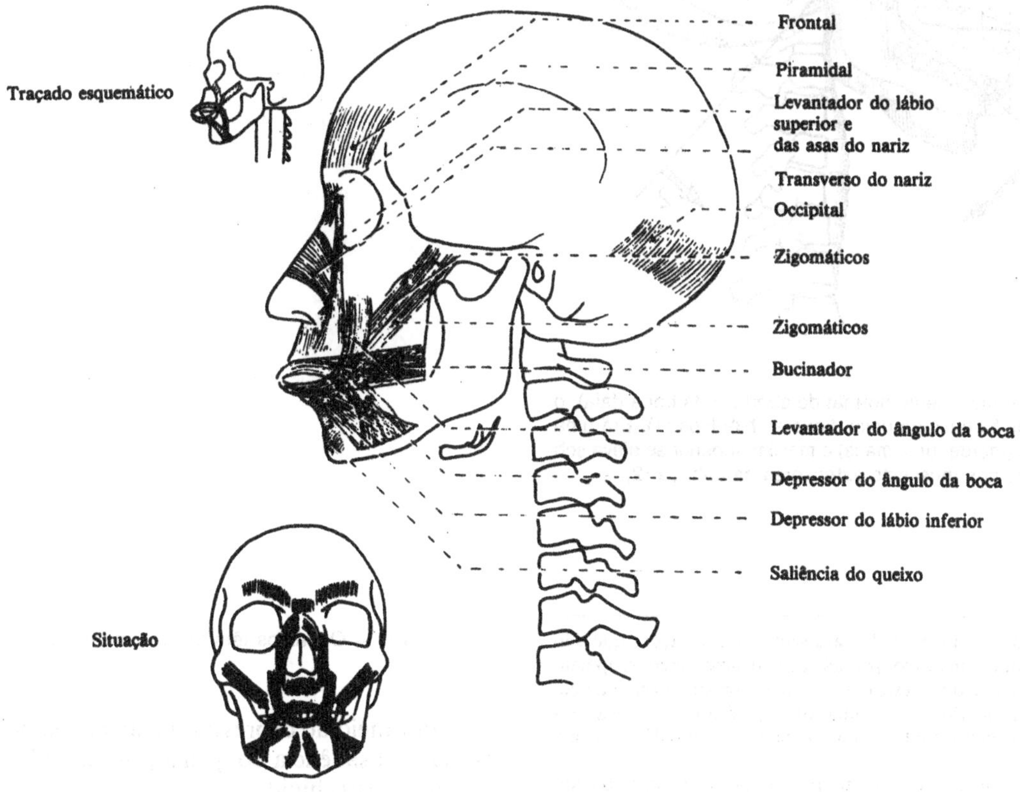

FIG. 55 — 4ª linha: rosto.
A boca se fecha por movimento "em anel". Abre-se pelo movimento de "U"; a articulação da linguagem é uma modulação entre os dois.

pontos com a respiração diafragmática. Em torno do orbicular se organiza a *oclusão "em anel"* da boca: os depressores do ângulo da boca, partindo do queixo, se orientam na direção um do outro e se perdem no lábio superior, ao passo que, inversamente, o levantador do ângulo da boca, contornando o nariz, desce de novo ao lábio inferior, onde eles se confundem.

A contração simultânea, ao fechar os dois anéis, fecha a boca.

Inversamente, a *abertura em* "U"* será assegurada, no lábio inferior, pela contração dos depressores do lábio inferior que se elevam, enquanto a saliência do queixo desce.

No lábio superior, o "U" é realizado pelos zigomáticos. O orbicular vai estabelecer a relação e o jogo entre o trabalho oposto desses músculos. Esse movimento do lábio superior em "U" dirige todo o rosto.

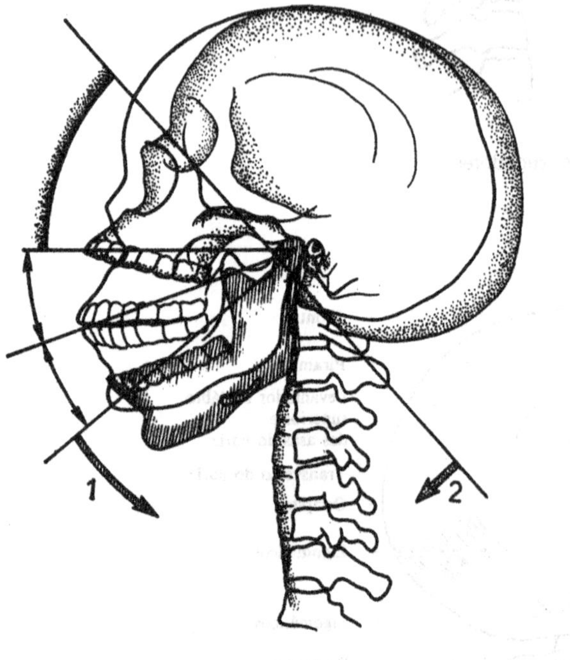

FIG. 56 — Em um movimento normal de abertura da boca (fala), o maxilar inferior é abaixado pelos flexores hióideos (1). Em uma abertura maior (morder uma maçã) o maxilar superior se eleva sob a tração dos músculos extensores da cabeça (2).

* Movimento da boca em "U". Para sentir as contrações que dão essa forma, colocar o indicador paralelo e sob o lábio superior, apoiando o lábio sobre o dedo — este deve se opor à pressão exercida pelo lábio. Então, sorrir. Deve haver uma forte oposição. Sente-se a contração do lábio superior e músculos zigomáticos, que dão a forma em "U".

Fazer o mesmo com o lábio inferior: a oposição contra o dedo ocorre de baixo para cima.

Pode-se também pressionar um lábio contra o outro.

Essa forma em "U" corresponde à vogal "u" francesa e ao "ü" alemão.

Observemos também que uma outra forma de abertura da boca intervém quando é preciso aumentar ao máximo essa abertura, como para bocejar, morder uma maçã; o maxilar superior se eleva por uma báscula da cabeça em extensão sob a tração dos extensores das duas primeiras cervicais (fig. 56).

A tensão do lábio superior (relacionada com os músculos hióideos pelo depressor do ângulo da boca, que se prolonga pelo platisma) dará apoio ao levantador do lábio superior e da asa do nariz. Este, por sua vez, tensiona o transverso do mento e o piramidal (prócero). Dessa forma, é assegurada a abertura das narinas, no sentido do meato inferior, e a do orifício ósseo, no sentido dos meatos superiores. Todo esse trabalho acarreta o do orbicular dos olhos e dos supercílios. A ação do músculo frontal é então repartida com os três feixes auriculares e o occipital.

Assim sendo, o crânio é revestido de uma espécie de aponeurose cercada de fibras musculares: estas, apoiadas no ápice do crânio, vão tensionar o contorno e relacionar-se com os músculos do pescoço, especialmente os músculos posteriores da cabeça; é como um "gorro" tônico, que assegura a continuidade entre a base do nariz e a nuca.

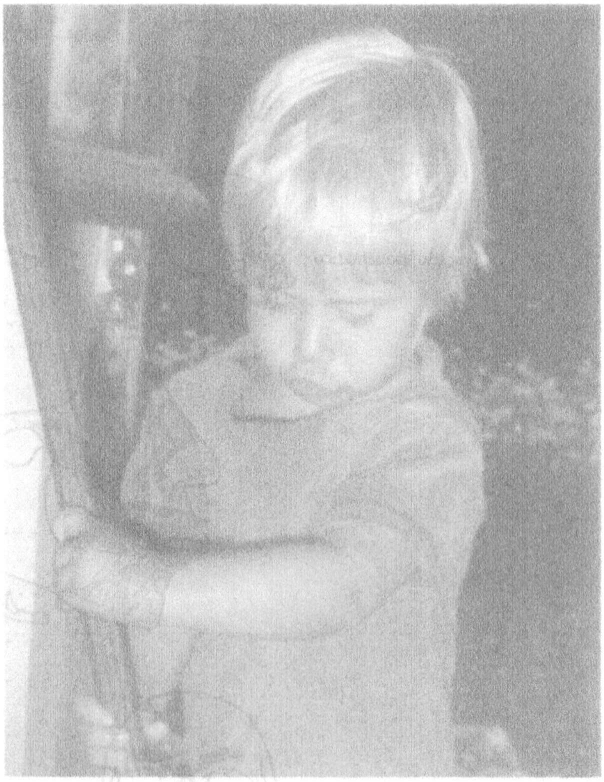

FIG. 57 — Os lábios têm um volume móvel e tônico.

Por meio do depressor do ângulo da boca, do platisma e da saliência do queixo, os músculos da face se unem ao osso hióide.

Também sabemos que o bucinador se perde no orbicular, unindo o rosto à primeira linha de coordenação (fig. 57, 58, 59, 60).

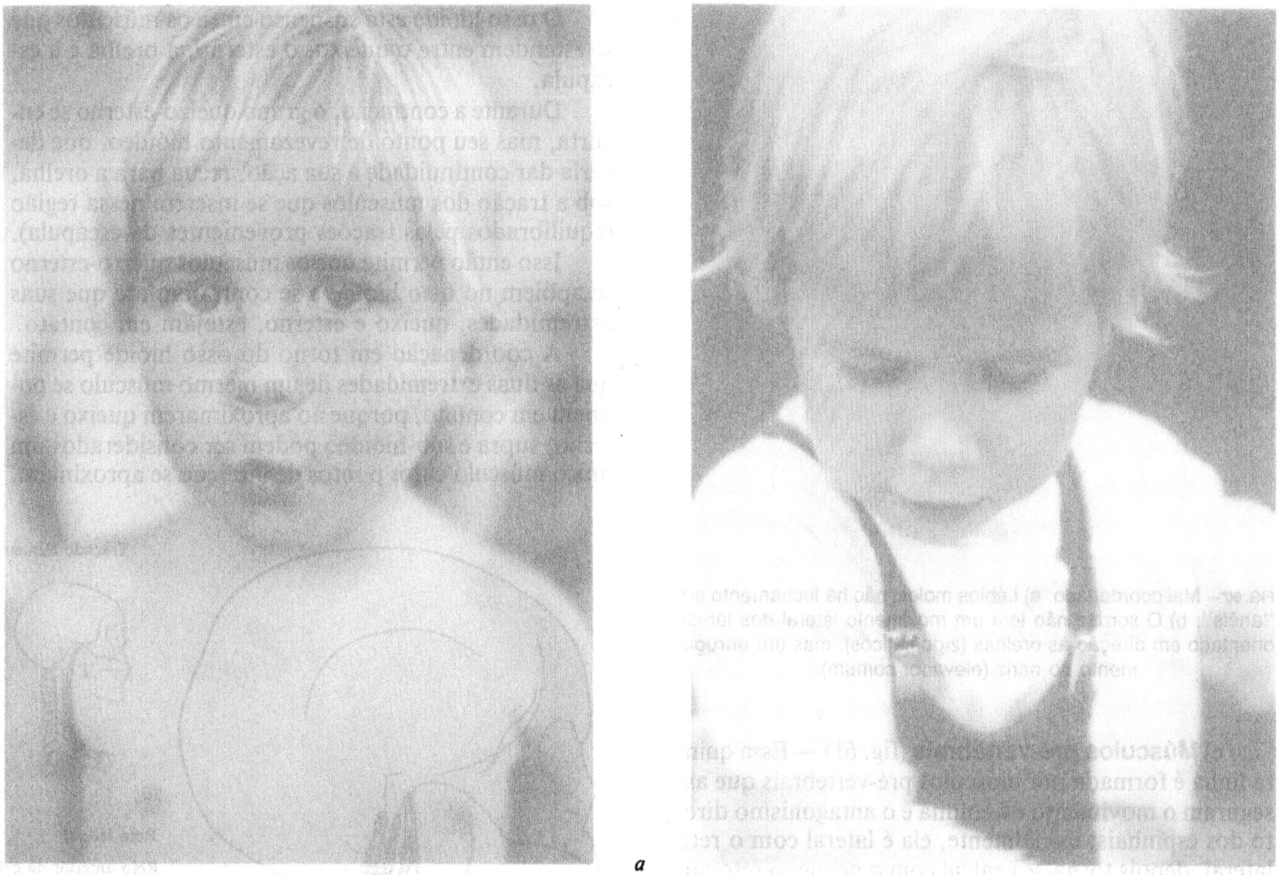

a

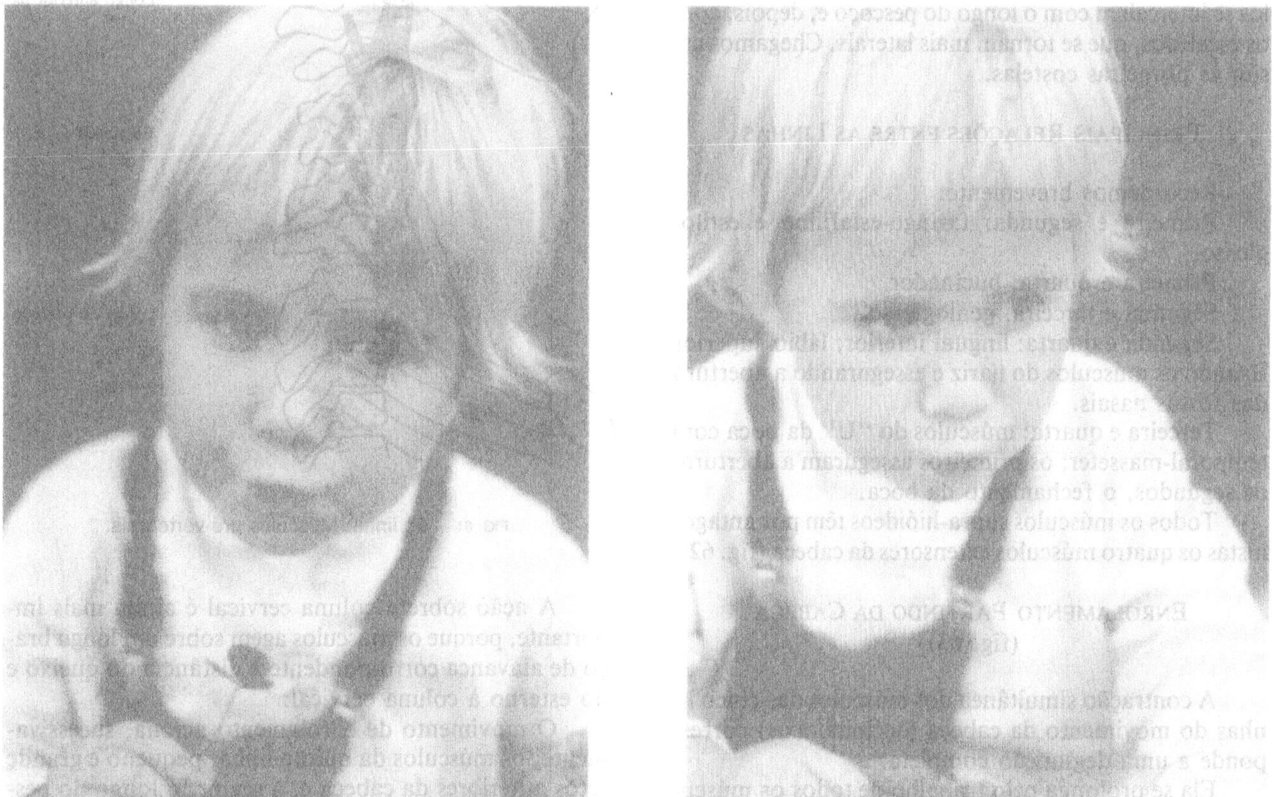

b

FIG. 58 e 59 – a) Os lábios se fecham em anel "Ô"; b) Os lábios se abrem em "U".

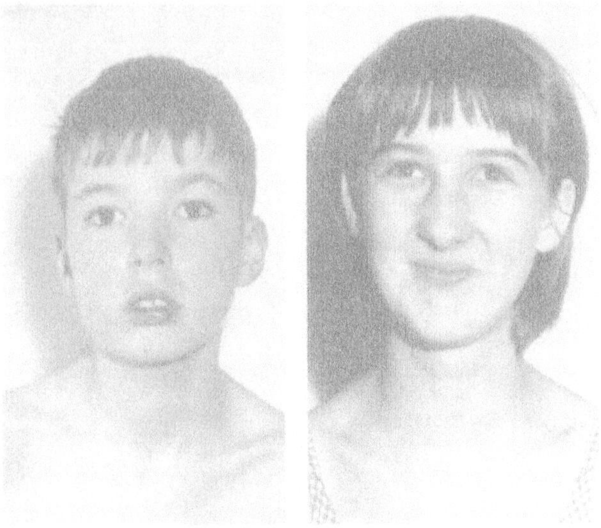

FIG. 60 — Mal coordenado. a) Lábios moles, não há fechamento em "anéis"; b) O sorriso não tem um movimento lateral dos lábios orientado em direção às orelhas (zigomáticos), mas um enrugamento do nariz (elevador comum).

e) **Músculos pré-vertebrais** (fig. 61) — Essa quinta linha é formada por músculos pré-vertebrais que asseguram o movimento da coluna e o antagonismo direto dos espinhais; inicialmente, ela é lateral com o reto lateral, depois torna-se central com o pequeno reto anterior e o longo reto anterior da cabeça. Esses músculos se intercalam com o longo do pescoço e, depois, com os escalenos, que se tornam mais laterais. Chegamos assim às primeiras costelas.

Principais Relações entre as Linhas

Recordemos brevemente:

Primeira e segunda: faringo-estafilino e estiloglosso.

Primeira e quarta: bucinador.

Segunda e terceira: genioglosso.

Segunda e quarta: lingual inferior; lábio superior fixando os músculos do nariz e assegurando a abertura das fossas nasais.

Terceira e quarta: músculos do "U" da boca com temporal-masseter; os primeiros asseguram a abertura; os segundos, o fechamento da boca.

Todos os músculos supra-hióideos têm por antagonistas os quatro músculos extensores da cabeça (fig. 62).

Enrolamento Partindo da Cabeça (fig. 63)

A contração simultânea dos músculos das cinco linhas do movimento da cabeça (occipital-áxis) corresponde a uma deglutição completa.

Ela se prolonga pelo trabalho de todos os músculos sub-hióideos para acarretar o enrolamento da coluna cervical e dorsal e levar o queixo ao contato com o esterno.

O osso hióide está suspenso entre os músculos que se estendem entre o queixo, o esterno, a orelha e a escápula.

Durante a contração, o grupo queixo-esterno se encurta, mas seu ponto de revezamento hióideo, que deveria dar continuidade à sua ação, recua para a orelha, sob a tração dos músculos que se inserem nessa região (equilibrados pelas trações provenientes da escápula).

Isso então permite que os músculos queixo-esterno se apóiem no osso hióide e se contraiam até que suas extremidades, queixo e esterno, estejam em contato.

A coordenação em torno do osso hióide permite que as duas extremidades de um mesmo músculo se ponham em contato, porque ao aproximarem queixo e esterno, supra e sub-hióideo podem ser considerados um único músculo cujos pontos de inserção se aproximam.

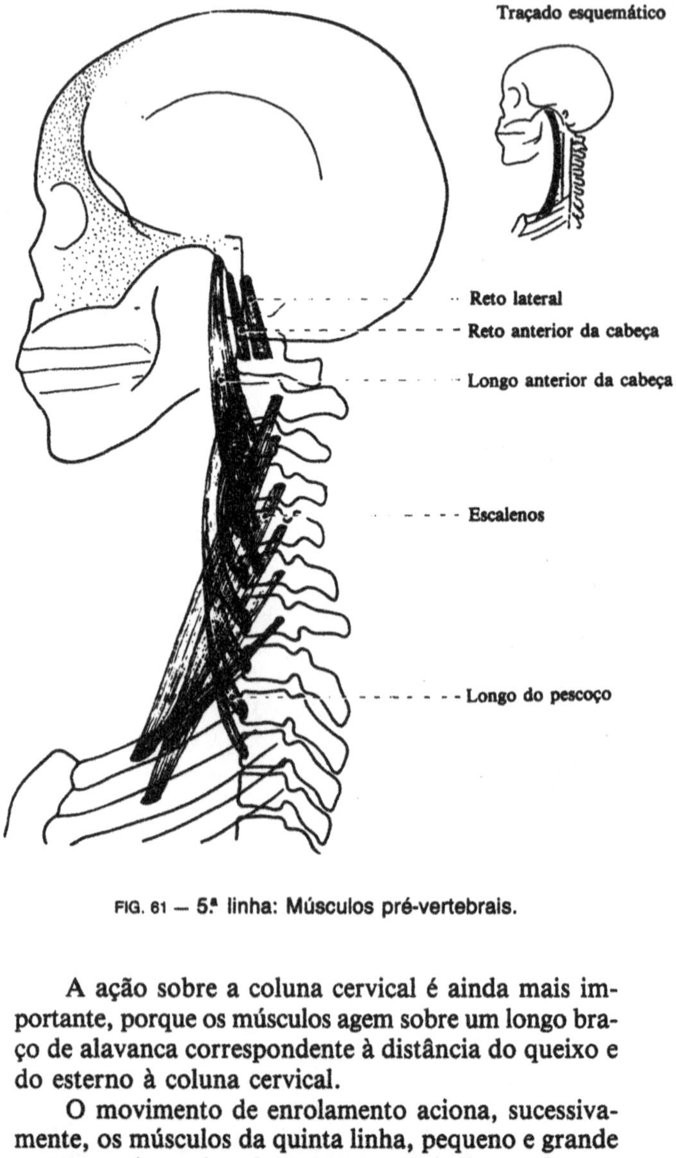

FIG. 61 — 5.ª linha: Músculos pré-vertebrais.

A ação sobre a coluna cervical é ainda mais importante, porque os músculos agem sobre um longo braço de alavanca correspondente à distância do queixo e do esterno à coluna cervical.

O movimento de enrolamento aciona, sucessivamente, os músculos da quinta linha, pequeno e grande retos anteriores da cabeça e, a seguir, o longo do pescoço.

O movimento de flexão da cabeça e de enrolamento da coluna cervical junta-se ao trabalho dos esterno-

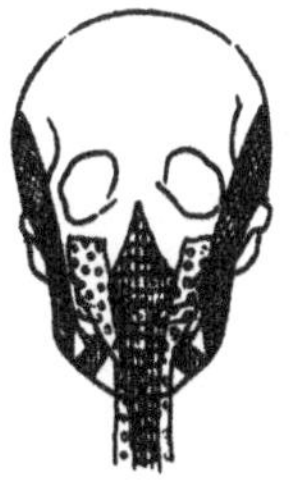

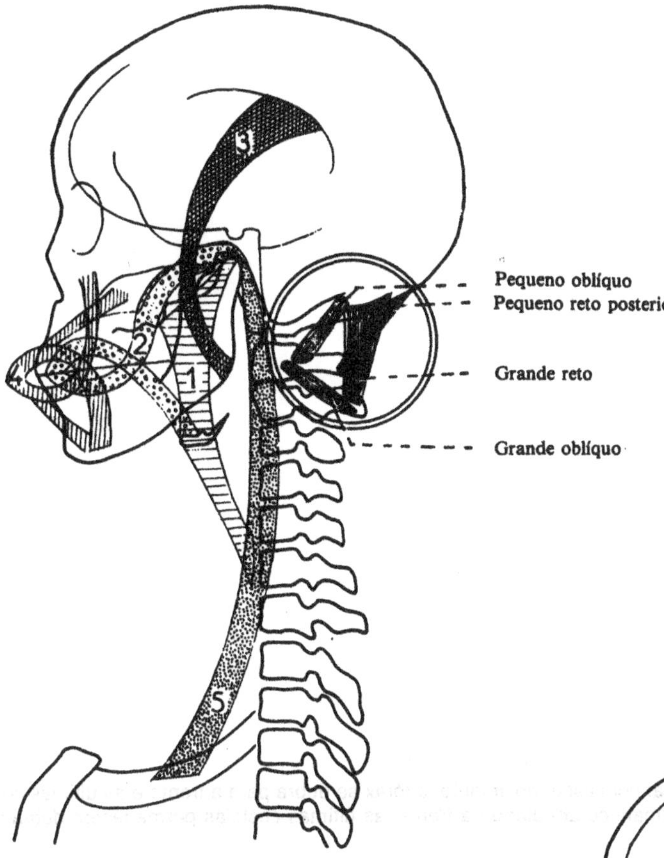

FIG. 62 — Todos os músculos da cabeça (traçado esquemático) agindo sobre a articulação cabeça-coluna têm como antagonistas diretos os quatro extensores da cabeça.

cleidomastóideos, mas, para que estes possam desempenhar corretamente esse papel de flexão, é preciso que os supra-hióideos atuem na flexão occipital-áxis e que os músculos da quinta linha vertebral coloquem cada vértebra em enrolamento, caso contrário os escalenos e os esternocleidos lordosam em extensão a coluna cervical, em vez de enrolá-la em flexão.

O trabalho do longo do pescoço inicia o dos escalenos. Estes, inseridos na parte anterior das duas primeiras costelas, empurram-nas para trás, enquanto a curva raquidiana leva-as, obliquamente, para cima. Sua extremidade costal esternal, seguindo o movimento do esterno, aproxima-se da coluna dorsal.

Simultaneamente, o esterno é puxado para baixo pelos retos do abdômen, pois todo o eixo anterior é tensionado, seja qual for o ponto no qual o movimento se desenvolva.

O movimento das duas primeiras costelas, somado ao do esterno, acarreta o movimento de todo o tórax. De fato, os intercostais profundos, envolvidos no movimento das primeiras costelas, agem até as últimas, embora apenas as costelas esternais sejam movidas pelo enrolamento da cabeça, mas a solidariedade do movimento do tórax faz com que as cartilagens costais se tensionem; a terceira costela se abre, então, lateralmen-

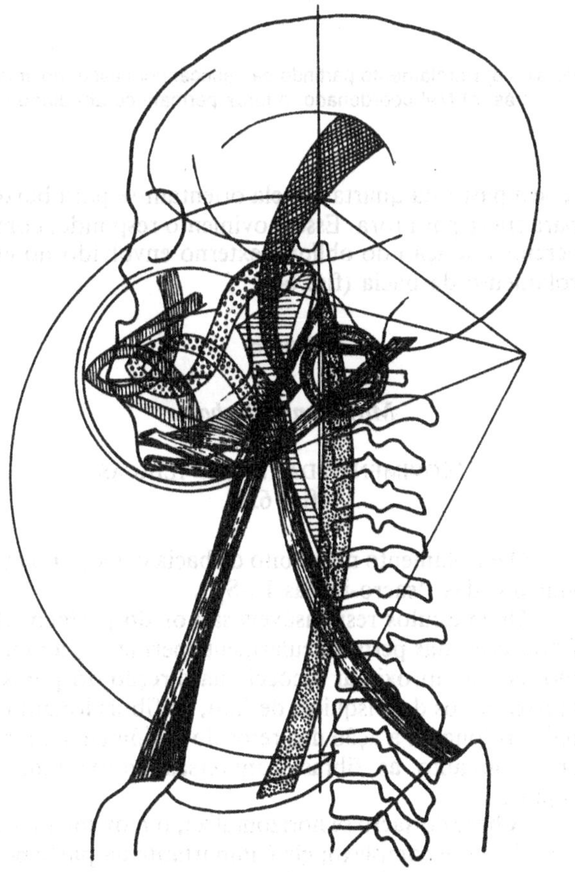

FIG. 63 — As cinco linhas da cabeça agem diretamente sobre a articulação cabeça-coluna (curva menor); elas se prolongam pelos sub-hióideos. O conjunto provoca o enrolamento da haste raquidiana (curva maior).

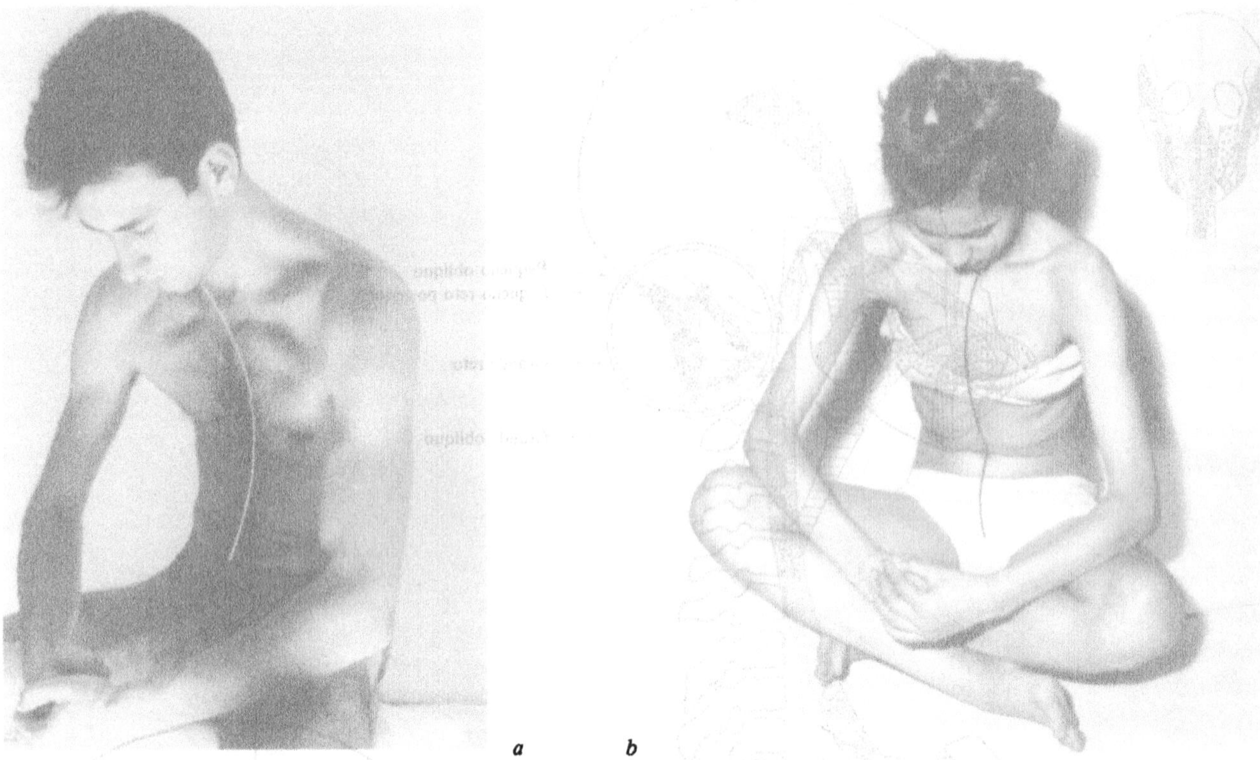

a b

FIG. 64 — a) Enrolamento partindo da cabeça: com esse movimento, o tórax se dobra para a frente e as últimas costelas se alargam para trás; b) Mal coordenado, o tórax permanece abaulado na frente, as últimas costelas permanecem dobradas para a frente.

te, e a partir da quarta costela orientam-se para baixo, para trás e para fora. Esse movimento responde, como veremos, à ação do oblíquo externo envolvido no enrolamento da bacia (fig. 64).

Bacia

Movimento da bacia

MOVIMENTO DAS SACRO-ILÍACAS (fig. 65)

O enrolamento no âmbito da bacia começa no movimento das "sacro-ilíacas L_5-S_1".

Os músculos responsáveis são os do períneo. As fibras cruzadas perpendicularmente permitem, ao mesmo tempo, aproximar o cóccix na direção do púbis e aproximar os dois ísquios: de fato, as fibras longitudinais prolongam a ação dos retos do abdômen até o sacro, enquanto as fibras transversas aproximam os ísquios.

A base do sacro se horizontaliza, o movimento das asas ilíacas é complexo; ele é importante na parte posterior das cristas ilíacas, pois modifica a posição de função dos espinhais (fig. 66). A extremidade posterior da crista ilíaca, que era quase sagital na nutação, torna-se quase frontal no enrolamento; os músculos ílio-lombares, em vez de terem uma forma cilíndrica, espalham-se no sentido da largura, possibilitando sua ação para trás, sobre as últimas costelas.

A aproximação dos ísquios tem ainda o efeito de erguer o ramo superior do púbis, abrindo a porção superior da sínfise. Esse movimento responde ao trabalho dos retos do abdômen ao qual dá início (fig. 67).

Todas as linhas de força tornam a se fechar sob a ação do períneo.

ENROLAMENTO A PARTIR DA BACIA (fig. 68)

A ação do períneo sobre o sacro empurra a plataforma sacral para trás, a quinta lombar também participa, e assim inicia o enrolamento da coluna, enquanto, no púbis, ela dá início à contração dos retos do abdômen.

Estes se contraem na direção do umbigo e, encurtando, simultaneamente erguem o púbis e abaixam o esterno.

A abertura posterior das asas ilíacas leva os espinhais e os feixes posteriores dos oblíquos a abrir as últimas costelas; assim, a bacia provoca na região inferior do tórax o mesmo movimento que provoca a cabeça (fig. 69). No enrolamento, os oblíquos agem juntos no bordo inferior do tórax, para levá-lo para trás e para baixo, abrindo-o lateralmente.

O eixo anterior enrola o tronco, dobra-o, concentrando seu volume. É com o eixo raquidiano que ele encontra seu equilíbrio, porque este, ao agir como uma mola, permite o endireitamento na posição ereta.

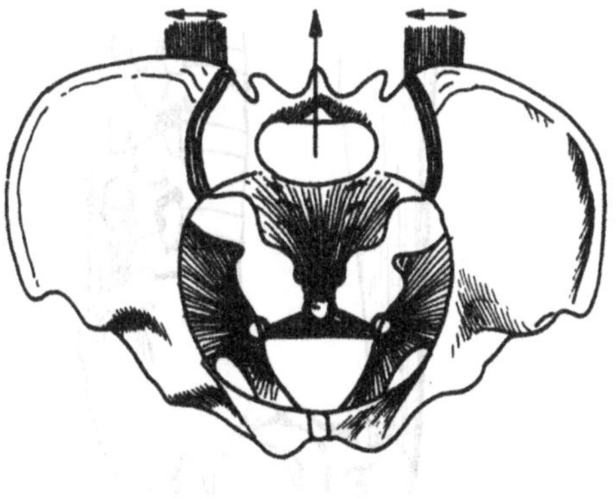

a

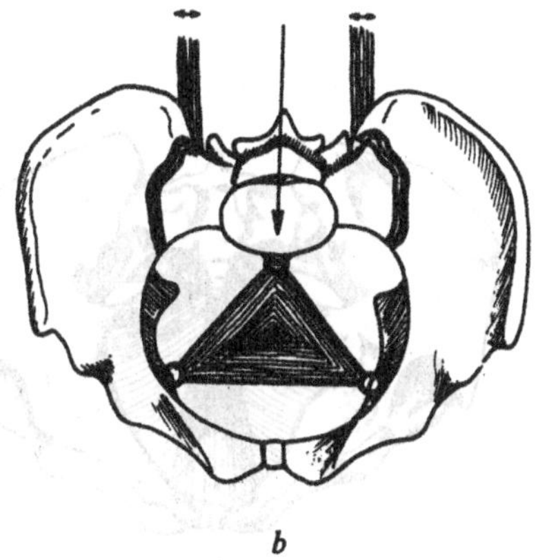

1

b

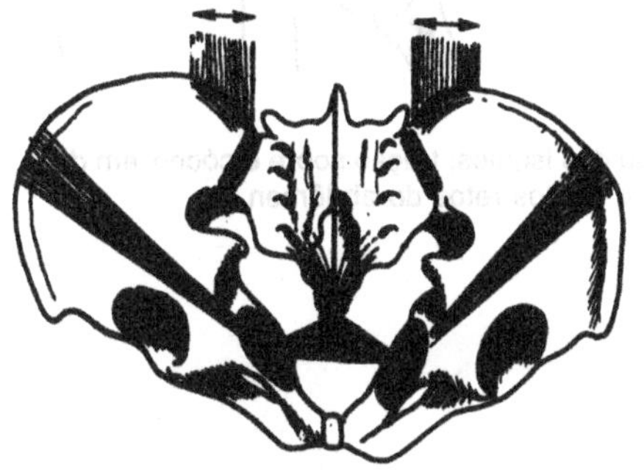

a

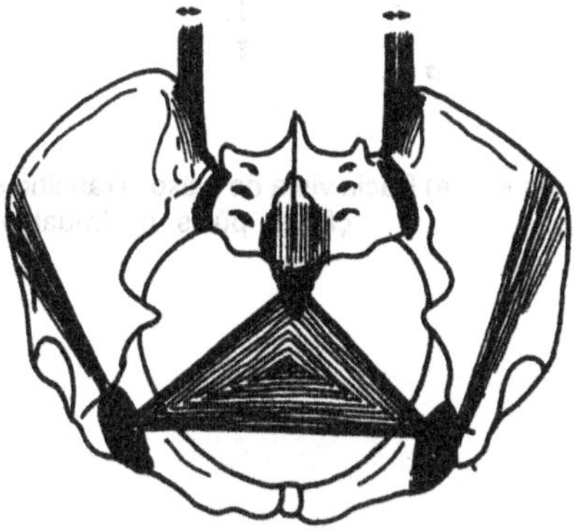

2

b

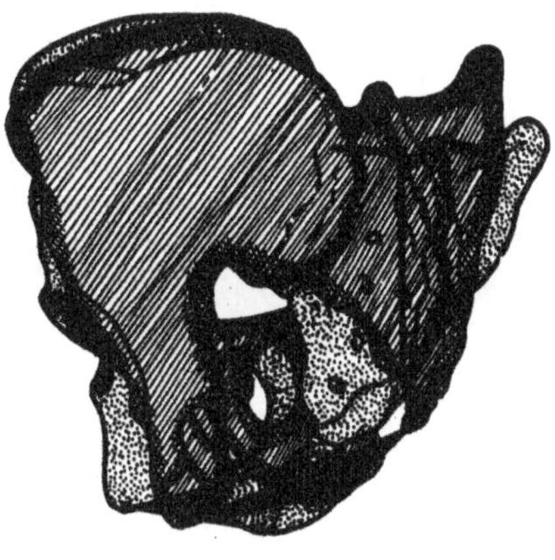

3

FIG. 65 — a) O trabalho do períneo fecha o triângulo formado pelo cóccix e pelos dois ísquios.

O trabalho provoca a contranutação do sacro: a base sacral é levada para trás:

— alargamento da superfície de suporte das asas ilíacas;

— modificação da orientação dos espinhais no bordo posterior das asas ilíacas;

— orientação dos cótilos para trás.

1) Vista superior; 2. Vista inferior; 3. Vista de perfil. Deslocamento das asas ilíacas e do sacro em torno da espinha ântero-superior. Todo o conjunto da bacia é modificado por esse movimento.

b) O movimento inverso.

FIG. 66 — Alargamento dos espinhais durante o trabalho do períneo. O movimento das asas ilíacas orienta a inserção dos espinhais para o plano frontal (aqui as asas ilíacas foram separadas do sacro). (À esquerda, ruim; à direita, bem coordenada.)

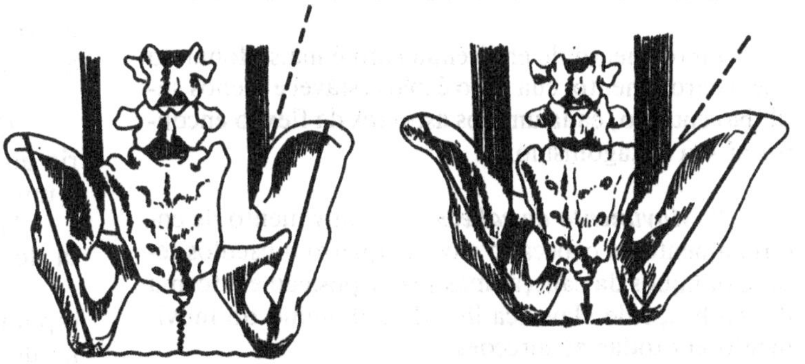

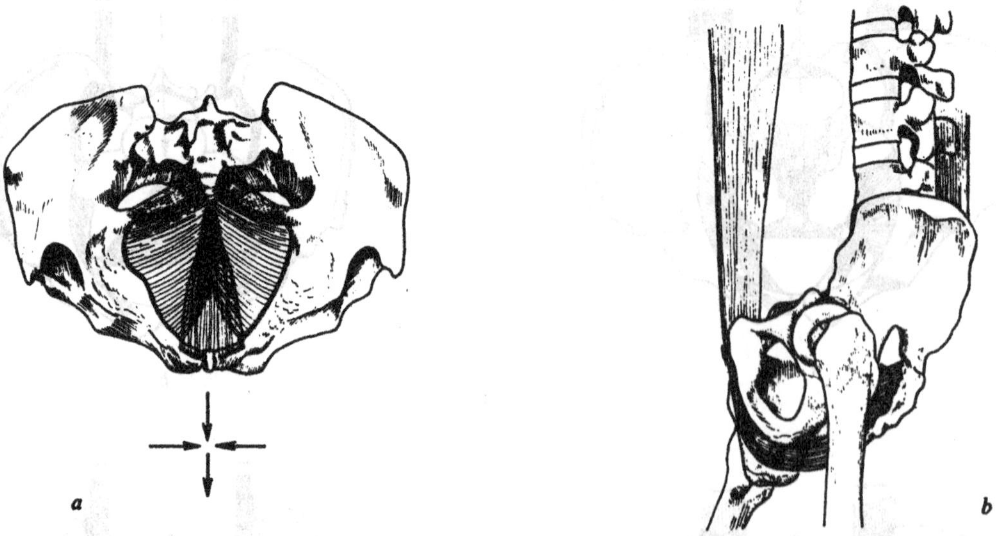

FIG. 67 — a) Bacia vista de baixo. Trabalho do períneo; aproximação dos ísquios; tração sobre o cóccix em direção ao púbis. b) Trabalho do períneo se prolonga no dos retos do abdômen.

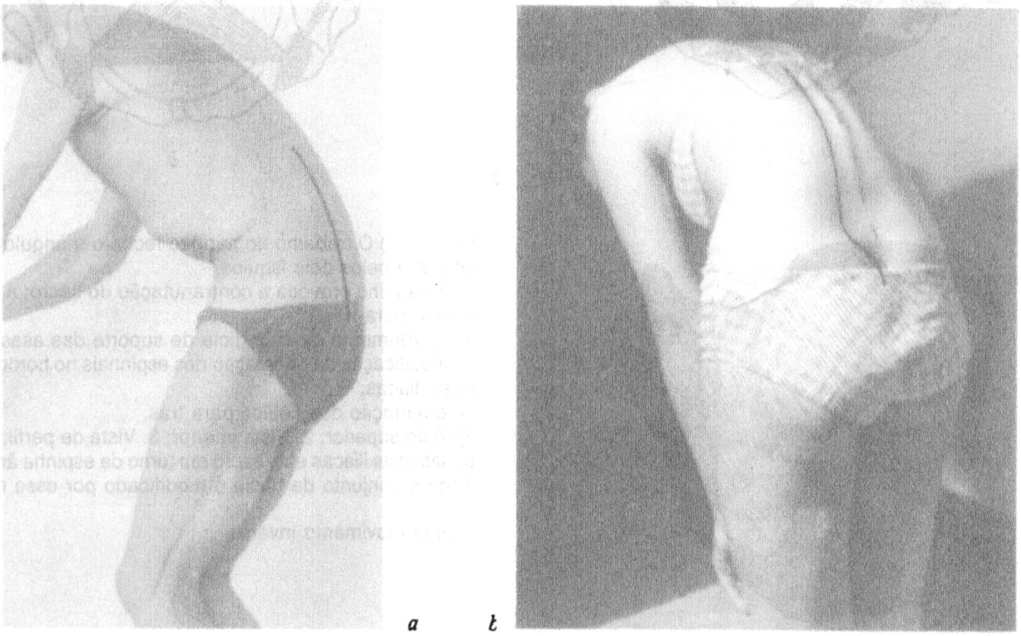

FIG. 68 — a) O enrolamento da bacia encurva a coluna e faz as últimas costelas se abrirem; b) Mal coordenado.

2. ENDIREITAMENTO DO TRONCO ERETO

O movimento de endireitamento é mais global do que o enrolamento, sua ação é mais estável e menos sutil. No entanto, cada um dos aspectos da flexão encontra aí seu antagonismo.

1º *Movimento da cabeça* — O movimento de endireitamento da cabeça só envolve quatro músculos retos e oblíquos da cabeça, mas sua disposição e a forma de seu braço de alavanca lhes dá o domínio do movimento em todas as direções.

Além de sua ação antagonista, eles participam de movimentos específicos, tais como olhar para cima ou abrir amplamente a boca, como no bocejo.

2º *Movimento da bacia* — O movimento contrário ao enrolamento não tem forma própria na bacia, é um retorno de movimento.

Não há músculos específicos, o movimento resulta do trabalho dos espinhais mais inferiores.

Assim sendo, depois que o enrolamento deixou os espinhais em condições de estiramento, estes, no retorno do gesto, se contrairão reflexamente e agirão mais

FIG. 69 — O enrolamento a partir da cabeça e da bacia provoca a abertura das últimas costelas para trás.

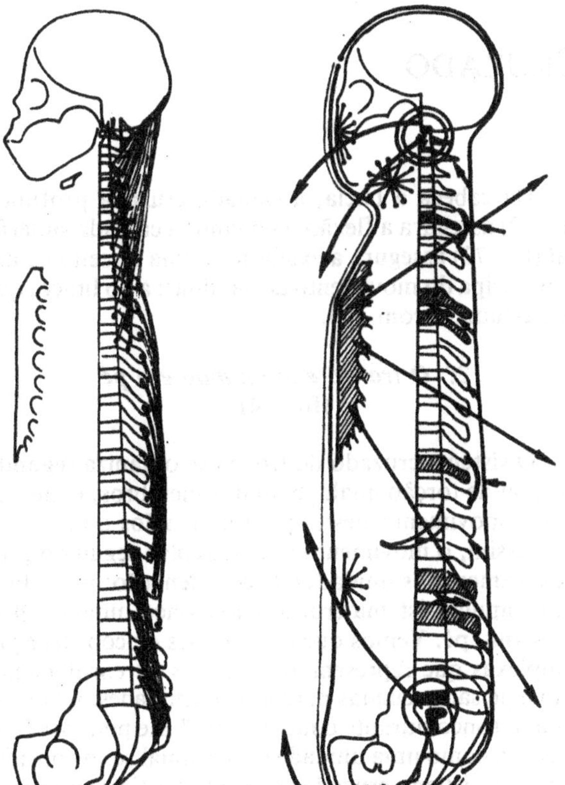

FIG. 70 FIG. 71

FIG. 70 — Há pontos de reforço no endireitamento da coluna: movimento em ponte.

FIG. 71 — O movimento das articulações da coluna com a cabeça e a bacia é orientado para o centro de trabalho muscular hióide-boca, períneo-umbigo. Ele provoca um recuo do esterno que abre o tórax para trás. O trabalho dos extensores se opõe a cada uma dessas direções.

especificamente sobre as últimas lombares, empurrando-as para a frente em extensão.

3º *Endireitamento do eixo vertebral* (fig. 70) — O endireitamento é organizado em torno de dois centros, C7 e D 10, por um movimento "em ponte".

Temos dele uma imagem precisa com o músculo espinhal do tórax. Todos seus feixes se unem em um ponto, como o nó de um ramalhete, acima da espinhosa de D 10, sobre a qual passam "em ponte" sem nela se inserirem; depois, se distribuem de cada lado nas espinhosas até D2 e L2. A maior eficiência do espinhal do tórax acontece em suas inserções extremas; porque, tendo como apoio seu centro de tração D 10, ele procede como a corda de um arco, aproximando as extremidades.

L1-L2-L3 e D4-D5 são os ápices, pontos onde a flexão tem mais alcance, onde o equilíbrio é mais frágil. (Veremos isso no capítulo da estática). É habitualmente nesse âmbito que encontramos as cifoses lombares ou dorsais.

O centro C7 apresenta o mesmo mecanismo com o espinhal do pescoço, que age particularmente em suas extremidades C3 e D5.

Os movimentos "em ponte" fazem com que seus pontos de eficiência se sobreponham e assim os reforçam. As duas extremidades são completadas pelos movimentos da cabeça e da bacia.

3. RELAÇÃO ENTRE ENROLAMENTO E ENDIREITAMENTO (fig. 71).

A coordenação entre os músculos condutores dos dois eixos, anterior e posterior, permite determinar os pontos de correspondência de seus antagonismos.

O enrolamento começa na cabeça, pelos músculos da boca, e, na bacia, pelo períneo, antes de se estender aos músculos hióideos e à região umbilical.

Os extensores são então alongados e o retorno do movimento em extensão começa nos centros "em ponte", C7 e D 10, para, no fim, trazer a cabeça e a bacia à posição ereta.

Observemos que, durante os movimentos de enrolamento e endireitamento, os flexores e os extensores trabalham *juntos* em trajeto concêntrico e excêntrico, e não sucessivamente. Quando, por exemplo, a cabeça se endireita, não é apenas com os extensores, que não poderiam ter outra ação senão lordosar a coluna cervical, mas com os flexores hióideos, que continuam seu trabalho; é a coluna cervical *fletida* que os extensores deslocam para trás, até o momento em que o término desse movimento que ascende de D6 até a cabeça leva o olhar à horizontal; é nesse momento que os dois grupos de músculos voltam ao repouso.

Inversamente, podemos ver que, no enrolamento, os músculos vertebrais retêm o peso da cabeça e que a progressão do enrolamento, vértebra por vértebra, é assegurada pela quinta linha de flexão, enquanto os músculos hióideos não estabelecem qualquer progressão entre cabeça e tórax, pois não têm contato direto com a coluna.

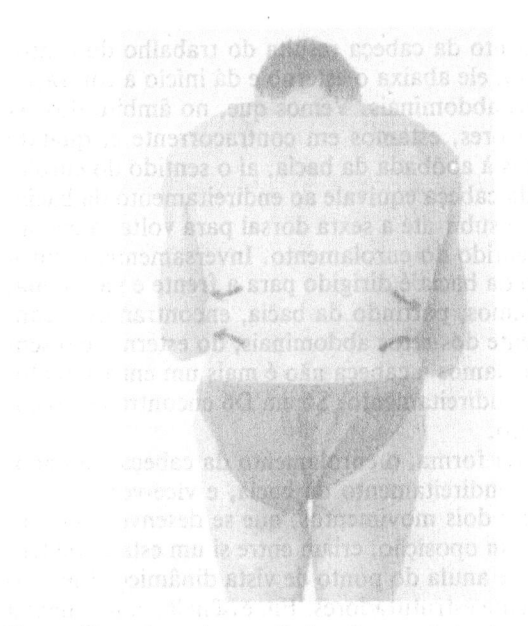

As mesmas observações valem para a bacia. Há correspondência entre as ações específicas das zonas de enrolamento e de endireitamento.

Organizações da cabeça e da bacia — Embora os eixos estejam organizados em antagonismos, podemos também observar uma certa forma de antagonismo no espaço, entre a própria cabeça e a bacia.

Visto que os movimentos da cabeça e da bacia são orientados um em direção ao outro, isto é, em um sentido comum para um trabalho comum (tensionamento do tronco) e, ao mesmo tempo, no sentido inverso (porque um para baixo e outro para cima), podemos observar uma outra forma de antagonismo de dois movimentos inversos, cuja resultante é nula e cujo efeito, por isso mesmo, se equilibra.

O sentido do movimento de enrolamento da cabeça é o mesmo que o sentido do movimento de endireitamento da bacia e reciprocamente, pois seus respectivos enrolamentos são orientados em sentido inverso. Se seguirmos o contorno da elipse-tronco com o dedo, o enrolamento da cabeça resulta do trabalho do centro hioidiano: ele abaixa o esterno e dá início à contração dos retos abdominais. Vemos que, no âmbito dos retos inferiores, estamos em contracorrente e, quando chegamos à abóbada da bacia, aí o sentido do enrolamento da cabeça equivale ao endireitamento da bacia. É preciso subir até a sexta dorsal para voltar a encontrar o sentido do enrolamento. Inversamente, o enrolamento da bacia é dirigido para a frente e para cima, e se subimos, partindo da bacia, encontramos a contracorrente dos retos abdominais, do esterno, e o sentido que damos à cabeça não é mais um enrolamento, mas um endireitamento. Só em D6 encontramos o enrolamento.

Dessa forma, o enrolamento da cabeça é antagonista do endireitamento da bacia, e vice-versa.

Esses dois movimentos, que se desenvolvem juntos mas em oposição, criam entre si um estado de tensão que se anula do ponto de vista dinâmico. Eles são tipicamente estruturadores. Em essência, constituem a estrutura do tronco pelo sistema reto.

III. SISTEMA CRUZADO

LINHAS QUEBRADAS — TORÇÃO

1º *Sentido do movimento. Formas e disposição dos músculos*

No tronco, o movimento de torção correspondente ao movimento nas três dimensões do espaço é assegurado pelo *sistema cruzado*. A elipse se torce em torno de si mesma, opondo a cabeça, que se orienta para a direita, e a bacia, que se orienta para a esquerda; como no braço, quando a cabeça umeral gira para dentro e a mão, para fora. Embora muito mais complexo do que o do braço, o movimento do tronco nos apresenta a mesma imagem.

Esse movimento é possível graças à organização em duas camadas cruzadas.

Se observamos os músculos do tronco, vemos que, lateralmente, as fibras dos abdominais (oblíquos internos e externos) se cruzam. Ora, cada um desses dois músculos prolonga uma camada de intercostais que trabalha no mesmo sentido. Assim, o movimento do oblíquo interno sucede o da camada profunda dos intercostais internos e médios. Estes inclinam as costelas, enquanto o tórax e a asa ilíaca se aproximam. Opostamente, a camada superficial (intercostais externos) abre o tórax e, depois, o oblíquo externo afasta o tórax da asa ilíaca.

No pescoço, os intercostais profundos trabalham após os escalenos, que fletem a coluna cervical, enquanto os intercostais superficiais trabalham após os espinhais e o serrátil posterior superior, que abrem o tórax e endireitam a coluna cervical.

Da cabeça à bacia, a camada cruzada profunda (fig. 72) assegura a flexão, enquanto a camada superficial (fig. 73) assegura a extensão. (Uma terceira camada participa do movimento dessas duas: a do braço, que será estudada com ele).

2º *O tronco entre a mão e o pé* (fig. 74)

O sistema cruzado do tronco se organiza segundo um tipo de torção análogo ao dos membros, e que sucede o movimento destes para unir mãos e pés.

Assim, o movimento se desenvolve seguindo progressivamente as unidades de coordenação: mão, braço, escápula, sistema cruzado do tronco, unidade ilíaca, perna, pé. Vemos que as unidades de coordenação complexas que representam os níveis de enrolamento mão e pé são recuadas para as extremidades. Como se situa o tronco durante o movimento? Ele pode ser considerado como uma unidade transicional se só considerarmos o sistema cruzado, mas este participa do sistema reto e, por seu intermédio, os lados direito e esquerdo se relacionam. Assim, o tronco é um ponto de cruzamento do movimento entre mãos e pés: poderá ser essencial, porque dele parte o movimento, ou secundário, por ser um ponto de junção entre mãos e pés.

3º *Enrolamento e torção* (fig. 75)

É preciso considerar o sistema de torção do tronco sob dois aspectos.

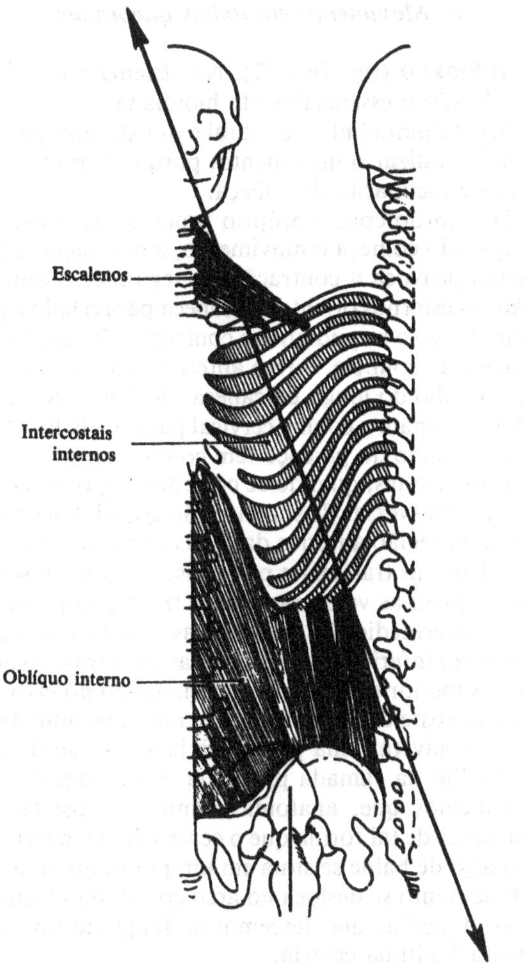

FIG. 72 — Camada cruzada profunda: enrolamento-flexão.

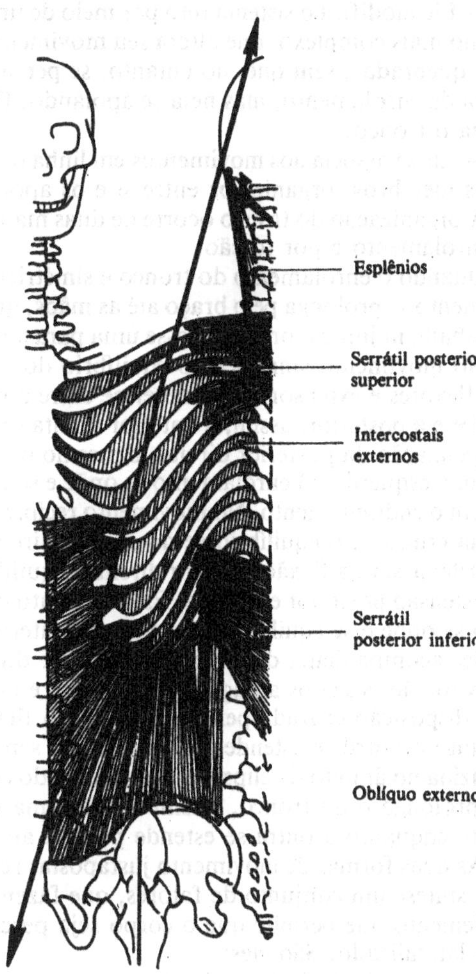

FIG. 73 — Camada cruzada superficial: endireitamento-extensão.

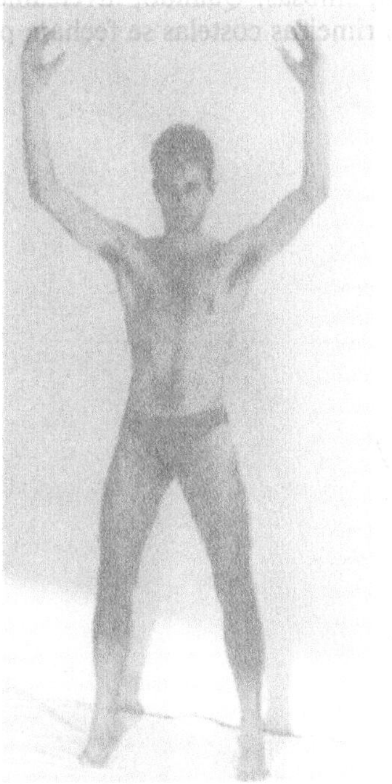

FIG. 74 — Tronco, cruzamento de movimento.

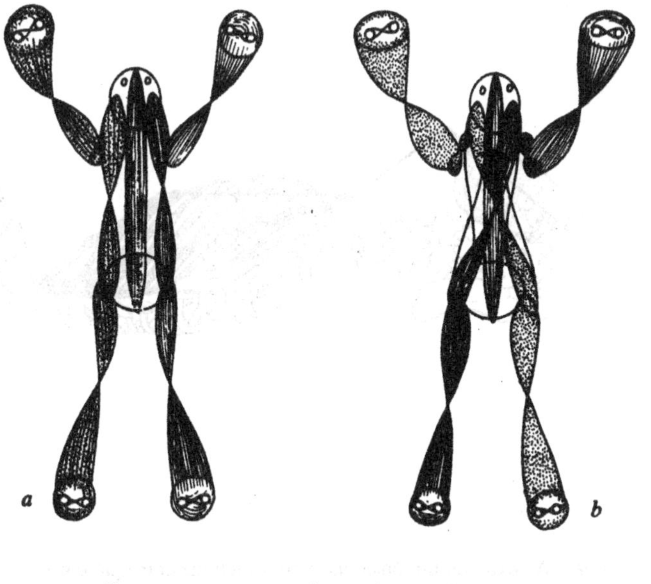

FIG. 75 — Tronco, cruzamento do movimento entre mãos e pés. a) A organização é simétrica: mão e pé trabalham do mesmo lado; b) A organização é cruzada: mão e pé são opostos.

— Ele modifica o sistema reto por meio de um mecanismo mais complexo, que altera seu movimento em linhas quebradas, sem que, no entanto, se perca a estrutura de enrolamento, mas nela se apoiando. Ele lateraliza o tronco.

— Ele se associa aos movimentos em linha quebrada dos membros: organiza-os entre si e os apóia.

A organização do tronco ocorre de duas maneiras: por enrolamento e por torção.

Quando o enrolamento do tronco é simétrico, seu movimento se prolonga pelo braço até as mãos, que então trabalham juntas, orientando-se uma para a outra.

No movimento simétrico, o equilíbrio do tronco entre flexores e extensores se estabelece entre a região anterior e a posterior; assim, a anterior direita se equilibra pela ação da posterior direita, o mesmo ocorrendo com a esquerda. O enrolamento se opõe e se equilibra com o endireitamento. No movimento recíproco do sistema cruzado, o equilíbrio se dá entre a direita e a esquerda; assim, a flexão anterior direita é equilibrada pela extensão posterior esquerda. Esse conjunto equilibrado se opõe e se equilibra com a flexão anterior esquerda, acompanhada da extensão posterior direita.

A torção cruza os antagonismos direito e esquerdo, a disposição cruzada permite a um lado fletir-se, enquanto o outro se estende. A inversão do sentido é produzida no âmbito da elipse: o movimento dos membros prolonga o do tronco. Assim sendo, uma perna se flete enquanto a outra se estende para se apoiar.

As duas formas de movimento justapostas reúnem numa síntese um conjunto de fatores, que fazem dela um elemento que permite que o corpo seja percebido como lateralizado. São eles:

— a referência à elipse do sistema reto;

— o prolongamento do sistema cruzado até as mãos e os pés;

— a vinculação das unidades de enrolamento mãos e pés à unidade de enrolamento do tronco.

4º *Movimento em linhas quebradas*

a) **Flexão** (fig. 76 e 77). No sistema reto, vimos que a flexão é essencialmente hioidiana.

São a quinta linha vertebral e os externos que permitem lateralizar o movimento, porque aí pode haver rotação e inclinação da cabeça.

De acordo com o próprio processo de coordenação, quando começa o movimento, a contração de um músculo provoca a contração do seguinte. Assim, na flexão, os esternos orientam a cabeça para o lado e provocam, no eixo raquidiano, a contração do reto lateral da cabeça e, com ele, o reto anterior, que se prolonga pelo trabalho do longo da cabeça, do longo do pescoço. Eles inclinam a coluna cervical para seu lado. O trabalho do longo do pescoço tem como seqüência o dos escalenos; e estes, quando se contraem, aproximam as apófises transversas de sua inserção costal. Como esta se situa na região anterior das duas primeiras costelas, os escalenos as tracionam para trás, e assim a inserção superior puxa as vértebras para a frente; enquanto isso, por intermédio das costelas, as vértebras situadas na inserção inferior são empurradas para trás, levando a parte superior do tórax a girar em torno do eixo vertebral: as costelas deslizam então como que num movimento de gaveta, uma para cada lado — isso decorre do trabalho da camada profunda dos intercostais.

Sabemos que, anatomicamente, as costelas são construídas de tal forma que o centro de seu movimento em alça de balde se situa em um ponto do arco costal. Esse ponto se desloca no arco costal, da frente para trás, à medida que descemos ao longo do tórax, da primeira à última costela.

Dessa forma, o tórax se abre, acima e na frente, na inserção dos escalenos, abaixo e atrás, abrindo no sentido horizontal a última costela e empurrando-a no plano das espinhosas. Quando, inversamente, o tórax se flete, as primeiras costelas se fecham para trás, en-

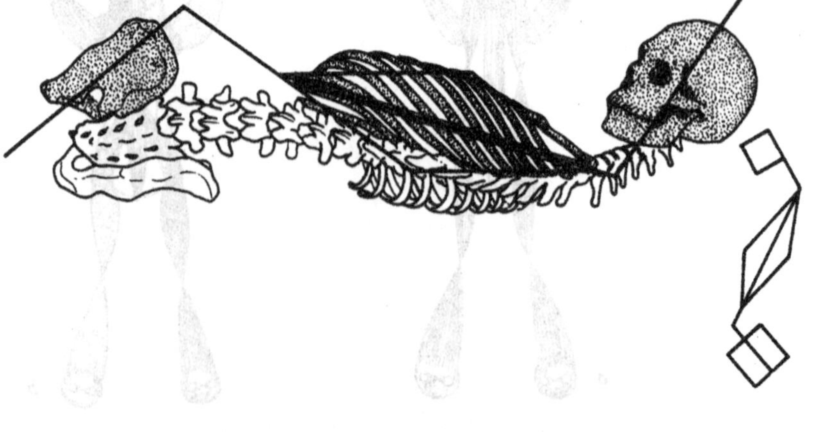

FIG. 76 — A flexão de um único lado do tronco faz com que ele se dobre em linhas quebradas.

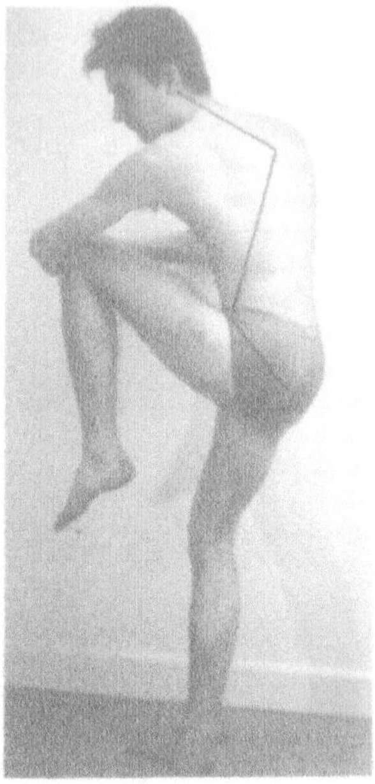

FIG. 77 — Flexão do tronco em linhas quebradas.

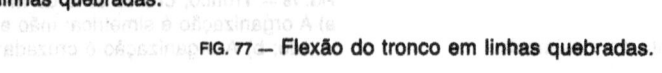

quanto as últimas se tornam oblíquas para a frente. As costelas se aproximam então, deslizando umas sobre as outras, num movimento de gaveta.

Considerado em seu conjunto, o tórax descreve uma espécie de paralelograma formado por esterno-coluna, primeiras e últimas costelas (fig. 76-78).

Ele se abre e se fecha conforme se alongue ou se encurte a diagonal entre as duas articulações, esterno-primeira costela e coluna-décima segunda costela. Ele se assemelha a um retângulo quando está aberto e as costelas estão separadas. Quando ele se fecha, as costelas se juntam e se deitam umas sobre as outras, formando uma massa óssea alongada que permite comparar o volume costal a um eixo ósseo. A coluna segue o movimento das costelas, e as últimas dorsais, orientadas para a frente, dão início a uma lordose lombar.

O movimento do tórax é assim transformado em um movimento em linhas quebradas.

Se observarmos o bordo inferior do tórax quando ele se dobra, vemos que segue no sentido do trabalho do oblíquo interno, que vai bascular anteriormente a asa ilíaca. O tórax inferior e a bacia se movimentam para a frente, acarretando uma lordose lombar. Os eixos da bacia e do tórax se cruzam em linhas quebradas. Dessa forma, a flexão de um lado do tronco pode ser descrita por três eixos:

— o da cabeça inclinada para a frente;

— o do tórax inclinado obliquamente para baixo e para a frente;

— o da bacia que bascula igualmente de trás para a frente.

b) **Antagonismos cruzados** — A flexão de um lado inclina a cabeça, curva a coluna cervical, dobra o tórax e bascula a asa ilíaca; a extensão mantém a cabeça em posição ereta, endireita o pescoço, abre o tórax e endireita a outra asa ilíaca. A flexão na frente é acompanhada da extensão atrás.

No sistema cruzado, quando os flexores encurtam para a frente, à direita, os extensores se alongam para trás, à esquerda, em um equilíbrio comum.

c) **Extensão** (fig. 78 e 79) — O movimento de flexão acarreta um movimento de extensão do lado oposto; quando os músculos do pescoço aproximam as apófises transversas de um lado, abrem-nas do outro, e os espinhais mantêm a coluna ereta.

A tensão dos espinhais e, através deles, esplênios e longos, coloca em condição de trabalho o serrátil posterior superior e, com os feixes costais dos espinhais, empurram as primeiras costelas para a frente, na mesma medida que a flexão empurra o outro lado para trás. Quando as costelas estão abertas pelo mecanismo da camada superficial do tronco, o paralelograma do tórax está próximo de sua forma mais retangular.

Abertas as últimas costelas, é a ação do oblíquo externo que trabalha sobre uma bacia endireitada; seja a partir da bacia ou do tórax, o oblíquo externo abre o tórax inferior ou endireita a asa alíaca.

O movimento da asa ilíaca coincide com o enrolamento do sistema reto. O enrolamento da asa ilíaca coincide com o endireitamento da bacia sobre o membro inferior na posição em pé. A flexão para um lado depende da extensão para o outro (fig. 80).

5º *O sistema cruzado prolonga seu movimento nos membros*

a) **Extensão** — Pela extensão, vemos que o endireitamento da bacia responde ao trabalho dos extensores do quadril. Vemos que, por um mecanismo em paralelograma, a extensão do quadril leva ao completo endireitamento do membro inferior. Normalmente, esse movimento se constrói a partir do pé.

No membro superior, é a abertura do tórax em extensão que permite o encaixe da escápula e, através dele, a flexão do membro.

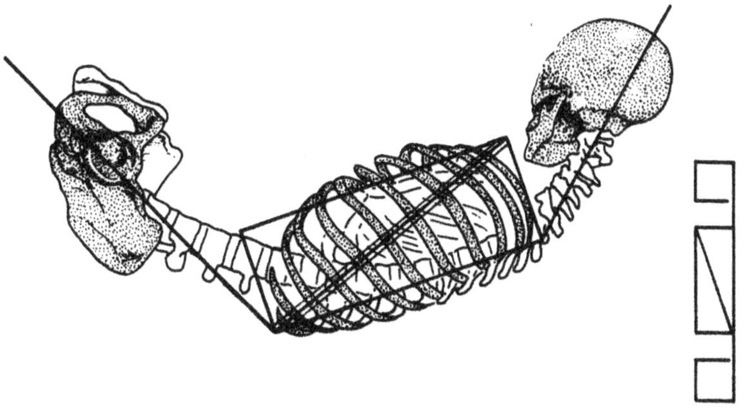

FIG. 78 — A extensão de um único lado do tronco leva uma linha quebrada no prolongamento da outra.

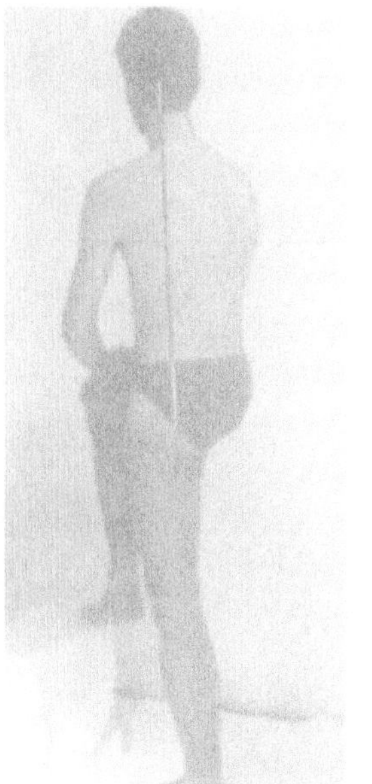

FIG. 79 — Alinhamento do tronco na extensão.

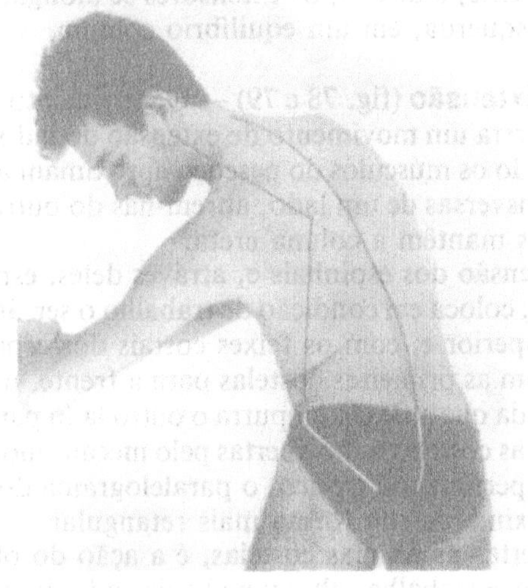

FIG. 80 — Relação flexão-extensão.
Um lado se flete enquanto o outro se estende.

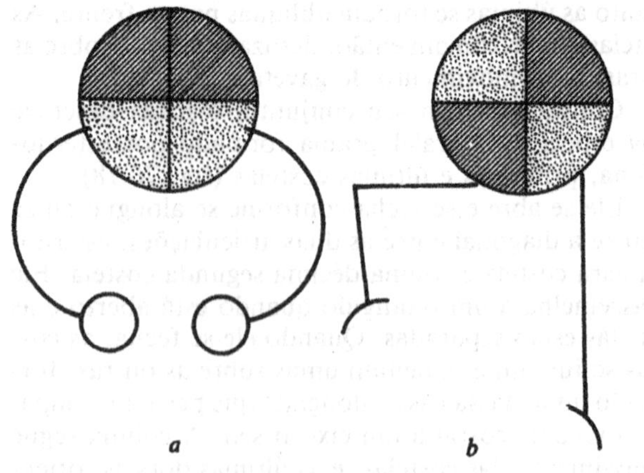

FIG. 81 — Relação entre sistema reto e sistema cruzado
a) No movimento simétrico, o antagonismo ocorre da frente para trás (sistema reto); b) No movimento recíproco, o antagonismo ocorre da frente para trás, mas opondo direita e esquerda (sistema cruzado).

Neste capítulo, veremos que um mecanismo especial inverte o movimento do braço, que se flexiona a partir da extensão do tronco.

b) **Flexão** — Na flexão, o movimento da asa ilíaca para a frente é reduzido a um movimento apriorístico, porque o ísquio, desse lado, é mantido em enrolamento pelo sistema reto; da mesma forma, a coluna lombar não pode se lordosar, porque o sacro é mantido pelo mesmo sistema.

Em contrapartida, essas forças opostas se apóiam. O psoas se apóia firmemente numa bacia ereta, com uma coluna orientada no sentido da flexão e, não podendo mover seu apoio superior, ele erguerá a perna com mais força ainda.

O mecanismo do paralelograma transmite o movimento diretamente ao pé (ver membro inferior).

No braço, o retorno do movimento, que abre a cintura escapular no encaixe da escápula, fecha os ângulos escápula-clavícula; essa flexão corresponderá, por sua vez, por inversão, à extensão do braço (ver membro superior).

Assim, o movimento em linhas quebradas do sistema cruzado é prolongado na extensão e na flexão pelo movimento dos membros, que participam integralmente da mesma mecânica.

O movimento simétrico do sistema reto é prolongado pelo movimento simétrico dos membros, enquanto a torção, gerada pelo sistema cruzado, transmite aos membros o movimento recíproco (fig. 81, 82, 83).

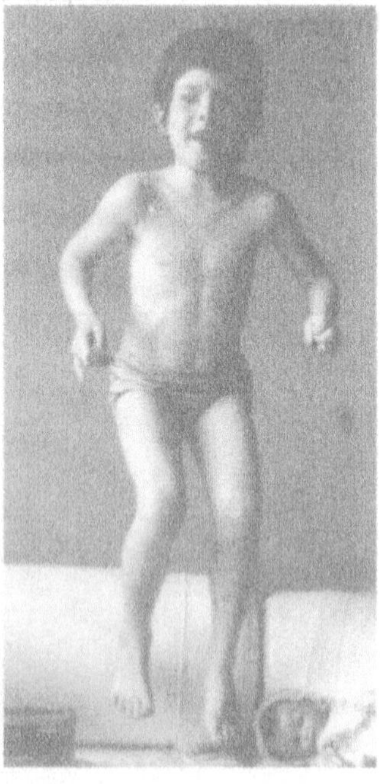

FIG. 82 — Movimento simétrico.

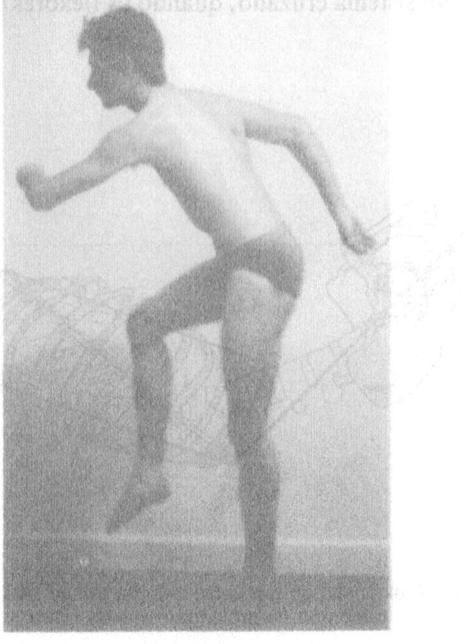

FIG. 83 — Movimento recíproco.

IV. MOVIMENTO GLOBAL DO TRONCO

1º *Posição estática. Posição de coordenação.*

A posição estática e a posição de coordenação não são examinadas após o estudo do tronco porque nos pareceu mais interessante examiná-las com o conjunto do corpo, no capítulo V, que trata do equilíbrio deste.

2º *Músculos condutores*

a) Sistema reto

ENROLAMENTO	ENDIREITAMENTO
LINHAS DA CABEÇA	
1.ª linha: faringe	
• Constritores da faringe • Glossofaríngeo • Estilofaríngeo	
2.ª linha: véu palatino, língua	
• Peristafilinos externo, interno. • Palato-estafilino • Faringo-estafilino • Glosso-estafilino • Estiloglosso • Lingual superior • Lingual inferior • Genioglosso • Hioglosso	
3.ª linha: mastigadores	
• Temporal • Pterigóideos • Masseteres	
4.ª linha: rosto	
Músculo "em anel": • Orbicular da boca	
Lábio superior • Levantador do ângulo da boca • Bucinador (porção superior)	
Lábio inferior: • Depressor do ângulo da boca • Platisma • Bucinador (porção inferior)	
Músculos trabalhando em "U": *"U" superior* • Zigomáticos • Prócero • Porção transversa do músculo nasal • Levantador do lábio superior e da asa do nariz	• Frontal • Occipital
"U" inferior • Depressor do lábio inferior • Saliência do queixo	
5.ª linha: músculos pré-vertebrais • Reto lateral da cabeça • Reto anterior da cabeça • Longo da cabeça • Escalenos	*Agindo sobre as 5 linhas:* • Reto posterior maior e menor da cabeça • Oblíquos posteriores da cabeça
ENROLAMENTO PARTINDO DA CABEÇA	
Enrolamento do pescoço • Estilo-hióideo • Digástrico • Esternocleido-hióideos • Esternotireóideos • Milo-hióideo • Gênio-hióideo • Omo-hióideo • Platisma	• Espinhal do tórax • Transversos espinhais cervicais • Interespinhais • Semi-espinhal da cabeça • Esplênios
Enrolamento do tórax: • Intercostais internos e médios • Retos do abdômen	• Intercostais externos • Interespinhais
ENROLAMENTO PARTINDO DA BACIA	
• Períneo • Retos do abdômen • Intercostais internos e médios	• Mesmos espinhais em suas inserções sacras • Intercostais externos

b. Sistema cruzado

FLEXÃO	EXTENSÃO
CAMADA PROFUNDA	CAMADA SUPERFICIAL
• Reto lateral da cabeça • Escalenos	• Oblíquos da cabeça • Longo da cabeça

Enrolamento	Endireitamento
• Intercostais internos e médios • Oblíquo interno do abdômen	• Serrátil posterior superior e inferior • Intercostais externos • Oblíquo externo do abdômen

O movimento de torção é uma oposição dos movimentos de cabeça e da bacia formando os ∞, o anel direito da cabeça correspondendo ao anel esquerdo da bacia. Isso pressupõe que o tronco faça um movimento à direita partindo da cabeça até D6, à esquerda, partindo da bacia até D6.

Partindo da posição ereta, elas seguem juntas a curva anterior do anel, associando o enrolamento; no retorno, passam pela curva posterior do anel, associando o endireitamento para voltarem simétricas à posição ereta e, depois, passar na frente sobre o outro anel, onde o movimento, chegando à flexão na curva anterior, passa ao endireitamento na curva posterior, voltando à posição ereta, para depois recomeçar o ∞.

3º *Movimento do tronco no espaço**

a) ∞ **da coordenação. ∞ da cabeça** — O movimento coordenado da cabeça descreve um ∞ cujos anéis são simétricos, obliquamente, à direita e à esquerda. Quanto mais sagital for a orientação desse movimento, isto é, para a frente, mais os anéis se aproximam; assim, o movimento de enrolamento para a frente com o sistema reto é uma sobreposição dos dois anéis. Direita e esquerda trabalham simetricamente e junto com o sistema axial, aparecendo apenas uma elipse.

Observemos esta elipse. Na inclinação para a frente, a cabeça segue a curva superior da elipse; o trabalho muscular parte, então, da cabeça. Os flexores alongam os extensores. Quando a cabeça chega à flexão, o trabalho de chamamento dos extensores se organiza a partir do tórax, os flexores os equilibram para assegurar o equilíbrio estático; o trabalho daqueles endireita progressivamente a coluna cervical e a cabeça, fazendo com que esta percorra a curva inferior da elipse.

Para passar da elipse ao ∞, a orientação é dada pelos esternocleidomastóideos, que são particularmente adequados a este movimento, pois fazem girar a cabeça inclinada em flexão do lado da extensão do tronco. De fato, quando a coluna cervical se flete à esquerda para traçar o anel esquerdo do ∞, é acionado o esternocleidomastóideo esquerdo e o rosto se volta para a direita, o lado direito está em extensão, o esternocleido direito está estirado junto com os extensores direitos.

Quando os músculos hióideos se unem aos extensores direitos para endireitar a cabeça, o externo direito se põe a trabalhar junto com eles; e quando a cabeça é endireitada, o externo direito continua seu trabalho apenas para fazer o rosto girar para a esquerda. Ele trabalha com os flexores direitos para formar o anel direito. No fim da flexão, o retorno à extensão aciona o externo esquerdo, que, por sua vez, assegurará o cruzamento dos anéis, perpetuando assim o movimento.

b) ∞ **da coordenação da bacia** — O movimento coordenado da bacia descreve um ∞ cujos anéis são simétricos à direita e à esquerda, conforme o movimento da cabeça. Quanto mais a orientação desse movimento for sagital, isto é, para a frente, mais os dois anéis se aproximam até se superporem, concordando com o movimento de enrolamento do sistema reto. Ele aparece apenas como uma elipse porque as asas ilíacas têm um movimento simétrico associado ao sistema axial.

Partamos do enrolamento da elipse; quando o cóccix é puxado para a frente e os ísquios se aproximam, as asas ilíacas se abrem para trás: a curva do movimento de uma é limitada pelo movimento simétrico da outra. Para passar do enrolamento em forma de elipse ao ∞, o movimento se lateraliza; assim, o endireitamento de uma asa ilíaca para trás se prolonga por um movimento, em torno do eixo vertebral, que leva a bacia a se colocar perpendicularmente aos ombros. A asa ilíaca direita não pode se endireitar girando para trás, a não ser que a esquerda gire diante do eixo vertebral, basculando para a frente. Quando a asa ilíaca esquerda está no fim de sua báscula para a frente, a tensão do períneo puxa-a para trás, em torno do eixo vertebral, até seu endireitamento completo; ela tomou então o lugar que ocupava a asa ilíaca direita, atrás do eixo vertebral. Esse eixo faz, seguindo sucessivamente cada asa ilíaca, um movimento de rotação em torno dele mesmo.

Cada uma das duas asas ilíacas descreve uma elipse, seus movimentos se cruzam no meio, no eixo vertebral. Essas elipses, observadas na crista ilíaca, são quase horizontais para trás e se curvam obliquamente para a frente.

c) ∞ **da coordenação do tronco** — Cabeça e bacia se enrolam uma na direção da outra e, quando se enrolam, orientam-se à direita e à esquerda, descrevendo um ∞ no espaço. O movimento de enrolamento é uma elipse, porque a cabeça e a bacia se deslocam uma na direção da outra e à medida que a coluna se curva. O deslocamento da cabeça se deve às curvas cervicais e dorsais até D6, enquanto o da bacia se deve às curvas lombar e dorsal até D6.

* Ler antes a noção geral sobre a estruturação do espaço motor, à página 144.

V. Exame Clínico da Coordenação do Tronco

A – ASPECTO GLOBAL

Observação 1: *Posição em pé*

Coordenado — De Costas — Impressão de conjunto.

— Retidão, estabilidade, elevação.

— Aspecto homogêneo entre bacia e tórax.

Todo o tronco parece depender da cabeça e se prolongar ininterruptamente até a bacia, e não em três partes: cabeça, ombros e tórax, bacia.

— Coluna ereta com tensão idêntica, dos espinhais do sacro à nuca.

— Bacia ereta.

— Últimas costelas separadas.

O tórax é aberto e dá apoio às escápulas, que são encaixadas e não penduradas na nuca.

— Oblíquos externos e internos são igualmente tensionados, marcando tenuemente ambos os lados da cintura. Ocupam de cada lado da coluna um terço da largura do corpo. Se observamos o perímetro da região lombar, vemos que ele é constituído de quatro partes: 1/4 coluna, 1/4 retos do abdômen, 1/4 de cada lado, os oblíquos.

Há correspondência, de diâmetro e sobreposição, entre curva horizontal das cristas ilíacas (abertas para trás) e bordo inferior do tórax (últimas costelas abertas para trás).

Os espinhais não estão juntos como cordas, mas espalhados.

De Frente — O ventre é chato, os retos verticais prolongam o esterno.

— O ângulo infra-esternal é aberto (70 a 90°).

— As cartilagens costais estão alinhadas no mesmo plano do esterno e separadas entre si.

— A curva do tórax é regular, desde as primeiras costelas na frente até a décima-segunda, junto à coluna. O volume torácico é pleno, harmonioso (como um saco bem recheado, mas achatado na frente).

— A bacia está ereta, as espinhas anteriores não são salientes.

— A virilha é plana, amplamente aberta.

— A crista ilíaca não rompe a continuidade da curva formada por oblíquos e glúteos.

— Em cima, as clavículas são horizontais, os ombros distantes da cabeça, o pescoço, alongado.

— O queixo é livre, com o assoalho maxilar horizontal, o osso hióide puxado para as orelhas por músculos tônicos.

Acima do manúbrio, a laringe está recuada e bem dissociada dos esternos.

— O rosto é relaxado.

De Perfil — A bacia é ereta, a virilha alongada, a curva do quadríceps se prolonga uniformemente até a espinha anterior.

— As últimas costelas são abertas para trás.

— A tensão do oblíquo interno não predomina sobre a do oblíquo externo.

— Esterno e coluna são paralelos.

— Quando a pessoa abre os braços para o lado, a curva do tórax se apresenta sem achatamento nem ângulo; as costelas são todas igualmente separadas.

— O pescoço é livre, prolonga o eixo raquidiano e não dá a impressão de ser carregado pelos ombros. O osso hióide é puxado para cima e para trás.

— O queixo é livre; o olhar, horizontal.

— A vertical passa pelo trágus, pelo meio do ombro, pelo meio do bordo inferior do tórax e do trocanter maior.

— Os ombros não estão para trás da coluna cervical, as apófises transversas estão para trás da cabeça umeral.

— A pessoa dá uma impressão de equilíbrio, de estabilidade, devida ao estado de tensão. Não parece sofrer o efeito da gravidade, não se deixa dobrar.

Mal coordenado — Há tantas formas estáticas quantas forem as pessoas; assim, torna-se difícil descrever uma única.

Consideremos apenas que um desequilíbrio da coordenação dá margem a uma importante ação da gravidade; a pessoa é suspensa por seus músculos e ligamentos, o que acarreta:

— Achatamento dos arcos plantares.

— Joelho em *recurvatum*, rotução interna e, freqüentemente, valgo.

— Quadris em rotação interna.

— Bacia basculada para a frente.

— Nutação do sacro, o cóccix se afasta dos ísquios, que por sua vez se separam. A parte superior das asas ilíacas torna-se mais sagital, os espinhais se juntam como uma corda, as últimas costelas da coluna se aproximam pela ação dos oblíquos internos, enquanto a coluna lombar se lordosa.

— Os retos abdominais são distendidos, os oblíquos internos se retraem, enquanto os externos não mais se encontram em posição de função.

— Esterno oblíquo, puxado para a frente e para baixo, contribuindo para a obliqüidade das costelas, enquanto a coluna dorsal se encurva em cifose.

— Para compensar, a coluna cervical se lordosa e a cabeça é desequilibrada para a frente, enquanto o olhar permanece horizontal.

— Quando a hipertonia dos espinhais é mais grave, o tronco se desequilibra para a frente, permanecendo em lordose total.

— A hipertonia dos trapézios e dos redondos maiores pode também substituir a cifose dorsal por uma inversão das curvas, as costelas se horizontalizam, o esterno se eleva sob o queixo, os ombros são então erguidos e carregados para trás, as cabeças umerais são salientes.

— Nesses dois casos, a região superior do tórax é arredondada para a frente e o enrolamento é impossível.

OBSERVAÇÃO 2: *O tronco no caminhar*

Coordenado — DE COSTAS — Espinhais e oblíquos se contraem dos dois lados.

— A nuca é alongada, parece sustentar o corpo, a pessoa se desloca em uma tensão orientada para cima.

— A cabeça fica erguida, não há qualquer imagem de achatamento, nem em lordose lombar, nem em dorso arredondado, a cabeça não se afunda entre os ombros.

DE FRENTE — Os retos do abdômen são alongados, o queixo fica livre, os ombros repousam no tórax e não estão pendurados na cabeça pelos trapézios superiores.

No passo de apoio, a virilha se abre, e a bacia fica ereta, estável, a outra perna parece elevada pelos abdominais.

DE PERFIL — Rosto, esterno e virilha estão em uma única vertical. A cabeça fica acima do antepé de apoio, desequilibra-se para frente, sempre seguindo o pé anterior.

Mal coordenado — Reencontramos as mesmas características da posição em pé mal coordenada.

OBSERVAÇÃO 3: *Inclinação anterior e endireitamento do tronco na pessoa coordenada*

— A cabeça bascula para a frente, como no movimento do "sim", depois o pescoço se enrola, enquanto o tórax se dobra.

— Desde o início do movimento, glúteos e espinhais retêm o tronco que se desequilibra; os abdominais trabalham.

— As últimas costelas se abrem.

— As apófises espinhosas tornam-se progressivamente salientes, a partir da cabeça.

— Os espinhais permanecem espalhados.

— A bacia bascula em último lugar.

— Há *simetria* direita-esquerda em todos os níveis; observar, na bacia, as espinhas posteriores, a coluna lombar e os oblíquos, as últimas costelas, as sexta e oitava costelas, as primeiras costelas, as espinhais cervicais, os ângulos costais, as escápulas, os espaços intercostais.

— A curva da coluna é regular, descreve um único segmento de círculo, incluindo a coluna cervical e lombar.

Endireitamento — Os glúteos endireitam a bacia.

— A coluna lombar volta à vertical sem nenhum movimento da quinta lombar para a frente, todas as espinhosas permanecem salientes.

— O endireitamento é progressivo: últimas costelas, oitava, e, finalmente, encaixe das escápulas.

— O pescoço é levado para trás pelos flexores.

— O olhar chega à horizontal em último lugar.

Inclinação lateral — Vista de costas.

Quando a pessoa se inclina lateralmente à direita, depois à esquerda, deixando a mão deslizar pela face externa da coxa, o movimento é perfeitamente simétrico:

— nas asas ilíacas,

— nos oblíquos,

— nos espinhais,

— na mobilidade raquidiana.

B — SISTEMA RETO

OBSERVAÇÃO 4: *Enrolamento do tronco*

Coordenado — A pessoa, em decúbito dorsal, deve-se sentar sem a ajuda das mãos, acocorar-se, reeguer-se.

— Báscula da cabeça: mesmo movimento que no "sim", a cabeça se ergue, o rosto se orienta para a frente, a mais ou menos 45°; depois, o pescoço se enrola, os braços avançam, enquanto o tórax se flete e se enrola e o esterno se abaixa; depois os retos do abdômen trazem à posição sentada, as pernas se flexionam, os braços avançam para diante dos pés, o tronco continua a se enrolar sob a tração da cabeça. Quando esta chega à frente dos pés, a bacia deixa o chão e a pessoa está acocorada. Ela continua apoiada no antepé; a tensão se propaga aos glúteos e a pessoa desdobra quadris e joelhos ao mesmo tempo. Ela se ergue com a bacia ereta na primeira tentativa.

O tensionamento da nuca é imediato, não há lordose lombar.

Mal coordenado — Não há báscula da cabeça no início do movimento; a pessoa puxa a cabeça com os esternos, com o rosto voltado para o teto, erguendo e avançando os ombros e, quando o pescoço chega a um certo grau de lordose, a pessoa bascula a cabeça para a vertical; os braços estão para a frente e as cabeças umerais, salientes. Em geral, a pessoa não chega a se sentar sem a ajuda das mãos. Ela empurra o esterno para a frente mediante tensão dos espinhais; isso se acentua fortemente na quinta lombar, a bacia se acomoda enquanto o dorso está longe da vertical.

Não há nenhum enrolamento progressivo da coluna, mas uma extensão cervical, e depois lombar.

OBSERVAÇÃO 5: *Endireitamento*

Coordenado — A pessoa está sentada no chão, calcanhares próximos aos glúteos, mãos diante dos joelhos.

Quando se endireita: os espinhais endireitam a coluna a partir do sacro. Não há saliência das espinhosas lombares, nem inversão dorsal ou cervical. Todas as espinhosas aparecem igualmente sob a pele; a nuca é alongada e o olhar, horizontal; os ombros se encaixam para baixo, enquanto as últimas costelas se abrem; os retos do abdômen estão tensionados e o esterno, abaixado (prevenir a pessoa para que não arredonde o tórax para a frente).

Mal coordenado — Nesse exercício, a pessoa se coloca em cifose lombar e lordose dorsal, e quanto mais ela trabalha a extensão mais acentua sua inversão; mais o esterno é empurrado para a frente e os ombros, erguidos.

OBSERVAÇÃO 6: ***O tronco serve de apoio entre mãos e pés***

Coordenado — O tronco apóia o trabalho das mãos e dos pés quando a pessoa faz o movimento de empurrar (por exemplo, uma mesa); a pessoa coloca as duas mãos na beirada da mesa, à distância de cerca de um braço; coloca um pé para trás, outro para a frente, depois empurra a mesa:

— endireitando a bacia;

— utilizando glúteos e abdominais;

— abrindo a parte inferior do tórax para aí apoiar as escápulas, que se abaixam, enquanto a nuca é tensionada com os músculos hióideos e vertebrais.

O tronco é apoiado em posição de coordenação. O deslocamento do móvel é relativo, sobretudo no impulso dos membros inferiores.

Mal coordenado — A pessoa se posiciona elevando os ombros, depois lordosa a coluna cervical e empurra a mesa com os espinhais em lordose lombar. Ela bascula a bacia para a frente, o que impede o trabalho normal dos glúteos e o dos membros inferiores.

C — SISTEMA CRUZADO

OBSERVAÇÃO 7: ***Sentar de um glúteo a outro***

Coordenado — O exercício aciona o sistema cruzado do modo mais criterioso, tentando limitar a ação dos membros e estabilizando o sistema reto:

Sentado em um glúteo, com as pernas fletidas, os dois pés próximos do glúteo oposto, braços cruzados. Manter a cabeça para diante, acima dos joelhos, nuca alongada; trata-se de aumentar o trabalho do sistema reto e inverter o trabalho dos oblíquos para sentar no outro glúteo. A pessoa não deve ajudar com os braços, nem endireitar a cabeça e a coluna em extensão, mas ficar enrolada para a frente. Cabeça e joelho são os pontos fixos; ela não deve esticar os joelhos ao passar à posição intermediária.

Mal coordenado — A cabeça não fica acima dos joelhos. A pessoa se endireita com os joelhos em extensão, depois deixa-se cair para o outro lado, sem amortecimento.

OBSERVAÇÃO 8: ***Pescoço***

Coordenado — A pessoa deve girar a cabeça avançando a escápula, para levar a boca sobre a cabeça umeral, como a criança que enxuga a boca no ombro; a nuca deve ficar alongada e o tronco, ereto. Esse movimento controla a amplitude das primeiras articulações vertebrais, o trabalho dos esternos, a liberdade da escápula (fase superior do movimento de coordenação), e a amplitude do trapézio.

Mal coordenado — A pessoa põe a boca sobre o braço, ela não consegue girar a cabeça com facilidade, ela fica de três quartos, com um movimento pouco harmonioso.

OBSERVAÇÃO 9: ***Sentar, olhar para trás***

Coordenado — Esse exercício é para controlar a utilização do sistema cruzado no âmbito do tórax: o movimento se inverte entre o tórax superior e inferior. A pessoa fica sentada com as pernas presas ao pé da cadeira, para imobilizar a bacia: girar a cabeça para trás até que a parede do lado oposto apareça no campo visual (se girar para a direita, ver a parede à esquerda).

Observar a importância do movimento do pescoço em relação ao do tronco. Os ombros devem estar perpendiculares à bacia. A pessoa deve apoiar-se espontaneamente na coxa direita com a mão esquerda, para forçar a torção.

Mal coordenado — a pessoa gira a coluna cervical, o movimento do tórax é insignificante, a bacia e os ombros não chegam a ficar perpendiculares.

D — RESPIRAÇÃO
(ver nota página 133)

OBSERVAÇÃO 10

Resumo muito sucinto da respiração que, em caso algum, pode substituir o exame respiratório.

Coordenado — *Respiração global* — Decúbito dorsal, joelhos fletidos: observar a amplitude.

Respiração nasal superior: controlá-la fechando levemente o nariz no bordo das cartilagens das fossas nasais. As pessoas que só utilizam o meato inferior não se sentem nada incomodadas.

Diafragma: colocar uma das mãos no tórax, a outra no ângulo esterno-costal inferior; peça que imobilize o tórax e respire apenas com a barriga; a pessoa consegue isso espontaneamente, sem movimento de espinhais em lordose. A contração é brusca na inspiração.

Tórax inferior: deitada ou sentada com as pernas cruzadas em lótus, mãos colocadas nas últimas costelas, dedos apontados para a coluna, a pessoa deve fixar o esterno com os retos do abdômen e inspirar, abrindo as últimas costelas.

Tórax superior: sentada com as pernas cruzadas em lótus, a pessoa deve inspirar abrindo o tórax superior lateralmente em direção à cabeça umeral. Quanto mais o tórax se abre, mais ela alonga a nuca e abaixa as escápulas, que servem de apoio aos músculos inspiratórios acessórios.

Mal coordenado — *Respiração global* de pequena amplitude, cerrada.

Nasal superior: a pessoa só utiliza o meato inferior.

Diafragma: Não pode aspirar; o diafragma é pouco utilizado e, freqüentemente, em respiração paradoxal.

Tórax inferior: permanece em expiração.
Tórax superior: permanece em inspiração.

E — CONTROLE DO COMANDO
(Ver nota página 138, relaxamento)

OBSERVAÇÃO 11: ***Possibilidade de inibição e de contração controladas.***

O relaxamento é uma inibição, uma redução do tônus. Isso pressupõe que a pessoa tenha um comando voluntário; é preciso poder comandar para poder inibir; é preciso também que o tônus seja equilibrado:
— Pedir à pessoa que relaxe;
— Pedir contrações e inibições parciais, de um membro, de um músculo, etc.

F — ROSTO

OBSERVAÇÃO 12

Coordenado — O rosto é relaxado; a fronte não é enrugada para cima, as sobrancelhas não são cerradas; a base do nariz é musculosa, a pele não é enrugada; o trecho do canto do olho à narina é longo, flexível, musculoso; as asas do nariz são móveis, mas não exageradamente abertas; as maçãs do rosto não sobem em direção ao canto do olho, mas se dirigem para fora, na direção do osso zigomático; a boca fica fechada, os lábios são tônicos; as comissuras são flexíveis, levemente para cima; o trecho entre a base do nariz e o lábio superior é longo, móvel, bem guarnecido de músculos; o lábio superior dá um impulso para baixo; a saliência do queixo se distribui para a ponta; não há dobra sob o lábio inferior; o ângulo dos masseteres é bem demarcado.

Mal coordenado — Rosto tenso ou sem tônus, expressão facial pobre; nariz pouco carnudo na base, em geral enrugado; os zigomáticos sobem na direção do canto dos olhos, puxados pelo levantador comum; a musculatura do lábio superior não é desenvolvida; os lábios são grossos e moles ou muito finos e pouco utilizados e a boca fica aberta; a saliência do queixo sobe e empurra o lábio, como para "fazer beiço"; as comissuras são puxadas para baixo; os bucinadores são retraídos e o canto dos lábios desaparece sob um volume carnudo.

Exercícios

Coordenado — Enrugar a fronte — juntar as sobrancelhas — fazer mexer o bordo do couro cabeludo; fechar um olho, depois o outro; cerrar os lábios para arredondar a boca em "O", empurrá-los para frente em "U"; o sorriso puxa o canto dos lábios para as orelhas, mas o lábio superior não sobe (levantador comum após um enrugamento do nariz); tocar o lábio superior com a ponta da língua, a goteira se aprofunda; a mímica rebaixa a ponta do queixo, com a saliência, e eleva as duas porções laterais, com o depressor do ângulo da boca, e o conjunto desse movimento forma o "U" do queixo.

O canto dos lábios nunca é puxado para baixo; a fala desenha o "U" dos zigomáticos e o do queixo; os lábios se fecham com todo o contorno da boca, ao qual se junta a contração do orbicular (os lábios se tonificam, enrugam-se), o bucinador se deixa alongar; os lábios são bastante móveis durante a fala, as bochechas formam-se em "U", a pronúncia é clara. Mostrar a língua na direção do lábio inferior, depois do superior, depois em direção das comissuras direita e esquerda, com a mandíbula imóvel; espalhar a língua na largura, depois contraí-la em ponta; mastigar sem abrir a boca; deglutir (sentir masseter e laringe). O conjunto do rosto é móvel, a mímica é variada, o olhar é móvel, e a cabeça pode segui-lo facilmente.

Mal coordenado — O trecho entre o lábio superior e a base do nariz é mole, sem músculos; o sorriso enruga o nariz e eleva o lábio superior na direção das narinas; a saliência do queixo sobe na direção do lábio: o "U" dos zigomáticos não aparece; a boca em geral fica aberta; a pronúncia labial é tosca; em geral, o olhar não segue o gesto, é pouco móvel.

Controle manual. Estado dos tecidos

Coordenado — Nenhuma aderência da pele, que é maleável, especialmente:
— no couro cabeludo,
— na fronte,
— na região do temporal,
— na ligação das asas do nariz,
— na base do nariz,
— no contorno dos lábios,
— acima da saliência do queixo,
— no depressor do ângulo da boca em sua inserção no bordo maxilar,
— em torno das orelhas,
— no músculo occipital.

Músculos e aponeuroses não devem aderir ao osso, devem ser bastante longos e flexíveis, ter volume. Isso é particularmente evidente para:
— o prócero,
— o nasal, porção transversal,
— o levantador do lábio superior e da asa do nariz,
— os zigomáticos, que não devem subir em direção do olho, em suas inserções inferiores puxadas pelo levantador comum,
— o levantador do ângulo da boca e o mirtiforme,
— o bucinador,
— o depressor do ângulo da boca.

Mal coordenado — Aderência da pele em todos os níveis; insuficiência dos músculos: prócero, porção transversa do nasal, levantador do ângulo da boca, mirtiforme, zigomáticos; retração dos levantadores do lábio superior e da asa do nariz, depressor do ângulo da boca; hipertonia dos bucinadores.

G — CONTROLE MANUAL DO TRONCO

SISTEMA RETO

OBSERVAÇÃO 13: *Reação dos flexores*

Coordenado — Pessoa sentada no chão, com as pernas alongadas; colocar-se atrás dela, sustentar a parte superior do tórax, colocar uma das mãos no esterno, na altura da terceira costela: dar pequenas sacudidas na direção da bacia. Essas sacudidelas são para desencadear uma contração muscular e não para dar um empurrão. Não consistem, então, em apoios. O observador deve proceder a uma extensão com a mão, bruscamente, e uma flexão imediata, antes que ocorra um deslocamento, como quando se estala um chicote, mas com um deslocamento extremamente pequeno. A sacudidela deve ser orientada do esterno ao púbis; ela excita os retos do abdômen.

Segundo a amplitude do movimento e seu ritmo, obtemos:

— Movimentos intensos com amplitude de alguns centímetros, os retos reagem puxando o indivíduo para a frente;

— Movimentos rápidos, associados a uma expiração reflexa;

— Movimentos mantidos sob forma de vibração; pedir então à pessoa que deixe vibrar as cordas vocais com a boca fechada.

Mal coordenado — No exercício precedente, não obtemos:
— nem reação dos retos;
— nem expiração;
— nem som vibratório.

ESTADO DOS TECIDOS — Músculos.

Tendem a encurtar:
— trapézios superiores e médios;
— músculos que vão do osso hióide à ponta do queixo;
— intercostais;
— oblíquos internos inseridos nas últimas costelas;
— espinhais cervicais e lombares.
Tendem a alongar:
— músculos que vão do osso hióide à orelha;
— retos abdominais;
— peitoral menor;
— períneo.

Aponeuroses e pele: tendem a ser *muito curtas* no pescoço (sem dar liberdade à laringe entre os esternos); na nuca (sobretudo entre occipital e áxis); no esterno e nas cartilagens costais; no bordo inferior do tórax, entre o bordo dos retos e a décima-segunda costela; entre a borda inferior do tórax e a asa ilíaca; entre as apófises transversas e as aponeuroses dos espinhais e glúteos sobre o sacro.

Tendem a ser *muito longos*: na bainha dos retos do abdômen: na linha alba muito larga; no ângulo costal (região da sexta à décima costela); no pescoço, entre mastóide e queixo.

SISTEMA CRUZADO

OBSERVAÇÃO14: *Dissociação bacia-tórax*

Coordenado — É um movimento elementar de torção, que evidencia o bloqueio do sistema cruzado.

Pessoa em decúbito dorsal, pernas fletidas: colocar uma das mãos no esterno, para controlar a imobilidade do tórax, enquanto a outra mão toma os joelhos para trazê-los até a vertical, depois bascula-os da direita para a esquerda até o chão. O movimento deve ser completamente livre, sem bloqueio, os ombros ficam no chão, sem esforço.

Mal coordenado — O tórax segue os membros inferiores ou refreia consideravelmente o balanceamento do movimento.

OBSERVAÇÃO 15: *Manipulação em flexão-extensão cruzada*

Esse movimento evidencia o movimento da camada profunda, de flexão, e superficial, de extensão de cada lado.

Ele permite controlar a relação entre o movimento das primeiras e das últimas costelas.

Coordenado — Pessoa em decúbio lateral, perna inferior alongada, perna superior fletida, braço relaxado à frente.

Tomar a base do pescoço em uma das mãos e exercer uma pressão sobre as primeiras costelas com a ponta dos dedos; enquanto o ombro é mantido com a palma da mão, envolver com a outra as últimas costelas; fazer um movimento em sentido oposto, que deitará em flexão as costelas, umas sobre as outras, sem aproximar as duas mãos mas, ao contrário, separando-as, para imprimir às costelas um leve deslizamento, como num movimento de gaveta; fazer o movimento inverso que abre o tórax em extensão, apoiando a mão superior, com a palma para trás do ângulo da escápula, para empurrar o tórax para a frente, enquanto a outra mão abre as últimas costelas para trás. A passagem de um movimento ao outro deve ser facilmente conseguida pela pessoa: ela acompanha espontaneamente com a cabeça e com a bacia, e o tônus é quase de relaxamento.

Estado dos tecidos (músculos, aponeuroses, pele):

Pessoa em decúbio lateral, braço erguido. Observar os espaços intercostais; devem estar igualmente afastados, no comprimento e entre si.

A pessoa mantém a bacia vertical e gira o tórax para trás, para colocar os ombros no chão.

Os oblíquos devem ter comprimento suficiente entre a espinha anterior, o bordo voltado para o chão e o tórax oposto.

Outros músculos: como no sistema reto.

Mal coordenado — Na flexão, o tórax superior não se flete, não desliza em movimento de gaveta; na extensão, o tórax inferior não se abre, a região lombar não se alonga.

OBSERVAÇÃO 16: *Escápula*

Coordenado — O equilíbrio entre as trações musculares deve deixar a escápula livre na manipulação.

Tomar na palma da mão a cabeça umeral e, com a outra, o ângulo inferior da escápula; bascular a apófise coracóide no sentido de peitoral menor; trazê-lo até a boca; encaixá-lo, levando o ângulo inferior da escápula para a coluna.

O trapézio não deve reter em sentido algum.

ESTADOS DOS TECIDOS* — A contração do peitoral menor não deve ser limitada pelo trapézio médio e, eventualmente, superior; deve ser possível encaixar manualmente a escápula e trazer a ponta na direção da coluna deslizando o polegar do lado do bordo externo, sem que seja retido pelo feixe inferior do serrátil anterior. O trapézio superior deve ser aberto na coluna cervical e sua massa se prolongar verticalmente, pelos trapézios médio e inferior. Deve ser suficientemente flexível para que se possa passar os dedos entre o plano do trapézio e o dos longo e semi-espinhal da cabeça. O feixe inferior do peitoral maior deve ser espalhado bem embaixo, não levando o peitoral menor para cima por aderência aponeurótica.

* Examinamos minuciosamente o estado dos tecidos. Mas aqui só fazemos uma abordagem superficial.
A textura da pele, as aderências, a retração das fáscias, sua falta de liberdade no momento de pôr em ação os encadeamentos da coordenação motora serão elementos importantes, sobre as quais será necessário agir durante a reeducação dessa coordenação. (N.A.)

CAPÍTULO III

MEMBROS INFERIORES

I. CONSTITUIÇÃO DE CONJUNTO
(fig. 84)

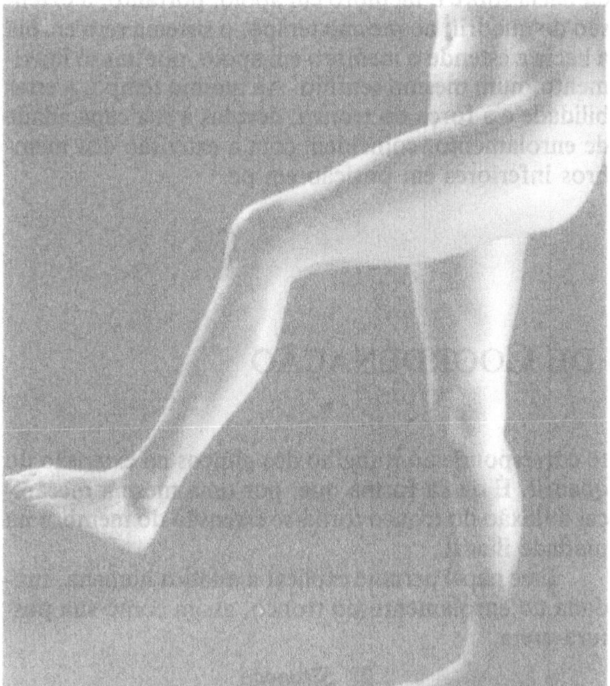

FIG. 84 — As três unidades de coordenação do membro inferior.

O membro inferior é formado por três unidades de coordenação (fig. 85):

— Uma esférica:
o pé, que dirige o movimento.

— Duas transicionais:
a unidade ilíaca, que faz o membro inferior participar do tronco;
a perna, que transmite tensão e movimento ao pé.

A unidade de coordenação esférica constituída pelo *pé é recuada até a extremidade distal:* é ela que organiza o movimento e se relaciona com o tronco. As duas unidades transicionais formam uma longa mola, que pode impulsionar o tronco para cima, a partir do pé.

Vemos que o membro inferior poderá manter o tronco ereto sobre o pé por causa da disposição ponta-a-ponta de suas unidades transicionais: comparativa-

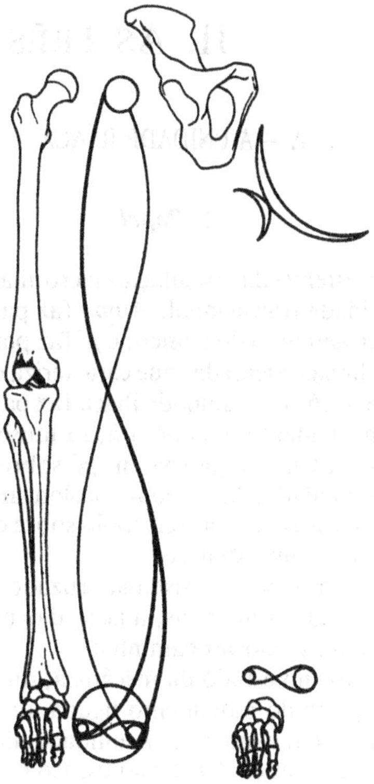

FIG. 85 — As três unidades do membro inferior: "unidade ilíaca", "perna", "pé".

mente, o tronco tem um equivalente, uma unidade de enrolamento (o sistema reto) e, de cada lado, o movimento em linhas quebradas do sistema cruzado (comparável a duas unidades transicionais); no tronco, a unidade de enrolamento é central e não localizada na extremidade, como acontece com o pé, na ponta da perna.

De ambos os lados, o sistema cruzado prolonga as duas unidades transicionais (perna e unidade ilíaca), como que formando uma terceira, mas os dois lados do tronco são articulados pelo sistema reto. É aí que se constrói o movimento recíproco dos membros, pelo sistema cruzado — flexão de um lado, extensão do outro — prolongando-se até os pés (fig. 86).

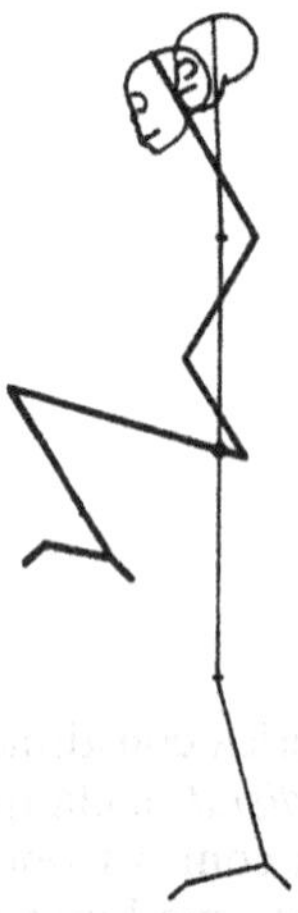

FIG. 86 — Movimento recíproco partindo do sistema cruzado.

Assim, o movimento dos membros inferiores — o caminhar — aciona todo o tronco, porque é na cabeça que começa o movimento lateralizado do tronco para fletir a perna e, assim, propagar-se até o pé.

Veremos que, inversamente, quando o pé dirige o movimento, isto é, quando o apoio do membro inferior não está mais no tronco, como na flexão, mas no chão, há um dispositivo de ossos e músculos que reúne a atividade dos flexores e extensores em um sentido único, o da extensão.

Assim, o movimento parte do pé para estender o membro inferior e endireitar o tronco até a cabeça.

Todo movimento dos membros inferiores só pode ser estudado em seu desenrolar completo, da cabeça aos pés e dos pés à cabeça. É por isso que o recém-nascido faz seus primeiros exercícios de preparação para o caminhar quando deglute com seus flexores.

Os membros superiores são mais complexos e a mobilidade das escápulas permite que tenham uma certa independência. Os membros inferiores, ao contrário, são solidários ao tronco, do qual são o prolongamento.

Observemos que o enrolamento do tronco se traduz por um endireitamento da bacia, com asas ilíacas para trás, correspondendo ao movimento de extensão da bacia sobre o membro em apoio, portanto, à extensão do quadril: ao mesmo tempo, o sistema reto enrola a bacia e estende o membro em apoio, por um só movimento, num mesmo sentido. Ao mesmo tempo, a estabilidade e a força do tronco, devidas à sua capacidade de enrolamento, coincidem com a extensão dos membros inferiores em posição em pé.

II. As Três Unidades de Coordenação

A — A UNIDADE ILÍACA

1º *Papel*

Ela se estende da articulação sacro-ilíaca ao cótilo. É uma unidade transicional. *Ainda* faz parte da estrutura de enrolamento do tronco, e *já* faz parte do movimento em linhas quebradas que caracteriza os membros.

Como o tórax, a unidade ilíaca faz parte da mecânica de enrolamento quando a ação muscular é simétrica. Dessa forma, a pessoa em pé sobre os dois pés utiliza suas unidades ilíacas como prolongamento do sistema reto, para estabilizar seu apoio sobre os dois membros inferiores em extensão.

Quando funciona o sistema cruzado e as trações musculares são assimétricas, a ação das unidades ilíacas se inverte, como no caminhar.

Veremos, no estudo da mecânica, que sempre haverá uma parte do movimento ligada ao sistema reto e outra, ao sistema cruzado. A unidade ilíaca se divide entre o papel de apoio ligado ao tronco e o papel dinâmico do membro. A articulação sacro-ilíaca participa do enrolamento do tronco porque a asa ilíaca se abre para trás pela ação do períneo. Esse mesmo movimento corresponde ao trabalho dos glúteos na extensão do quadril. É dessa forma que, por uma mesma mecânica, a flexão do tronco torna-se extensão do membro na unidade ilíaca.

Esse papel permite explicar a estática humana, fundada no enrolamento do tronco, assim como sua postura ereta.

2º *Situação*

Os dois elementos esféricos da unidade ilíaca são côncavos: de um lado, o cótilo; do outro, a curva inferior da bacia, articulada pela sacro-ilíaca e pelo púbis (fig. 87). Consideraremos apenas esse movimento sacro-ilíaco, pois essa articulação tem um movimento real, enquanto o púbis é apenas um ponto de apoio móvel que possibilita o movimento sacro-ilíaco.

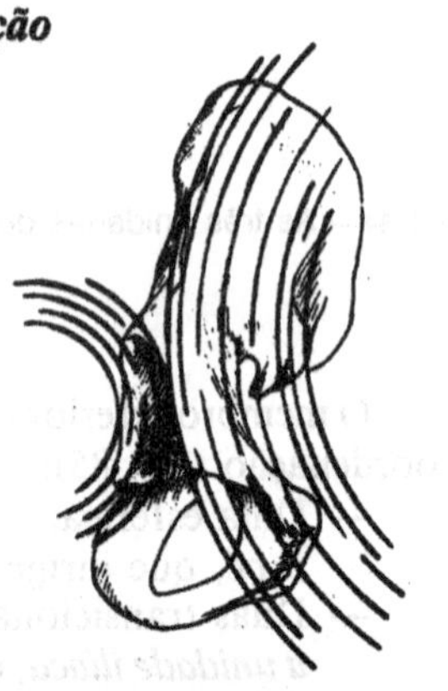

FIG. 87 — As duas superfícies esféricas da "unidade ilíaca" são côncavas.

Os eixos que unem os elementos esféricos são as linhas de força horizontais da bacia: a linha arqueada do ilíaco é, essencialmente, um apoio; as duas outras determinam o grau de abertura e, assim, a orientação da crista ilíaca, e têm um caráter dinâmico: elas agem sobre a articulação sacro-ilíaca e sobre a orientação do cótilo.

Observemos o movimento da unidade ilíaca nos ossos na extensão.

3º *Enrolamento da bacia. Extensão do quadril*

a) **Movimento dos ossos** — A unidade ilíaca interliga o movimento do tronco e do fêmur. Ela se une à coluna através da sacro-ilíaca; através do púbis se une ao pilar anterior, participando assim do sistema reto; através da asa ilíaca, participa do movimento do sistema cruzado; através do cótilo, da atividade do membro.

PARTICIPAÇÃO NO ENROLAMENTO DO TRONCO:

SACRO-ILÍACA — O movimento de enrolamento, como já vimos, leva as sacro-ilíacas em contranutação e abre as asas ilíacas para trás. É o movimento de endireitamento do tronco com o oblíquo externo.

CÓTILO — A aproximação dos ísquios torna mais oblíquo o eixo que vai do ísquio à crista ilíaca, e também o teto do cótilo orienta-se *mais para fora* e cobre uma extensão maior da cabeça femural.

O endireitamento da bacia *orienta o cótilo para trás* sobre a cabeça femural e traz a espinha ilíaca ântero-inferior para cima dela, juntado em feixe, no alto do teto, os tendões dos músculos que aí se inserem. Nesse movimento de endireitamento, o cótilo se orienta para trás e para fora, à medida que a crista ilíaca se abre para o plano frontal (fig. 88).

O movimento de enrolamento da bacia observado no cótilo corresponde à extensão do quadril.

A que mecanismo muscular corresponde esse movimento?

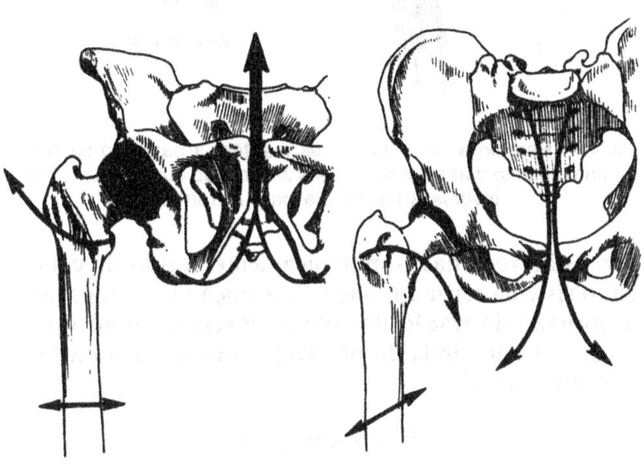

FIG. 88 — O movimento do quadril resulta de um movimento simultâneo da bacia e do fêmur.

b) **Mecânica muscular** — SACRO-ILÍACA. O movimento fundamental das sacro-ilíacas foi observado com o sistema reto e resulta do trabalho do períneo.

CÓTILO — A orientação particular que o trabalho do períneo dá ao cótilo corresponderá ao movimento de certos músculos monoarticulares pertencentes às duas unidades de coordenação ao mesmo tempo: unidade ilíaca e perna, porque agem sobre o movimento da cabeça femural no cótilo. Partindo do sacro, após o períneo, o piriforme ultrapassa o ísquio para se inserir no fêmur (fig. 89). Quando o períneo e o piriforme se contraem, os ísquios se aproximam, e a cabeça femural gira para fora. Esse movimento dá início ao movimento do quadrado crural, músculo situado também entre o ísquio e o fêmur. O trabalho desses músculos é prolongado pelo dos *obturadores*.

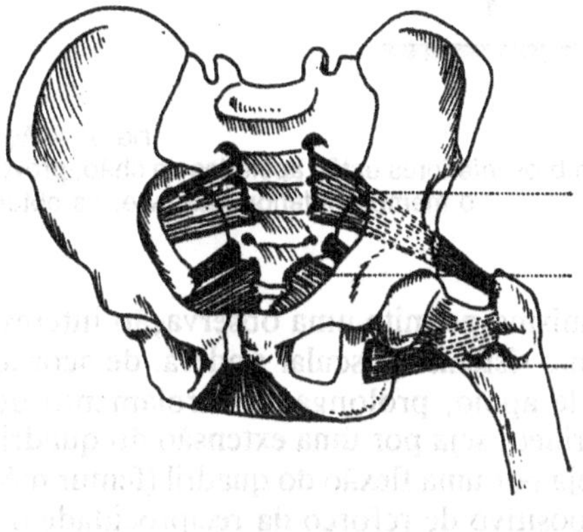

FIG. 89 — Passagem do movimento: do períneo aos pelvitrocanterianos.

No membro inferior, podemos observar duas condições de trabalho:

— Fêmur fixo apoiado no chão: o cótilo se mobiliza em relação à cabeça femural, que serve de elemento estável.

— Fêmur sem qualquer apoio: é a cabeça femural que se mobiliza no cótilo.

Quando o apoio está no chão, a orientação dos obturadores, oblíqua e para baixo, forçará ao máximo a rotação externa, portanto, a extensão do quadril.

Esse trabalho dos pelvitrocanterianos é prolongado pelos glúteos: a tensão atingirá o máximo e os flexores do quadril serão completamente alongados.

Quando o apoio é na bacia, a mecânica é bem outra. Os obturadores contornam por baixo a espinha ciática para subir, obliquamente, acima do trocanter maior. A tração sobre o trocanter maior fará com que este bascule na direção da espinha ciática. Esse movimento nada mais é que o início da flexão; esse esboço de flexão é possível devido à distância relativamente importante entre o ponto de apoio da cabeça femural e a inserção dos obturadores (fig. 90). Essa flexão é rapidamente assimilada e ampliada pelo pectíneo e o adutor curto. Toda essa flexão se situa numa rotação externa, e se unirá ao trabalho do psoas.

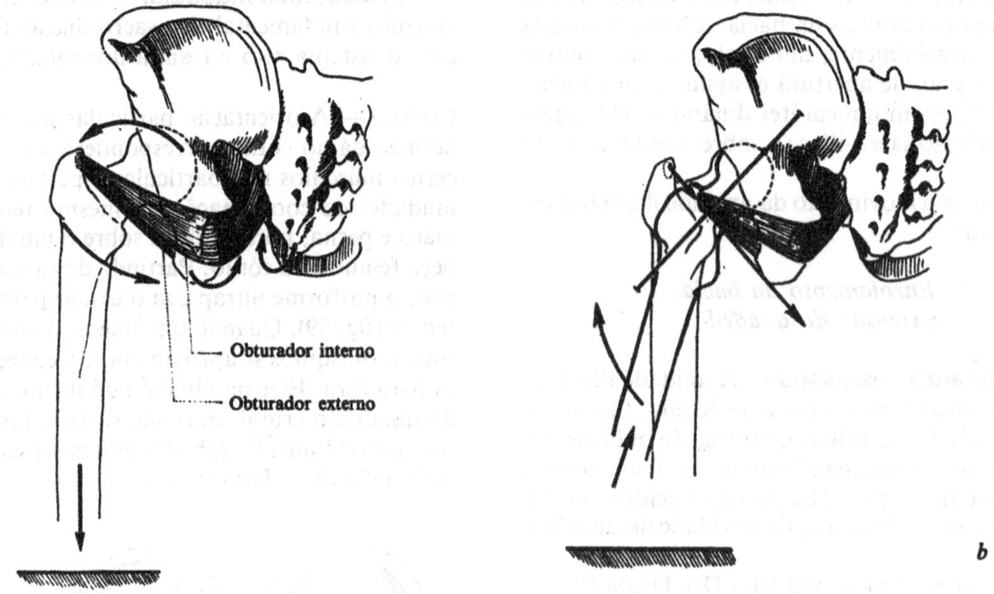

FIG. 90 — Ação dos obturadores.
a) Quando os membros inferiores estão apoiados no chão, provocam a rotação externa do fêmur e o endireitamento da bacia. b) Quando o membro inferior está livre, os obturadores, por sua orientação, iniciam a flexão.

Esse mecanismo permite uma observação interessante: um mesmo sistema muscular poderá, de acordo com o ponto de apoio, prolongar o enrolamento do tronco pelo períneo, seja por uma extensão do quadril (fêmur fixo), seja por uma flexão do quadril (fêmur móvel). É um dispositivo de reforço da reciprocidade do movimento. Ele não age só, mas se insere no conjunto da reciprocidade: sistema cruzado, inversão do trabalho dos músculos dos membros inferiores no apoio (que veremos mais tarde). Já passamos ao mecanismo de flexão. Observemos os movimentos dos ossos da unidade ilíaca na flexão.

4º *Enrolamento da bacia* *Flexão do quadril*

Mecanismo dos ossos e dos músculos — O movimento de flexão bascula a asa ilíaca para a frente pelo mecanismo do sistema cruzado; com o oblíquo interno, esse movimento é prolongado pela tração do músculo ilíaco e, portanto, do psoas, que flexiona o quadril. Ele inicia a tração dos músculos das espinhas anteriores.

Assim, todas essas trações para a frente acarretariam um importante movimento de nutação da sacroilíaca se, na altura do ísquio, a estrutural axial não mantivesse constante, em sentido oposto, o movimento de enrolamento (fig. 91). Isso permite, apesar de tudo, um certo jogo da sacro-ilíaca, e todo o equilíbrio da unidade ilíaca está ligado à relação desses dois mecanismos, que devem se opor harmoniosamente.

Nessa flexão, onde colocar a relação de reciprocidade dos obturadores? Após a fase de extensão do passo, no instante em que o membro em extensão se liberta do peso do corpo. Então, todas as forças de flexão estão reunidas, simultaneamente: vindo da cabeça, o sistema cruzado, que leva à tração dos iliopsoas; a inversão da tração dos obturadores; e, como veremos, a flexão vinda do pé. Tudo concorre para a flexão do quadril.

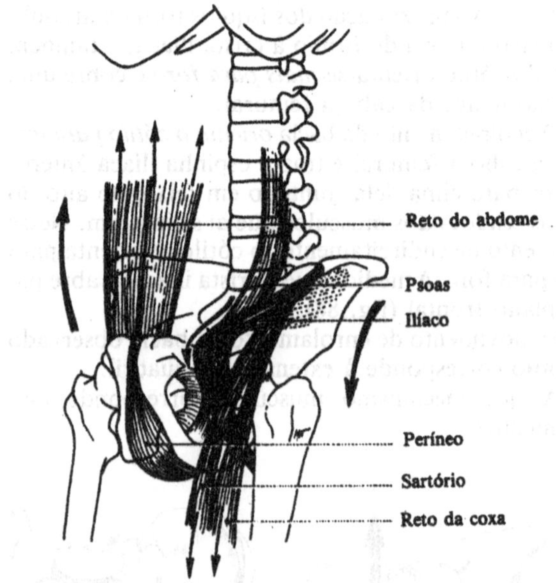

FIG. 91 — Períneo e retos anteriores mantêm a bacia no sentido do enrolamento durante a tração dos flexores do quadril, cuja ação inversa a bascularia para a frente.

5º *Observações*

a) É preciso notar que os flexores monoarticulares do quadril são rotadores externos, como os extensores: obturadores, pectíneo, adutores, iliopsoas, assim como glúteos, pelvitrocanterianos. No estudo da perna, analisaremos o movimento da cabeça femural no cótilo. Porém, observemos desde já que todo o movimento na unidade ilíaca concernente à relação com o fêmur está organizado em um verdadeiro "meio em rotação externa".

b) Embora a unidade ilíaca pertença ao tronco, embora seu equilíbrio seja frágil porque participa dos dois sistemas — da estabilidade e da dinâmica ao mesmo tempo —, embora nela os músculos sejam fortes e sua organização delicada, vemos que ela é um elemento fundamental, capaz de desequilibrar a mecânica do tronco, e também a do membro inferior.

Por isso, qualquer patologia da coordenação motora, seja ela qual for, sempre se traduz por um desequilíbrio da unidade ilíaca, atingindo a articulação da bacia, a sacro-ilíaca L_5-S_1 e a coxo-femural.

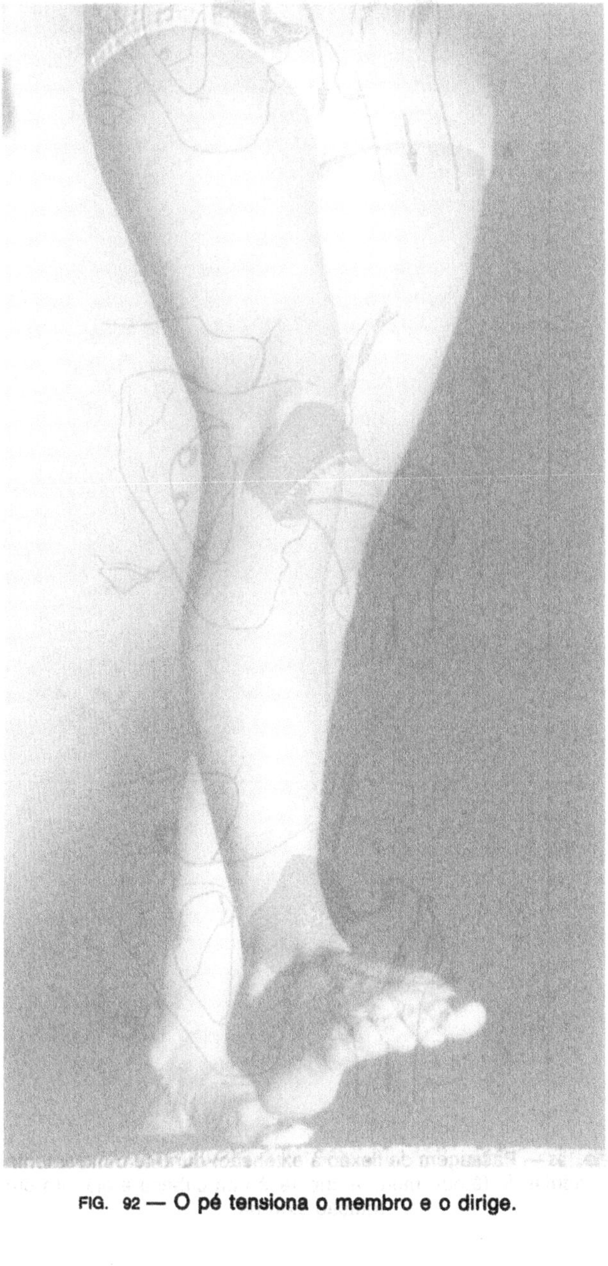

FIG. 92 — O pé tensiona o membro e o dirige.

B — A UNIDADE "PERNA"

1º *Papel*

A unidade "perna" vai da cabeça femural ao pé. O pé é um elemento esférico análogo à mão.

Seu papel depende do longo e potente braço de alavanca que ela constitui. Por intermédio dele, o tronco pode transmitir ao pé o movimento recíproco do sistema cruzado e diferenciá-lo nitidamente em direito e esquerdo.

Se considerarmos o movimento a partir do pé, a perna transmite e amplia o impulso primitivo que parte dele, o pé dirige a perna (fig. 92 e 93).

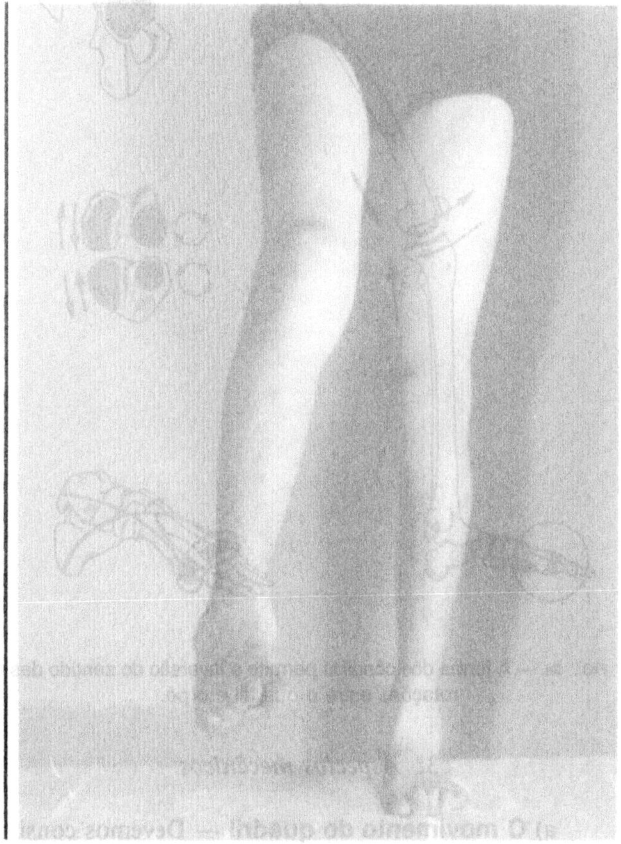

FIG. 93 — Não há tensão, o movimento do membro é um balanceamento.

2º *Situação*

Os elementos que constituem essa unidade de coordenação são (fig. 94):

a) A *esfera femural* e os músculos que a mobilizam. Teremos que levar em conta os pontos de inserção desses músculos e, em particular, no ísquio e nas duas espinhas ilíacas ântero-superiores.

b) A articulação do *joelho*, onde a rotação externa do fêmur se inverte pela rotação interna da tíbia, cujo movimento é prolongado até o primeiro artelho.

c) A articulação *calcâneo-cubóide*, onde a rotação externa do calcâneo, em báscula para fora, se inverte pela rotação interna do cubóide.

Essas rotações invertidas colocam em condições de enrolamento o *arco anterior* do pé, que constitui o segundo elemento esférico, oposto, por sua rotação, à cabeça femural. Voltamos a encontrar aí o princípio da coordenação. Em primeiro lugar, observemos alguns aspectos da mecânica da perna.

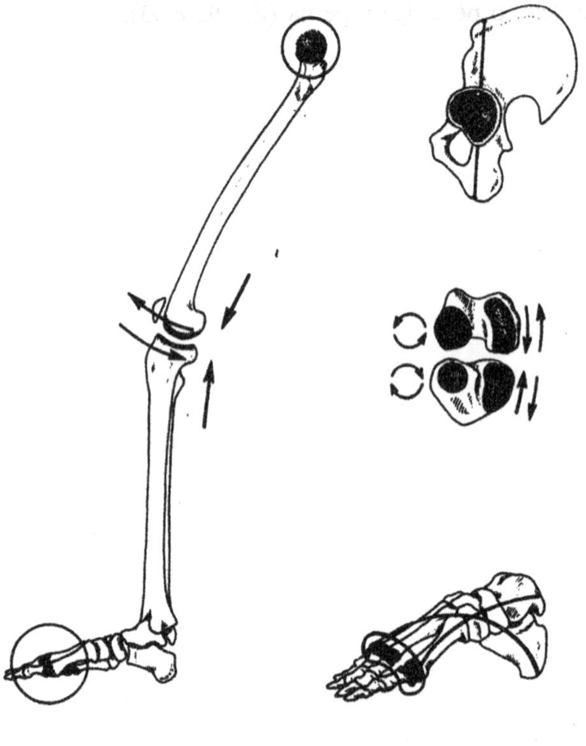

FIG. 94. — A forma dos côndilos permite a inversão do sentido das rotações entre o quadril e o pé.

3º *Aspectos mecânicos*

a) **O movimento do quadril** — Devemos considerar, em primeiro lugar, o movimento do fêmur. A cabeça femural é esférica e se desloca nas três dimensões do espaço.

EXTENSÃO (fig. 95 e 96) — Seu movimento essencial é a extensão, pois o homem foi construído para estar em pé. Vamos observar como se desenrola esse movimento em toda sua trajetória.

Partamos da extremidade oposta, a flexão completa do fêmur, joelho contra o tórax: o que acontece na cabeça femural? Qual é a mecânica do movimento?

O joelho descreve uma curva regular, no plano sagital. Fica de frente, ou seja, o grau de rotação do corpo do osso não muda, o joelho é sempre orientado para a frente (toda rotação interna ou externa significa desequilíbrios patológicos).

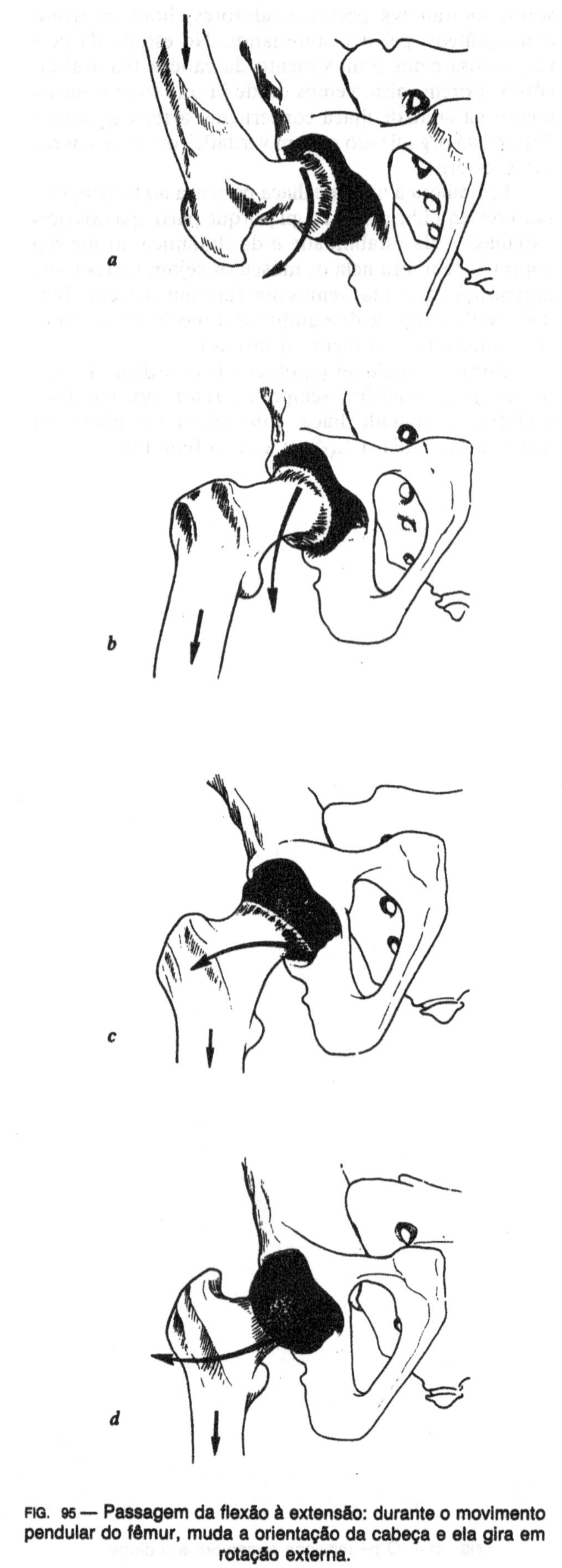

FIG. 95 — Passagem da flexão à extensão: durante o movimento pendular do fêmur, muda a orientação da cabeça e ela gira em rotação externa.

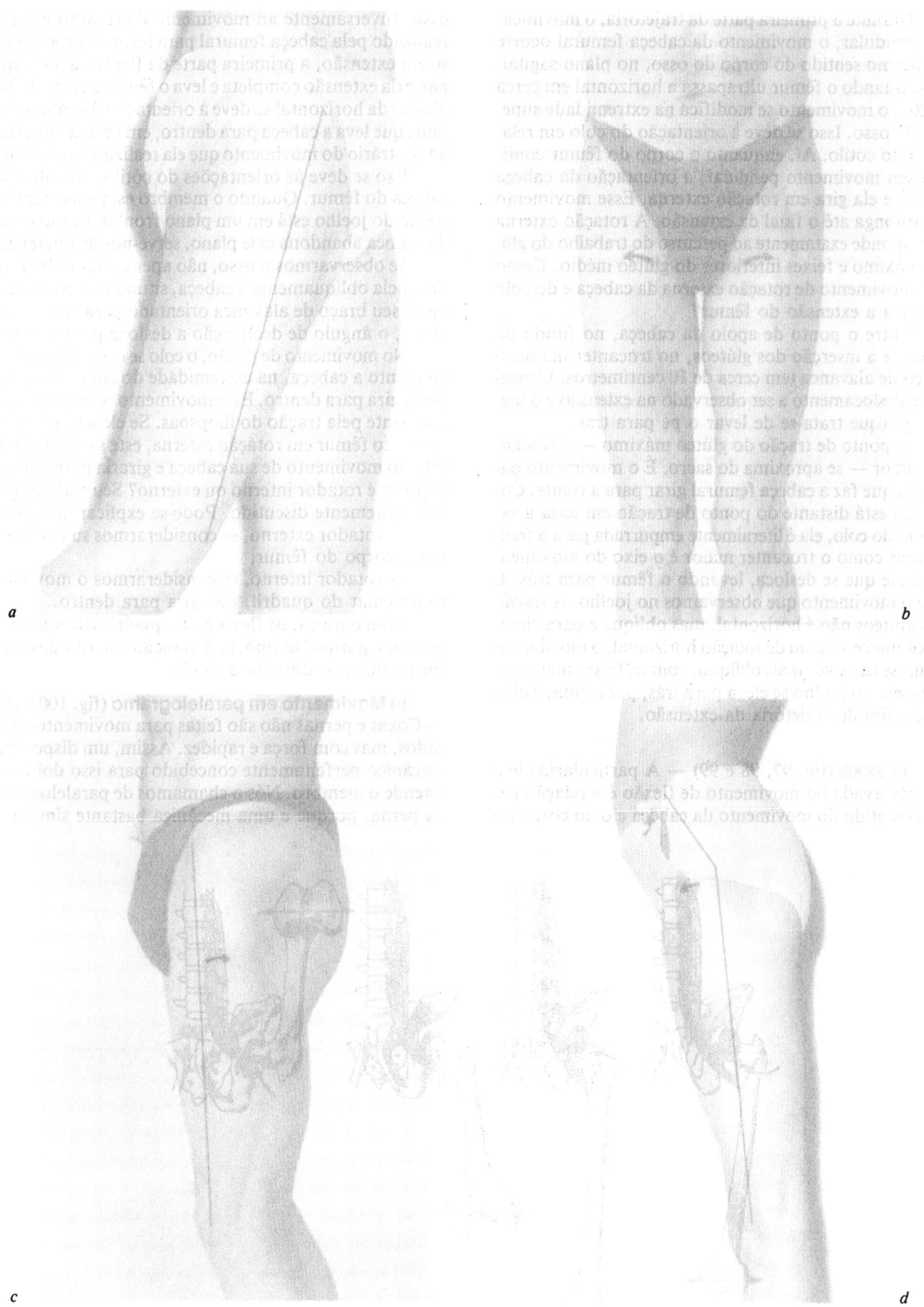

FIG. 96 — **Extensão do quadril: abertura da virilha.**
a) Extensão no caminhar; b) Endireitamento em pé (frente); c) Endireitamento em pé (perfil); d) Bacia basculada para a frente, rotação interna, a virilha está fechada.

Durante a primeira parte da trajetória, o movimento é pendular, o movimento da cabeça femural ocorre no mesmo sentido do corpo do osso, no plano sagital. Mas, quando o fêmur ultrapassa a horizontal em cerca de 20°, o movimento se modifica na extremidade superior do osso. Isso se deve à orientação do colo em relação à do cótilo. Aí, enquanto o corpo do fêmur continua seu movimento pendular, a orientação da cabeça muda, e ela gira em rotação externa. Esse movimento se prolonga até o final da extensão. A rotação externa corresponde exatamente ao percurso do trabalho do glúteo máximo e feixes inferiores do glúteo médio. Como esse movimento de rotação externa da cabeça e do colo provoca a extensão do fêmur?

Entre o ponto de apoio da cabeça, no fundo do cótilo, e a inserção dos glúteos, no trocanter maior, o braço de alavanca tem cerca de 10 centímetros. O ponto de deslocamento a ser observado na extensão é o joelho, porque trata-se de levar o pé para trás.

O ponto de tração do glúteo máximo — o trocanter maior — se aproxima do sacro. É o movimento para trás que faz a cabeça femural girar para a frente. Como ela está distante do ponto de tração em toda a extensão do colo, ela é literalmente empurrada para a frente, mas como o trocanter maior é o eixo do movimento, é ele que se desloca, levando o fêmur para trás. É esse o movimento que observamos no joelho. A tração dos glúteos não é horizontal, mas oblíqua e para cima. Após um certo grau de rotação horizontal, o movimento torna-se cada vez mais oblíquo, com os feixes mais posteriores, e o joelho se eleva para trás, para cima, e chega ao fim da trajetória da extensão.

FLEXÃO (fig. 97, 98 e 99) — A particularidade a ser observada no movimento de flexão é a relação entre o sentido do movimento da cabeça e o do corpo do osso. Inversamente ao movimento de rotação externa realizado pela cabeça femural para levar o corpo do osso em extensão, a primeira parte da flexão, aquela que parte da extensão completa e leva o fêmur a cerca de 20° abaixo da horizontal se deve à orientação do colo do fêmur, que leva a cabeça para dentro, em rotação interna, ao contrário do movimento que ela realizou na extensão.

Isso se deve às orientações do cótilo, do colo e da cabeça do fêmur. Quando o membro está em extensão, o eixo do joelho está em um plano frontal. Como o joelho nunca abandona esse plano, serve-nos de referência.

Se observarmos o osso, não apenas o colo femural distancia obliquamente a cabeça, situada na extremidade de seu braço de alavanca orientado para cima, mas, ainda, o ângulo de declinação a desloca para a frente.

No movimento de flexão, o colo se orienta para trás, enquanto a cabeça, na extremidade do colo, sendo um pivô, gira para dentro. Esse movimento se efetua essencialmente pela tração do iliopsoas. Se ele não levasse o corpo do fêmur em rotação externa, este seguiria o sentido do movimento de sua cabeça e giraria para dentro. O psoas é rotador interno ou externo? Seu trabalho foi freqüentemente discutido. Pode-se explicar que ele é:

— rotador externo, se considerarmos sua ação sobre o corpo do fêmur;

— rotador interno, se considerarmos o movimento articular do quadril, que gira para dentro.

Com o psoas, os flexores do quadril são rotadores externos porque se opõem à rotação interna devida à forma do osso durante a flexão.

b) **Movimento em paralelogramo** (fig. 100 e 101) — Coxas e pernas não são feitas para movimentos delicados, mas com força e rapidez. Assim, um dispositivo mecânico perfeitamente concebido para isso dobra ou estende o membro. Nós o chamamos de paralelogramo da perna, porque é uma mecânica bastante similar.

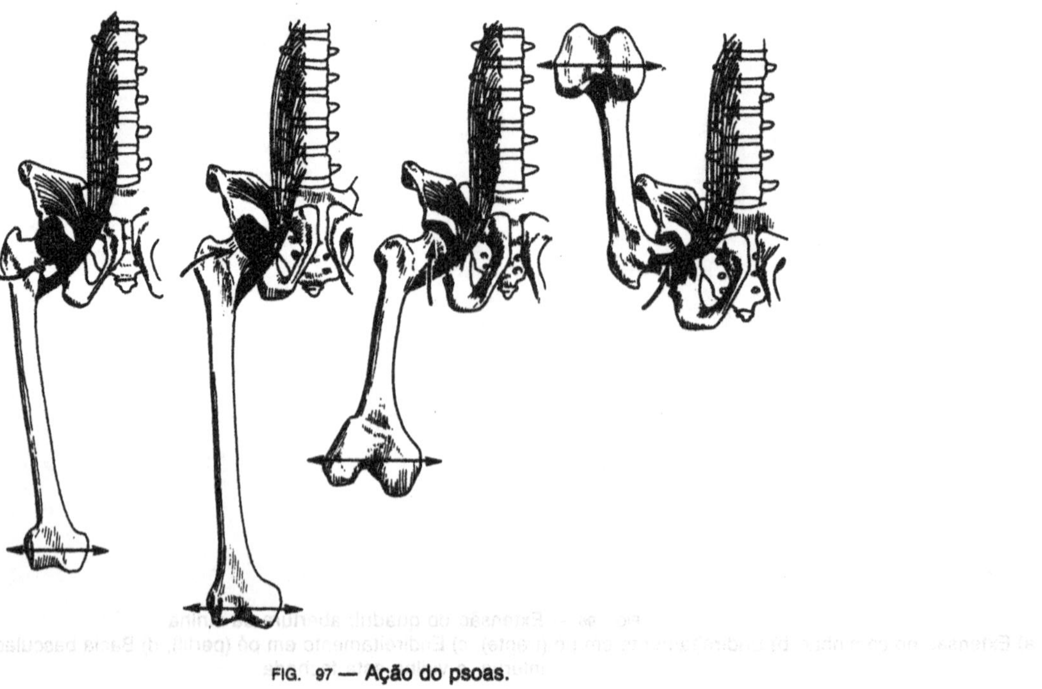

FIG. 97 — Ação do psoas.

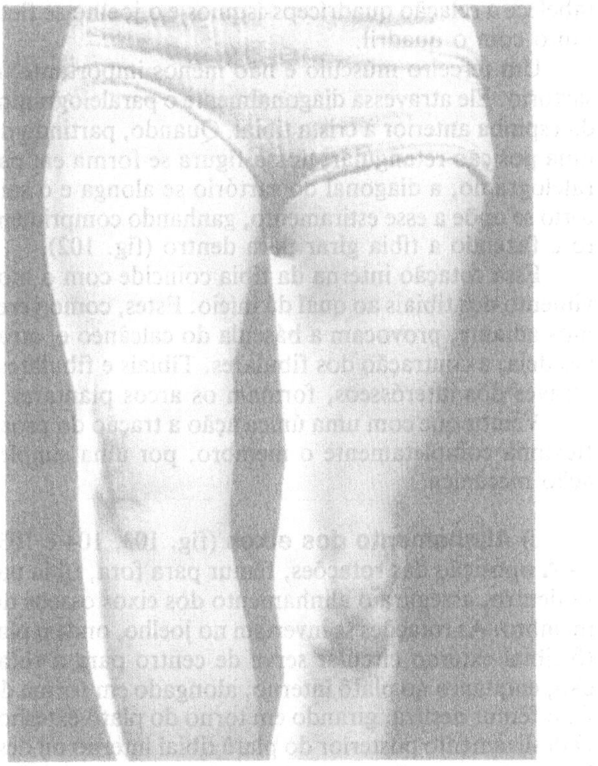

FIG. 98 — Tração do psoas

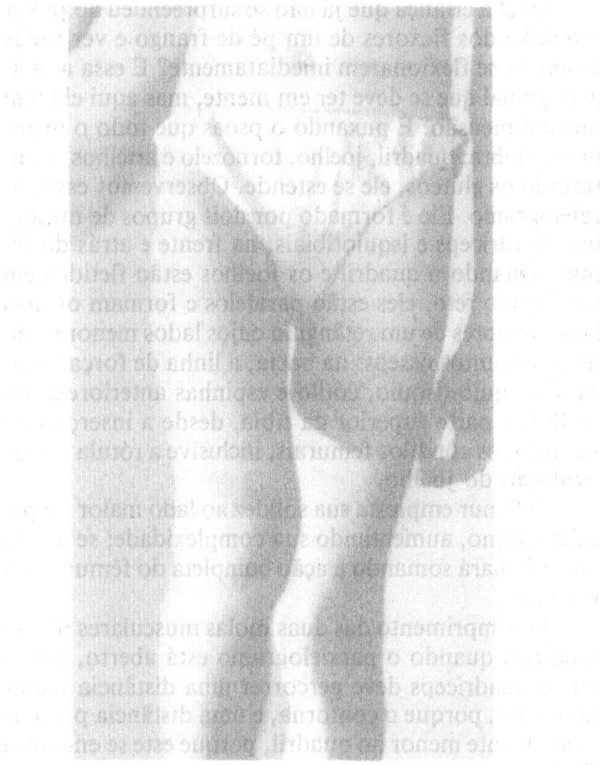

FIG. 99 — Tração dos músculos das espinhas anteriores.

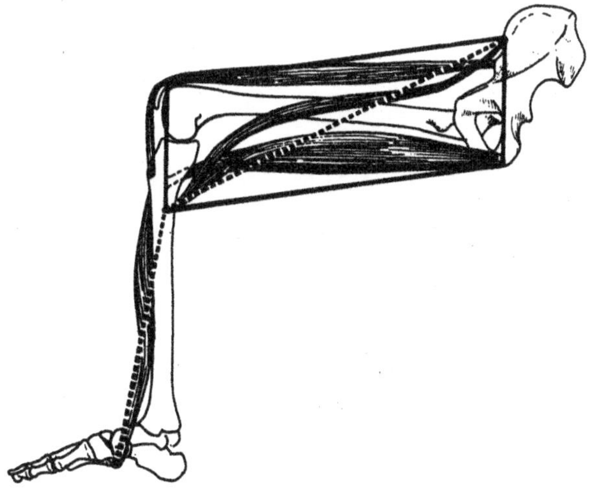

FIG. 100 — Movimento em "paralelogramo" da perna.

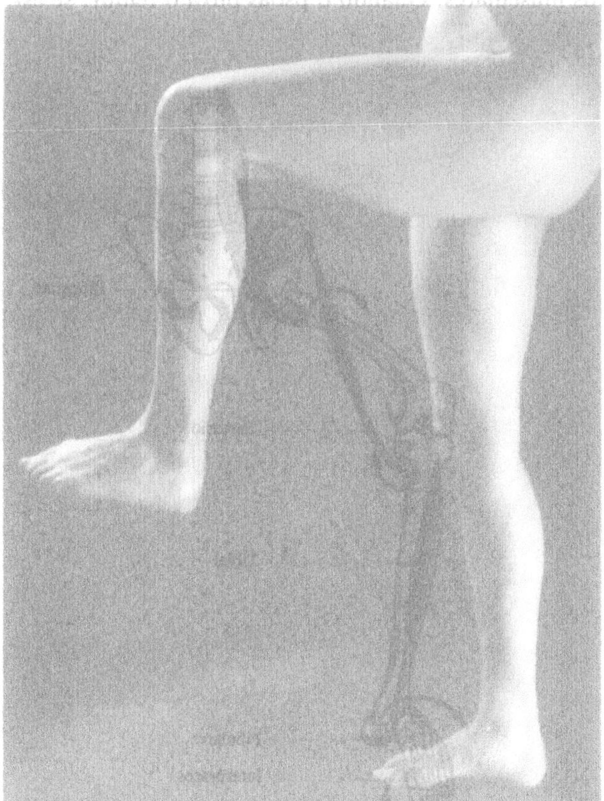

FIG. 101 — Paralelogramo da perna.

Qual a criança que já não se surpreendeu ao puxar o tendão dos flexores de um pé de frango e ver todas as garras se flexionarem imediatamente? É essa a imagem global que se deve ter em mente, mas aqui ela tem outra dimensão. É puxando o psoas que todo o membro se dobra: quadril, joelho, tornozelo e artelhos. Contraíndo os glúteos, ele se estende. Observemos esse paralelogramo. Ele é formado por dois grupos de músculos: quadríceps e isquiotibiais, na frente e atrás do fêmur. Quando o quadril e os joelhos estão fletidos em um ângulo reto, eles estão paralelos e formam os dois lados maiores de um retângulo cujos lados menores são dois conjuntos ósseos: na bacia, a linha de força vertical do ísquio (ísquio, cótilo e espinhas anteriores); no joelho, a parte superior da tíbia, desde a inserção do sartório, os côndilos femurais, inclusive a rótula e a articulação do joelho.

O fêmur empresta sua solidez ao lado maior do paralelogramo, aumentando sua complexidade; se abrirá ou se fechará somando a ação completa do fêmur à sua mecânica.

O comprimento das duas molas musculares não se modifica quando o paralelogramo está aberto, sendo que o quadríceps deve percorrer uma distância maior no joelho, porque o contorna, e uma distância proporcionalmente menor no quadril, porque este se encontra fletido.

O mesmo ocorre com os isquiotibiais, cujo comprimento se equilibra entre a flexão do joelho e o movimento do ísquio.

A relação quadril-joelho se refere a esses dois grupos musculares. Quando o psoas puxa o fêmur, se estabelece a relação quadríceps-ísquios e o joelho se flete junto com o quadril.

Um terceiro músculo é não menos importante: o sartório. Ele atravessa diagonalmente o paralelogramo, da espinha anterior à crista tibial. Quando, partindo de uma posição retangular, nossa figura se forma em paralelogramo, a diagonal do sartório se alonga e o sartório se opõe a esse estiramento, ganhando comprimento e fazendo a tíbia girar para dentro (fig. 102).

Essa rotação interna da tíbia coincide com o movimento dos tibiais ao qual dá início. Estes, como veremos adiante, provocam a báscula do calcâneo e, através dela, a contração dos fibulares. Tibiais e fibulares, através dos interósseos, formam os arcos plantares.

Vemos que com uma única ação a tração do psoas flexiona completamente o membro, por uma simples ação mecânica.

c) **Alinhamento dos eixos** (fig. 103, 104 e 105) — A oposição das rotações, fêmur para fora, tíbia para dentro, assegura o alinhamento dos eixos ósseos do membro. As rotações se invertem no joelho, onde o platô tibial externo circular serve de centro para a rotação, enquanto no platô interno, alongado em forma de C, o fêmur desliza, girando em torno do platô externo. O deslizamento posterior do platô tibial interno ou deslizamento para a frente do fêmur (é o mesmo movimento) corresponde a uma rotação interna da tíbia.

Considerando a forma da tíbia, sua rotação interna no joelho leva a uma adução da extremidade inferior, e esta então se coloca no prolongamento do fêmur; os eixos desses dois ossos são alinhados.

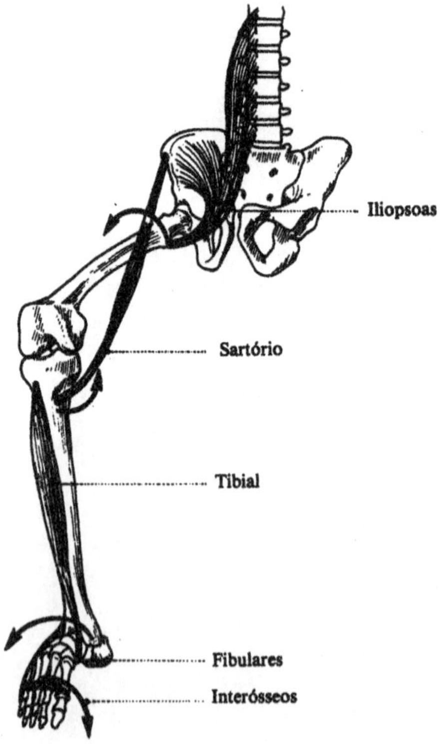

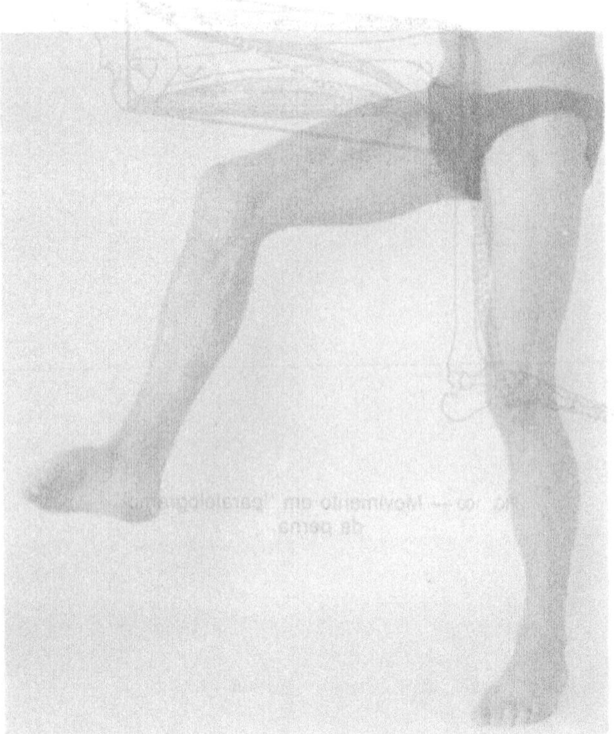

FIG. 102 — Músculos condutores.

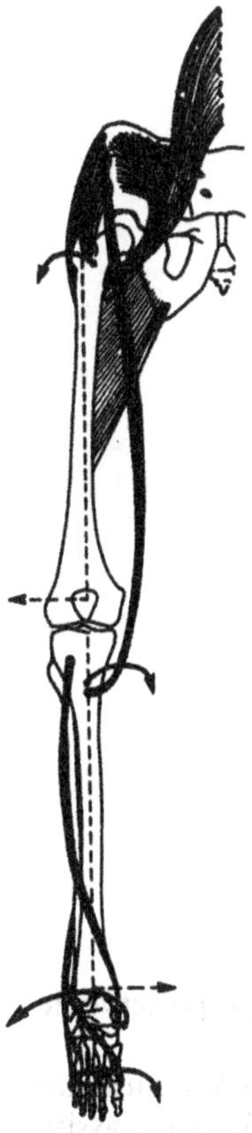

FIG. 103

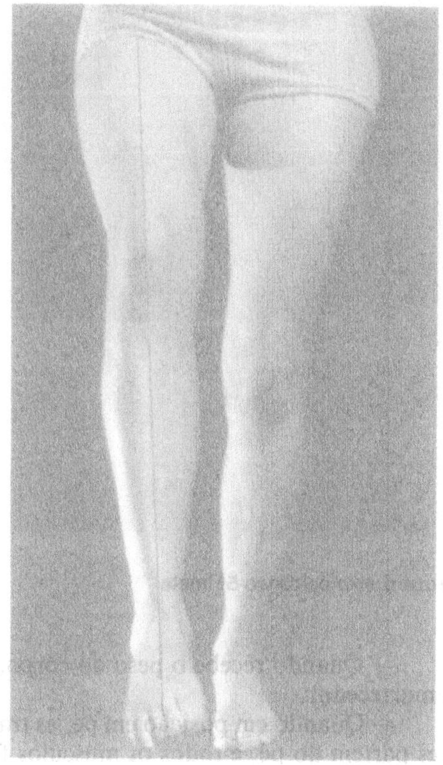

FIG. 104

FIG. 103 — Alinhamento dos eixos: fêmur, tíbia, pé.

FIG. 104 — Alinhamento dos eixos.

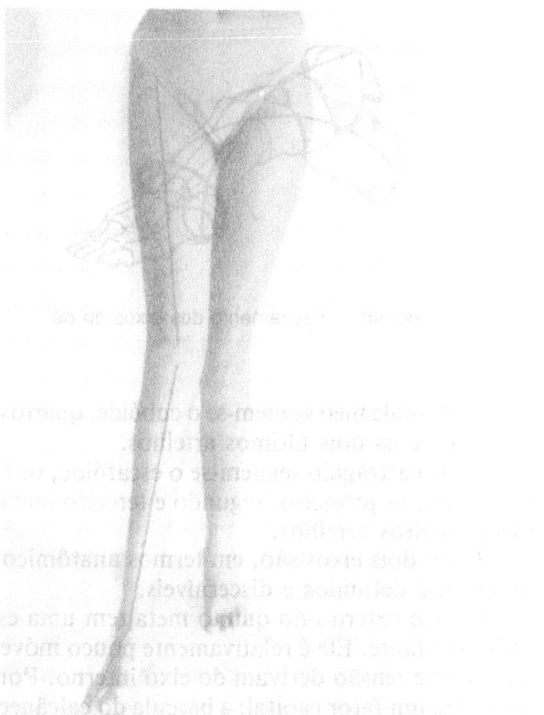

FIG. 105 — Mal coordenado, genuvalgo.

Se não há rotação interna da tíbia, ela fica em abdução. É a mecânica típica do genuvalgo. A rotação interna da tíbia pelos tibiais e fibulares leva o antepé a uma adução e ele, por sua vez, se alinha ao eixo fêmur-tíbia, e todo o membro fica na vertical.

d) **Formação do pé como elemento esférico** — Esta é assegurada pelo tensionamento resultante da inversão das rotações.

Vimos que a inversão da rotação fêmur-tíbia acontece no joelho. Como a amplitude desse movimento é importante, a tíbia leva o fibular em seu movimento. A tíbia sozinha transmite o peso do corpo ao pé, mas é desprovida de músculos, enquanto o fibular conduz a maior parte dos músculos que vão ao pé. Estes passam atrás do maléolo, e as trações são dirigidas para trás, portanto, para fora. O fibular não tem um movimento amplo de rotação externa, mas esta é a orientação de sua atividade.

Quando os tibiais se contraem, o calcâneo bascula para fora, continuando, sob o fibular, o movimento no sentido da rotação externa. É inclinada porque a tração dos tibiais, que bascula o tarso, não é equilibrada por nenhuma tração antagonista sobre o calcâneo. Essa báscula do calcâneo alonga os tendões dos fibulares que o contornam. Então, o fibular longo aproxima a base do primeiro metatarsiano, onde ele se insere, na proporção de seu alongamento em torno do calcâneo.

Observemos o fibular curto: sua inserção na base do quinto metatarsiano é prolongada pelo abdutor do quinto. Assim, seu tensionamento pela báscula do calcâneo é prolongado até o quinto dedo. A tensão que se exerce no primeiro meta*, em adução-rotação interna, e no quinto, em abdução-rotação externa, coincide com o trabalho dos interósseos, constituindo o arco anterior do pé**.

Resumindo: a rotação interna da tíbia provoca o trabalho dos tibiais, portanto, a báscula do calcâneo. Esta, por sua vez, alonga os tendões dos fibulares, que agem sobre o primeiro e quinto metas no sentido dos interósseos e com eles contribuem para formação do arco anterior.

4º *Mecânica global*

Após observar os diferentes aspectos da mecânica — movimento da cabeça femural, mecânica em paralelogramo, alinhamento dos eixos e tensionamento do pé pela inversão das rotações —, vamos reuni-los para observar, em seu conjunto, a unidade de coordenação da perna.

Todas as trações sobre a cabeça femural são em rotação externa, provenham elas de um ou outro músculo condutor do movimento: iliopsoas ou glúteos. São eles que acionam o paralelogramo, que assegura, ao

---

* Em todo o texto, em vez de metatarsiano e metacarpiano, empregamos a abreviação "meta", para permitir uma representação da imagem mais próxima do "vivenciado"; portanto, por uma razão psicomotora.

** Em todo o texto, abdução e adução devem ser consideradas em relação ao eixo do corpo.

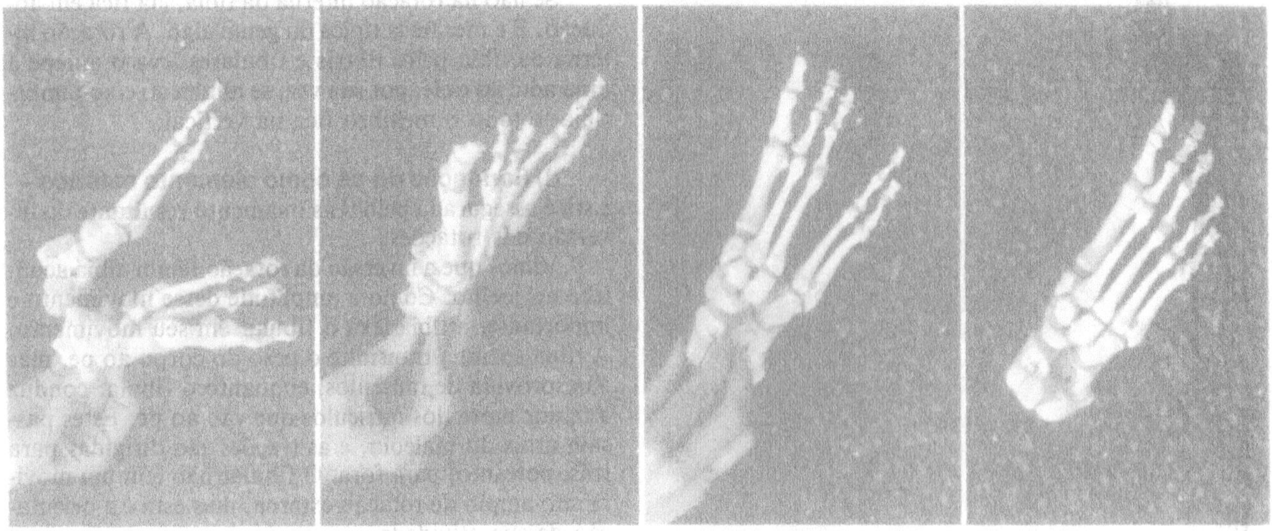

FIG. 106 — O eixo astrágalo-1º meta cruza o eixo calcâneo-5º meta

mesmo tempo, a flexão-extensão e a inversão das rotações pela tração capital do *sartório*. Essa tração do sartório faz a tíbia girar em rotação interna. Isso provoca o trabalho dos tibiais. Esse trabalho é múltiplo: flexiona o tornozelo, levando o antepé em adução; bascula o calcâneo para fora; leva os fibulares, que fazem o antepé girar para dentro. Toda a tensão do pé é em rotação interna por meio dos músculos condutores do movimento: sartório, tibiais, fibulares.

O quadril gira para fora; o pé, guiado pelo primeiro meta, com o sartório, gira para dentro. É uma torção, que provoca o tensionamento do membro e mantém sua forma. Ela provoca a flexão-extensão do quadril, do joelho e do tornozelo.

Retenhamos as imagens essenciais: rotação externa da *cabeça femural*; utilização fácil do deslizamento do *platô tibial em C* na rotação interna, possibilitando o trabalho do sartório; *báscula* fácil do *calcâneo*. Elas serão úteis no exame clínico.

C — A UNIDADE PÉ

1º *Situação*

A unidade de coordenação do pé propriamente dita é formada pelo mecanismo de enrolamento que constitui o arco anterior, e pela flexão-extensão da qual ela é a base.

O arco longitudinal, aquele que habitualmente chamamos de arco plantar, representa, por um lado, a mecânica de tensionamento do arco anterior e, por outro, um sistema de flexão-extensão-torção que acompanha o movimento desse arco e que vai, portanto, reduz sua ação, levando a perna após o movimento do pé.

2º *Papel*

— Quando o movimento parte do pé, ele assegura o impulso.

— Quando recebe o peso do corpo, o pé serve de amortecedor.

— Quando em posição em pé, as trações musculares partem do pé, e todos os músculos flexores, assim como os extensores, concorrem para manter o membro tensionado, em pé.

3º *Aspecto mecânico no âmbito dos ossos*

a) **Os dois eixos do pé: primeiro e quinto metatarsianos** (fig. 106 e 107) — Observemos a estrutura dos ossos do pé.

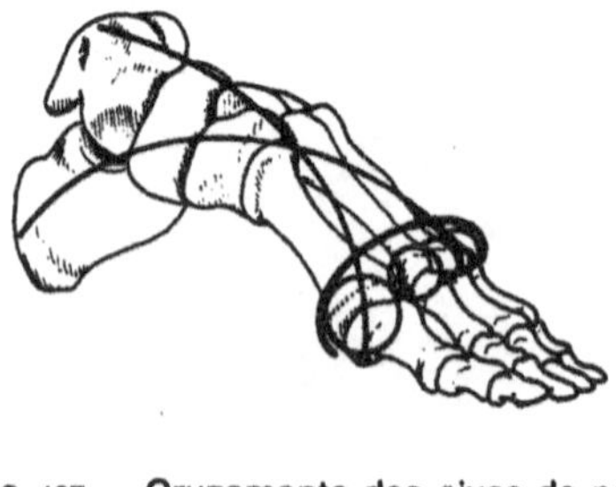

FIG. 107 — Cruzamento dos eixos do pé.

— Ao calcâneo seguem-se o cubóide, quarto e quinto metas, e os dois últimos artelhos.

— Ao astrágalo seguem-se o escafóide, os três cuneiformes, os primeiro, segundo e terceiro metas, e os três primeiros artelhos.

Esses dois eixos são, em termos anatômicos, perfeitamente definidos e discerníveis.

O eixo externo do quinto meta tem uma estabilidade constante. Ele é relativamente pouco móvel e sua atividade e tensão derivam do eixo interno. Portanto, ele detém um fator capital: a báscula do calcâneo. Essa báscula é determinada pela tração dos tibiais sobre o eixo interno. Este é o eixo ativo.

Para compreender bem sua mecânica, representemos seu movimento com a mão: coloquemos o bordo cubital (é o apoio do eixo do quinto) da mão sobre uma mesa, cuidando para não submetê-la a uma forte tensão interna, para sentir bem o movimento. Empurremos o polegar e o indicador na direção da mesa.

Esse movimento de rebater em pronação representa o movimento do eixo do primeiro meta do pé. Se a tensão for mantida, a palma não se estende na mesa, mas o arco continua estruturado.

Se preparamos um esqueleto em pé, com os dois eixos separados, vemos que o encaixe do astrágalo no calcâneo é um verdadeiro movimento de pronação oblíqua para dentro. Mas esses dois eixos não são apenas abdução-adução; a pronação é um movimento que vira o eixo do primeiro para dentro, é uma adução-rotação interna.

O eixo do quinto é uma abdução-rotação externa? O movimento é um pouco mais complexo: o calcâneo realiza uma rotação externa, mas, a partir da articulação vertical que o separa do cubóide, o sentido das rotações quadril-pé se inverte e, com exceção do calcâneo, todo o tarso, os metas, os artelhos giram para dentro. Isso está ligado à disposição e sentido das trações musculares (fig. 108 e 109).

O movimento guiado por esses dois eixos vai nos permitir compreender toda a mecânica do pé.

b) **Arco anterior** (fig. 110 e 111) — Ele é formado pela cabeça dos metas. É nele que ocorre o movimento de enrolamento. A cabeça do primeiro meta é seu elemento mais móvel, a qual o movimento de rotação in-

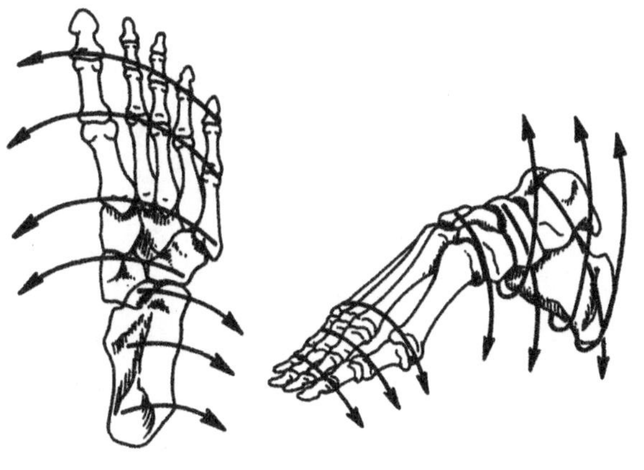

FIG. 108 — O calcâneo bascula para fora em supinação, enquanto o resto do pé bascula para dentro em pronação.

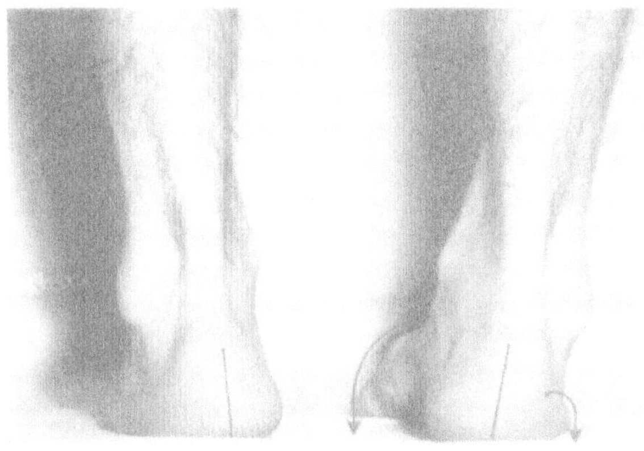

FIG. 109 — Báscula do calcâneo.

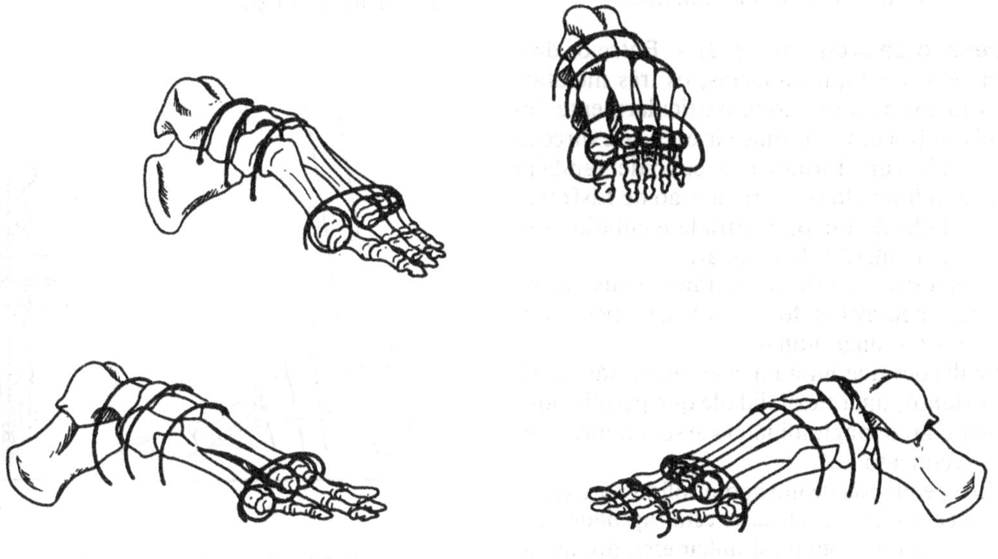

FIG. 110 — Arco anterior.

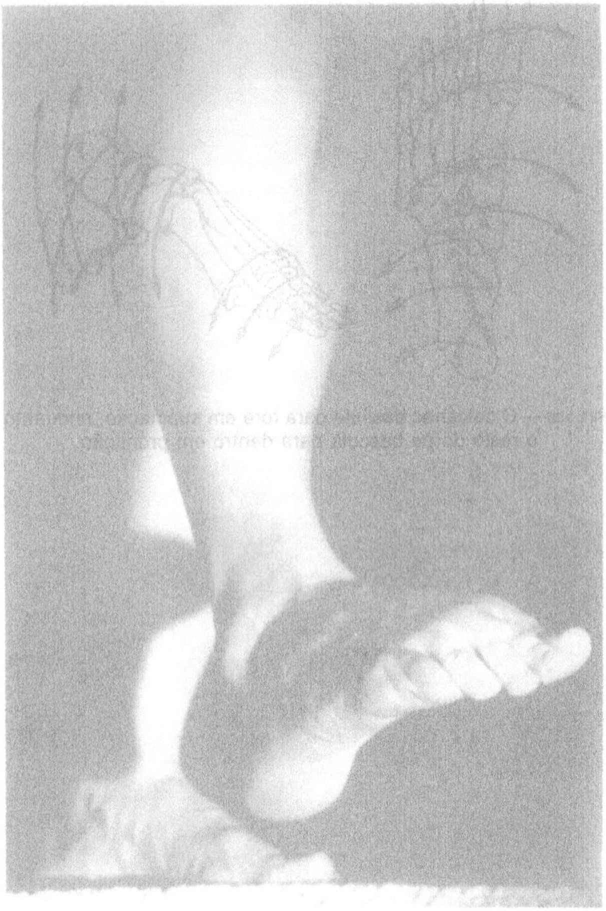

a

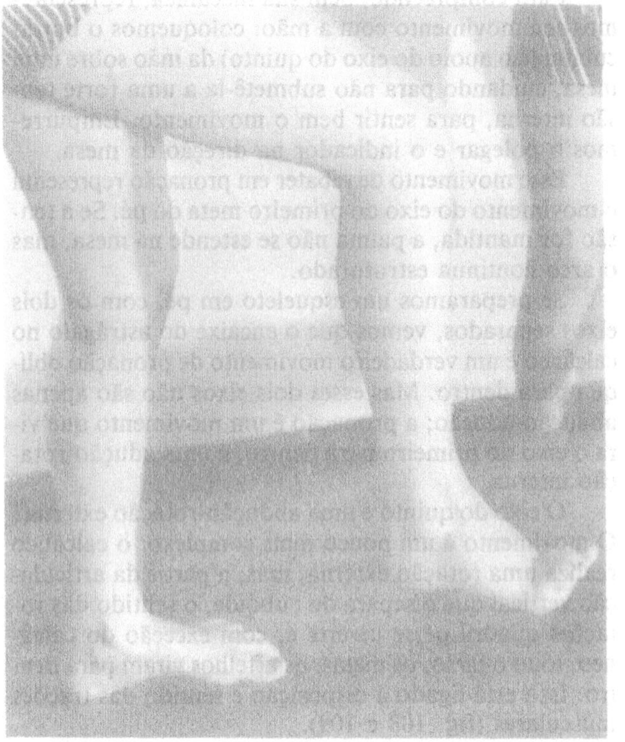

b

FIG. 111 — a) Abóbada anterior;
b) Má coordenação: não há abóbada anterior.

terna (de pronação) leva na direção da cabeça do quinto, enrolando o arco em torno dele mesmo. Assim, nas extremidades desse arco, o quinto e o primeiro meta se apoiarão no chão. O primeiro e quinto artelhos se achatarão no chão, enquanto os três intermediários só se apoiarão por meio de suas últimas falanges.

c) **Sucessão de arcos** (fig. 112) — Entre os dois eixos do primeiro e do quinto metas, os três metatarsianos também formam um arco, particularmente demarcado pela imbricação de suas bases; e, na direção do tarso, os três cuneiformes e o cubóide também formam um arco limitado pela articulação de Lisfranc.

Do outro lado do tarso, escafóide e cubóide são limitados pela articulação de Chopart.

Assim, uma sucessão de arcos transversais une os artelhos ao calcâneo-astrágalo para formar, perpendicularmente, o arco longitudinal.

As articulações que limitam esses arcos são verticais; têm, portanto, uma flexibilidade que permite ampliar e reduzir o arco longitudinal: esse será o mecanismo do amortecimento.

Quando o pé precisa de um apoio sólido para o potente impulso em extensão, ele deve estar apoiado verticalmente nos artelhos, com o calcanhar erguido, quando então as articulações estarão horizontais e os arcos, empilhados: o apoio será estável.

4º *Mecânica nos músculos*

Veremos como os músculos intervêm nos dois eixos do pé. Para isso, retomaremos alguns aspectos da mecânica já descritos de forma esparsa no estudo da perna. Parece-nos necessário retomá-la aqui para reunir os elementos mecânicos que constituem a imagem da estrutura do pé.

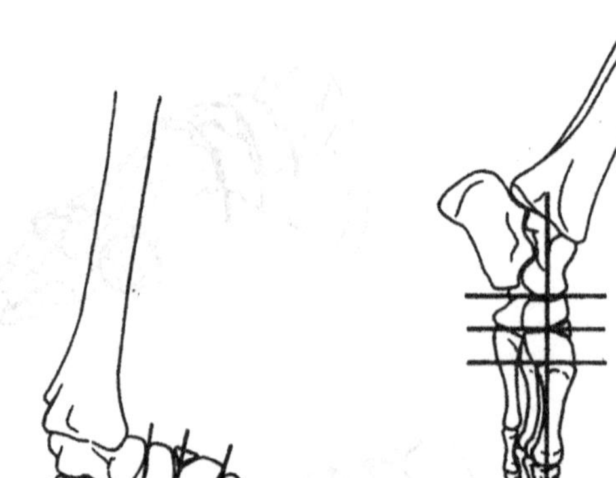

a *b*

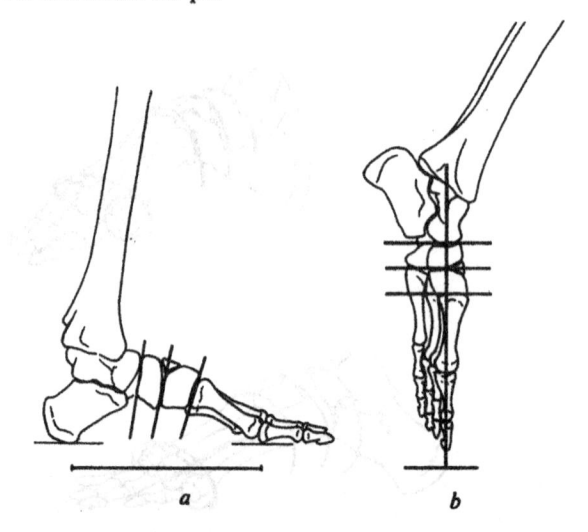

FIG. 112 — **As articulações do pé são: a) Verticais no apoio, permitindo o amortecimento; b) Horizontais na extensão, constituindo um empilhamento sólido.**

a) **Estrutura do pé — Relação entre os dois arcos** (fig. 113) — A ação dos tibiais é fundamental, ela envolve o eixo astrágalo-primeiro meta, ligeiramente à frente do ponto de junção com o eixo calcâneo-quinto meta. A inserção do tibial anterior ocorre na face dorsal e alcança o bordo interno; a do tibial posterior contorna o bordo interno do pé e se abre em leque na face plantar. Dessa forma, sua contração faz o pé girar, de tal forma que os arcos plantares dos dois pés defrontam. Esse movimento, que consideramos essencial, acompanha sempre a poderosa flexão do tibial anterior. Embora o tibial posterior passe por trás do maléolo, ele não pode se opor à flexão do tibial anterior porque sua inserção à frente do maléolo suprime qualquer braço de alavanca, enquanto, ao contrário, o tibial anterior é mais potente e tem um considerável braço de alavanca.

Dessa ação dos tibiais depende toda a coordenação do pé. Lembremos que sua ação é diretamente ligada à do quadril, por intermédio do sartório.

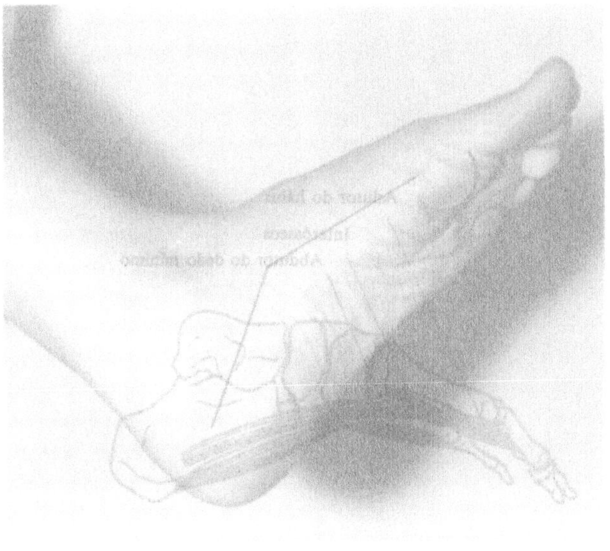

FIG. 113 — Arco longitudinal e arco anterior.

O trabalho dos tibiais acarreta uma báscula do calcâneo para fora. Esta acarretará o trabalho dos fibulares, pois o calcâneo alonga seus tendões. O fibular longo se alonga para contornar o calcâneo e traciona sua inserção (primeiro meta), enrolando o bordo do pé em pronação. Como ele atravessa obliquamente o arco longitudinal, ele o encurta, torcendo-o em hélice. O fibular curto puxa a base do quinto meta, em abdução. Confunde-se com o abdutor do quinto, cujo movimento se prolonga até o artelho.

(Observemos rapidamente que os fibulares são ativados pela báscula do calcâneo, mas, ao mesmo tempo, se opõem à báscula exagerada porque, na realidade, se a abdução do eixo externo do pé fosse levada ao máximo, provocaria o movimento inverso no calcâneo.)

Ao mesmo tempo, o fibular curto eleva o bordo externo do pé, o quinto meta e o artelho no sentido da pronação. Dessa forma, ambos os fibulares trabalharão na pronação, mas o longo puxará o primeiro meta para dentro, em adução, enquanto o curto levará o quinto em abdução, para fora.

A ação dos tibiais é necessária aos fibulares para sustentar o arco e bascular o calcâneo, senão sua ação seria impossível (fig. 114 e 115).

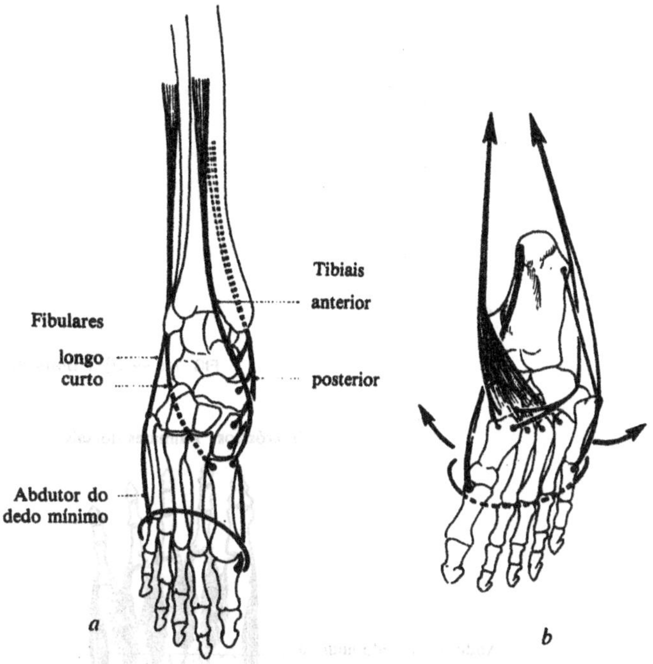

FIG. 114 — O trabalho dos tibiais, basculando o calcâneo, alonga os fibulares cujo trabalho provoca a pronação do antepé: a) estrutura dos arcos depende dos músculos da perna; b) sentido das trações: para cima, arco longitudinal, lateralmente, arco anterior.

Os fibulares longo e curto trabalham num mesmo sentido para assegurar a pronação e, em sentido oposto, para assegurar, um deles a adução, e o outro, a abdução, provocando a contração dos interósseos e, mediante isso, a formação do arco anterior e a ação dos flexores plantares (fig. 116).

Veremos que, inversamente, durante o trabalho do pé, no impulso dos artelhos, o trabalho do arco anterior é absolutamente necessário para permitir uma relação harmoniosa dos tibiais e fibulares, caso contrário o pé é apenas uma seqüência de ossos achatados contra o chão e perde todas as suas qualidades.

Segundo o princípio da coordenação, os próprios músculos *condutores do movimento*, com um mesmo trabalho, invertem o sentido das rotações. É assim que o arco longitudinal, no centro dessa inversão, é uma verdadeira *mola de torção* entre a rotação externa do quadril (que, através do sartório e tibiais, chega à báscula do calcâneo) e o movimento inverso dos fibulares que, partindo dessa báscula, constróem, com a pronação do antepé (rotação interna), o arco anterior.

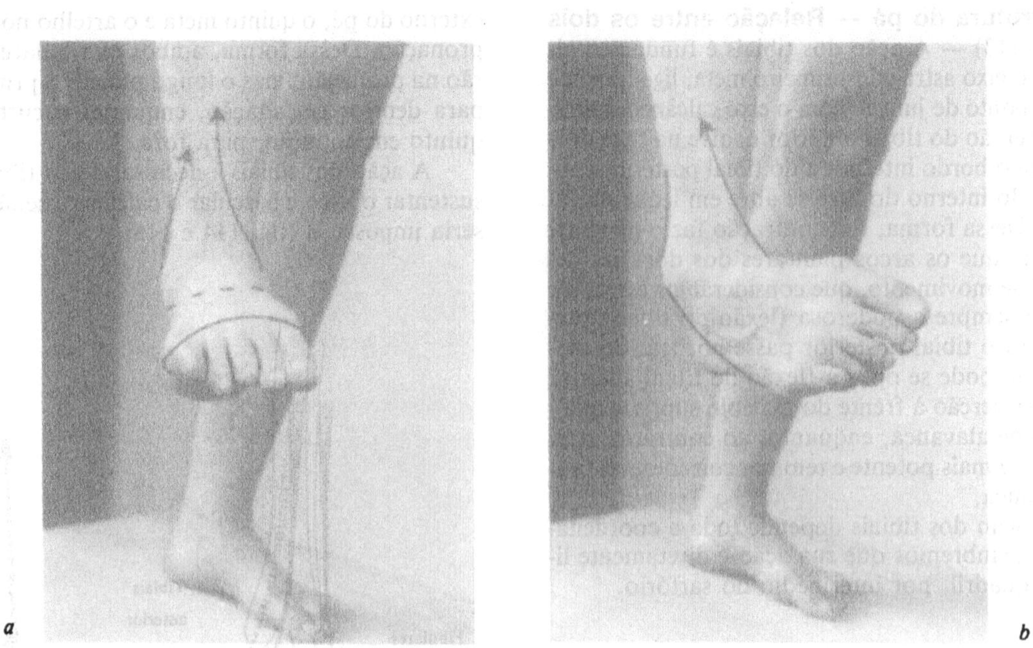

FIG. 115 — a) Tibiais apenas; b) Tibiais e fibulares.

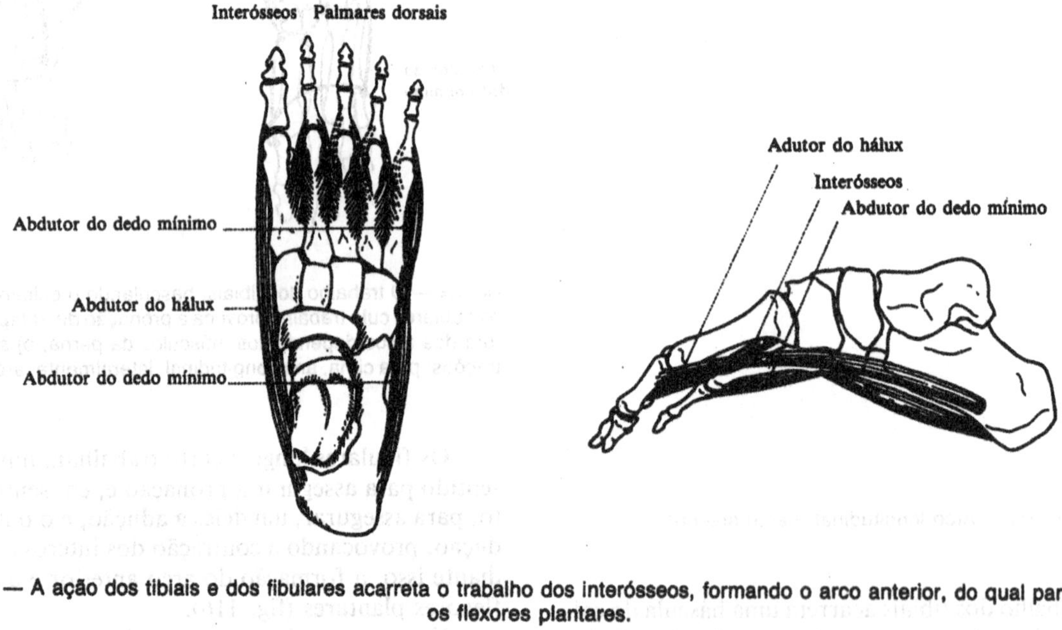

FIG. 116 — A ação dos tibiais e dos fibulares acarreta o trabalho dos interósseos, formando o arco anterior, do qual participam os flexores plantares.

Os dois arcos plantares são solidários. Resultam da coordenação entre o quadril e o antepé (fig. 117, 118 e 119).

b) **Arco anterior** — ENROLAMENTO — Tibiais e fibulares possibilitam o trabalho dos interósseos; são a base da estrutura do arco anterior; os músculos curtos do pé, no primeiro e no quinto metas, se organizam como seus antagonistas. Músculos intermediários, como o transverso, participam do trabalho dos interósseos.

Se quisermos encontrar uma analogia com o tronco, o enrolamento-endireitamento observado no tronco é aqui muito elementar: consiste em fechar (enrolamento) ou distender (achatamento) o arco.

FLEXÃO-EXTENSÃO DOS ARTELHOS — Há uma relação direta entre o enrolamento do arco e o movimento dos artelhos. O arco é devido à ação dos interósseos, e sabemos que esses músculos fletem a primeira falange; assim, fechar o arco acarreta uma flexão dos artelhos, que se aproximam entre si; e distender o arco deixa também os artelhos em um trajeto de flexão, embora se alonguem ao se separarem ligeiramente entre si.

Os interósseos plantares participam do trabalho dos flexores dos artelhos; os interósseos dorsais envolvem o

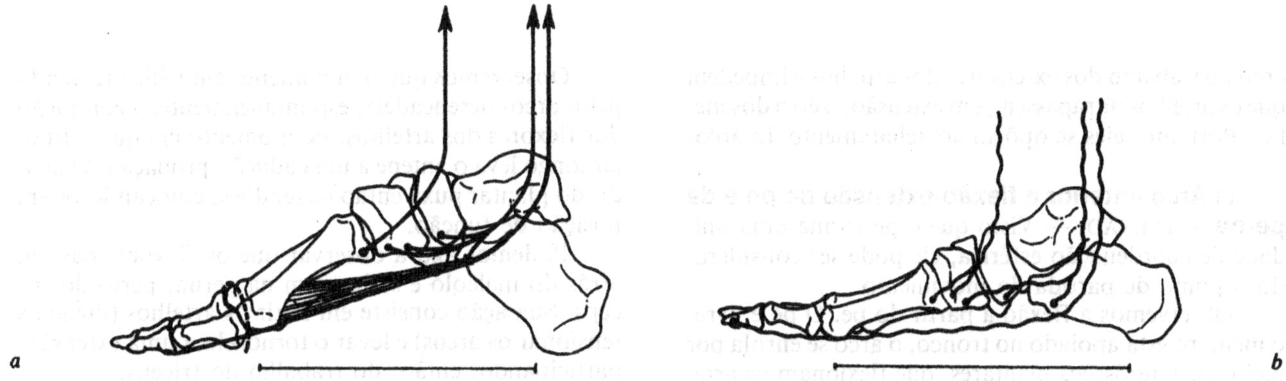

FIG. 117 — Tibiais e fibulares, por provocarem uma tensão entre calcâneo e antepé e serem orientados para cima, produzem o arco longitudinal: a) os músculos estão sob tensão; b) má coordenação: não há tensão.

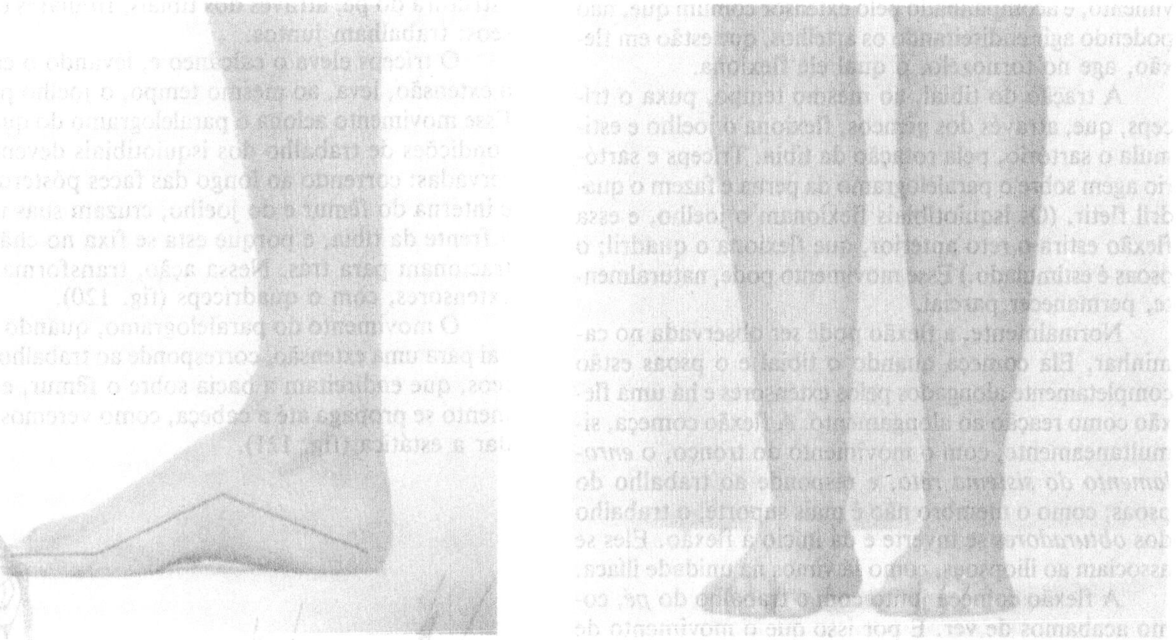

FIG. 118 — Arcos plantares.

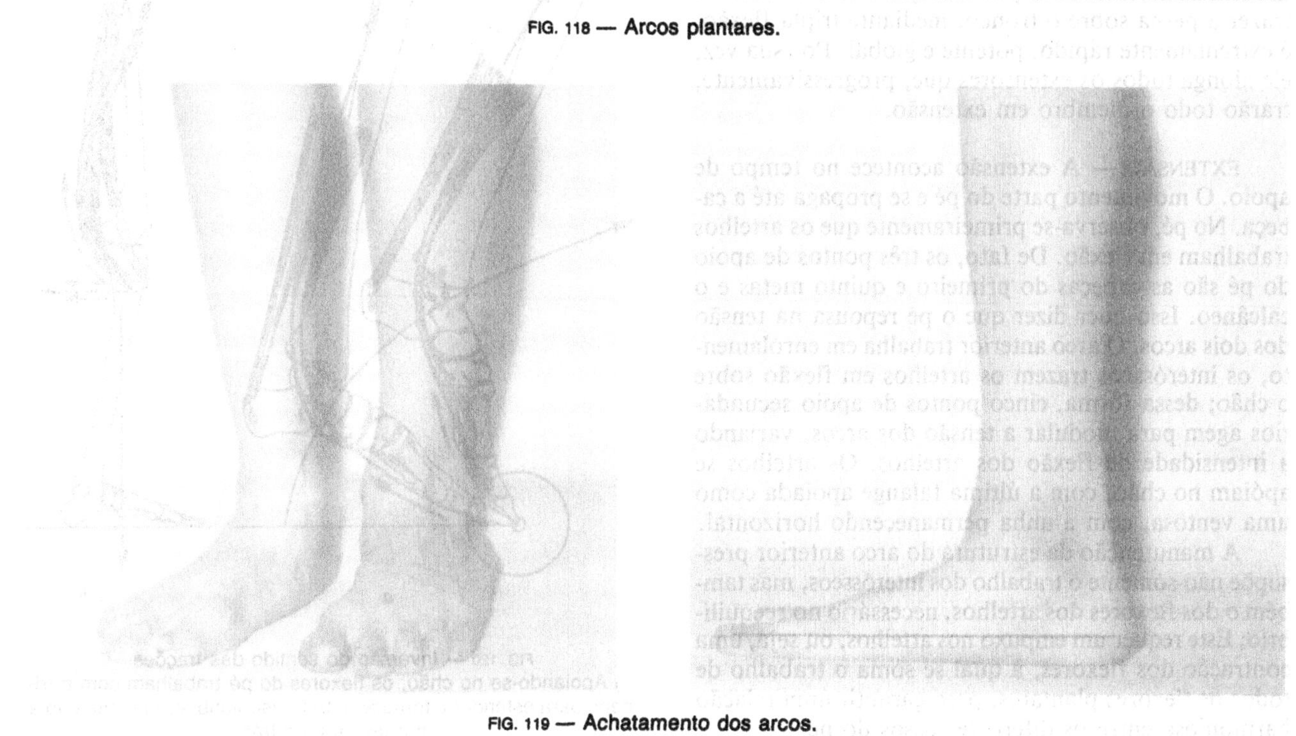

FIG. 119 — Achatamento dos arcos.

arco no trabalho dos extensores dos artelhos e impedem que os artelhos ultrapassem, em extensão, o eixo dos metas. Portanto, eles se opõem ao achatamento do arco.

c) **Arco anterior e flexão-extensão do pé e da perna** — FLEXÃO. — Visto que o pé forma uma unidade de coordenação esférica, ele pode ser considerado o ponto de partida do movimento.

Observemos a flexão a partir do pé. O pé é livre, o membro está apoiado no tronco, o arco se enrola por meio dos interósseos plantares, que flexionam os artelhos e dão início ao movimento de todos os flexores plantares. Os dois arcos se fecham, aumentando o trabalho do tibial, que vai flexionar o tornozelo. Nesse movimento, é acompanhado pelo extensor comum que, não podendo agir endireitando os artelhos, que estão em flexão, age no tornozelo, o qual ele flexiona.

A tração do tibial, ao mesmo tempo, puxa o tríceps, que, através dos gêmeos, flexiona o joelho e estimula o sartório, pela rotação da tíbia. Tríceps e sartório agem sobre o paralelogramo da perna e fazem o quadril fletir. (Os isquiotibiais flexionam o joelho, e essa flexão estira o reto anterior, que flexiona o quadril; o psoas é estimulado.) Esse movimento pode, naturalmente, permanecer parcial.

Normalmente, a flexão pode ser observada no caminhar. Ela começa quando o tibial e o psoas estão completamente alongados pelos extensores e há uma flexão como reação ao alongamento. A flexão começa, simultaneamente, com o movimento do tronco, o *enrolamento do sistema reto*, e responde ao trabalho do psoas; como o membro não é mais suporte, o trabalho dos *obturadores* se inverte e dá início à flexão. Eles se associam ao iliopsoas, como já vimos na unidade ilíaca.

A flexão começa junto com o trabalho do *pé*, como acabamos de ver. É por isso que o movimento de trazer a perna sobre o tronco, mediante tripla flexão, é extremamente rápido, potente e global. Por sua vez, ele alonga todos os extensores que, progressivamente, trarão todo o membro em extensão.

EXTENSÃO — A extensão acontece no tempo de apoio. O movimento parte do pé e se propaga até a cabeça. No pé, observa-se primeiramente que os artelhos trabalham em flexão. De fato, os três pontos de apoio do pé são as cabeças do primeiro e quinto metas e o calcâneo. Isso quer dizer que o pé repousa na tensão dos dois arcos. O arco anterior trabalha em enrolamento, os interósseos trazem os artelhos em flexão sobre o chão; dessa forma, cinco pontos de apoio secundários agem para modular a tensão dos arcos, variando a intensidade de flexão dos artelhos. Os artelhos se apóiam no chão, com a última falange apoiada como uma ventosa, com a unha permanecendo horizontal.

A manutenção da estrutura do arco anterior pressupõe não-somente o trabalho dos interósseos, mas também o dos flexores dos artelhos, necessário no reequilíbrio. Este requer um empuxo nos artelhos, ou seja, uma contração dos flexores, à qual se soma o trabalho de todos os flexores plantares, para garantir uma relação harmoniosa entre os diferentes ossos do pé.

Observemos que o movimento em hélice formado pelos arcos desencadeia, espontaneamente, a contração dos flexores dos artelhos, no momento em que o fibular longo leva o antepé a uma adução-pronação. O quadrado plantar puxa então os tendões, colocando-os em posição de função.

Podemos agora observar que os flexores passam atrás do maléolo e se inserem na perna, perto do tríceps. Sua ação consiste em fletir os artelhos (digamos tensionar os arcos) e levar o tornozelo a uma extensão, participando, então, do trabalho do tríceps.

Consideremos, portanto, que na extensão os flexores dos artelhos trabalham para manter os arcos. Acrescentam um elemento dinâmico à organização da estrutura do pé, através dos tibiais, fibulares e interósseos: trabalham juntos.

O tríceps eleva o calcâneo e, levando o calcanhar à extensão, leva, ao mesmo tempo, o joelho para trás. Esse movimento aciona o paralelogramo do quadril. As condições de trabalho dos isquiotibiais devem ser observadas: correndo ao longo das faces póstero-externa e interna do fêmur e do joelho, cruzam suas inserções à frente da tíbia, e porque esta se fixa no chão, eles a tracionam para trás. Nessa ação, transformam-se em extensores, com o quadríceps (fig. 120).

O movimento do paralelogramo, quando o joelho vai para uma extensão, corresponde ao trabalho dos glúteos, que endireitam a bacia sobre o fêmur, e o movimento se propaga até a cabeça, como veremos ao estudar a estática (fig. 121).

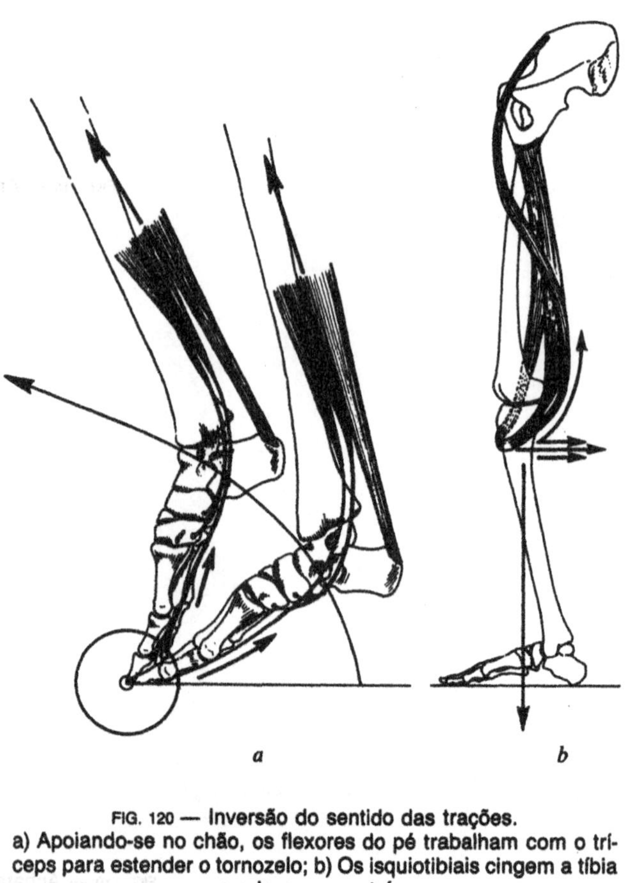

FIG. 120 — **Inversão do sentido das trações.**
a) Apoiando-se no chão, os flexores do pé trabalham com o tríceps para estender o tornozelo; b) Os isquiotibiais cingem a tíbia e a levam para trás.

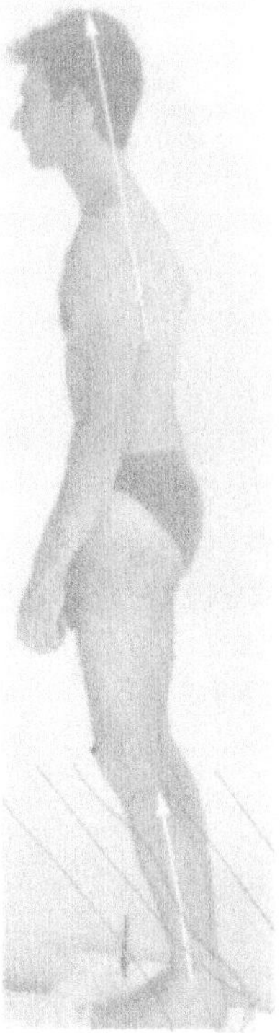

FIG. 121 — Endireitamento global partindo do pé, a extensão se prolonga à cabeça.

O sartório, envolvido no trabalho do paralelogramo, aumentará a tensão da tíbia em rotação interna, mantendo ativos os tibiais.

Não importa qual seja o tempo de trabalho da extensão, o mecanismo terá uma intensidade maior em um ou outro ponto, mas será sempre o mesmo, quer se trate simplesmente da posição em pé ou do impulso na corrida.

Por isso o calcâneo é um ponto de apoio do pé em repouso, mas é também uma ajuda para o arco anterior, elevando-se durante o reequilíbrio: calcanhar aliviado e o peso no antepé é a forma de reforçar os arcos e ativá-los, visto que o ponto de apoio está à frente das trações dos tibiais e tríceps, que contribuem juntos para o equilíbrio das tensões e amortecimento dos choques.

AMORTECIMENTO (fig. 122 e 123) — Ele responde ao jogo da relação entre flexores e extensores, que, como vimos, podem fazer com que se abram as articulações verticais que unem a sucessão de arcos transversais. Os arcos se relaxam — ou se tensionam — de acordo com a potência dos tibiais, somados aos flexores plantares e flexores dos artelhos, ou do tríceps somado aos flexores plantares e flexores dos artelhos (fig. 117).

Quando o calcanhar chegar ao chão, o choque produzido pelo apoio alonga os músculos plantares, os quais, em reação ao estiramento, se contraem e reforçam os arcos.

IMPULSO DOS ARTELHOS (fig. 124 e 125) — Podemos também observar o tempo final da extensão no fim do impulso: a intensidade do esforço confere uma força ao pé que alonga os flexores dos artelhos tanto quanto possam suportar. Dessa forma, estando o membro no máximo do seu alongamento em extensão, o retorno dos artelhos à flexão descreve um movimento em leque, com toda a força dos flexores, quando a força diminui. Isso é importante, porque esse movimento alonga o braço de alavanca e retarda, desse modo, por uma fração de segundo, o momento em que o pé deixa o chão; ou seja, quando o peso do corpo já está impulsionado no espaço, no preciso momento em que ocorre. É por isso que esse impulso se torna potente, pois acontece no momento em que o corpo já não sofre (ou sofre em grau mínimo) a ação da gravidade, quando já está impulsionado e ainda não voltou a cair.

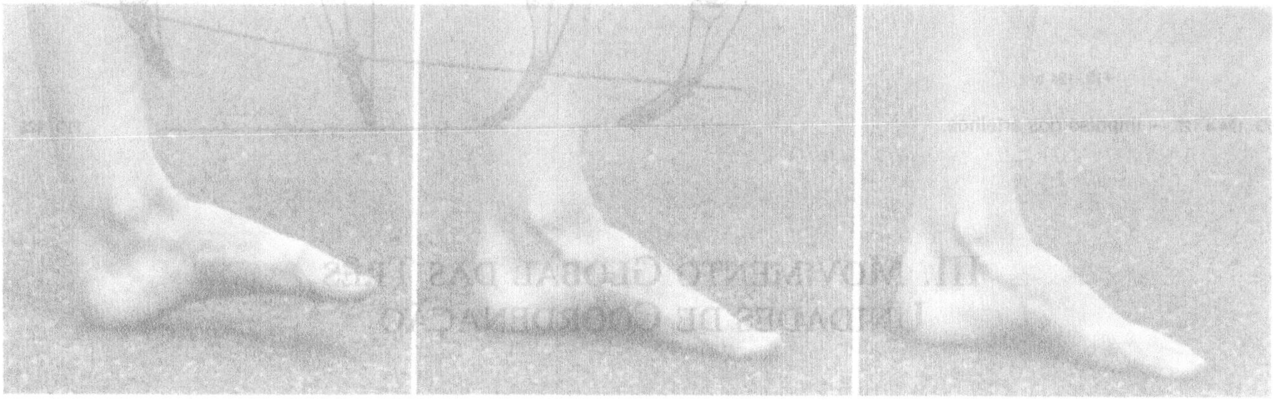

FIG. 122 — Amortecimento.

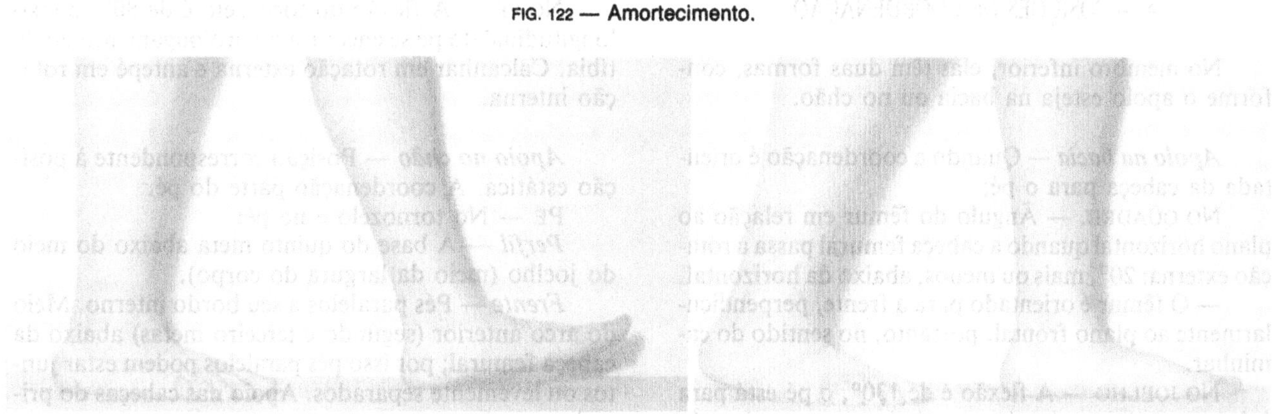

FIG. 123 — Ausência de amortecimento.

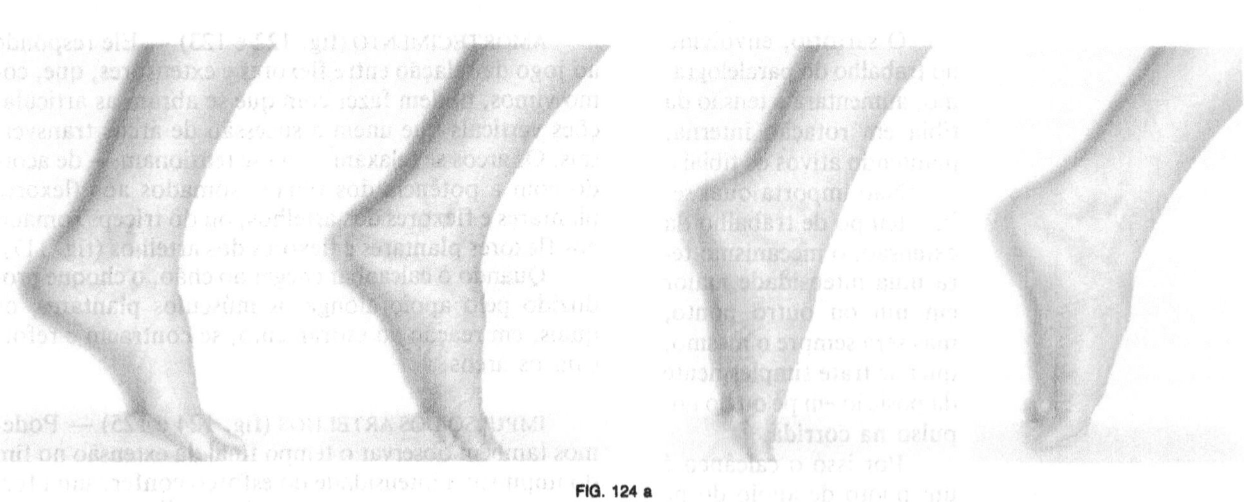

FIG. 124 a

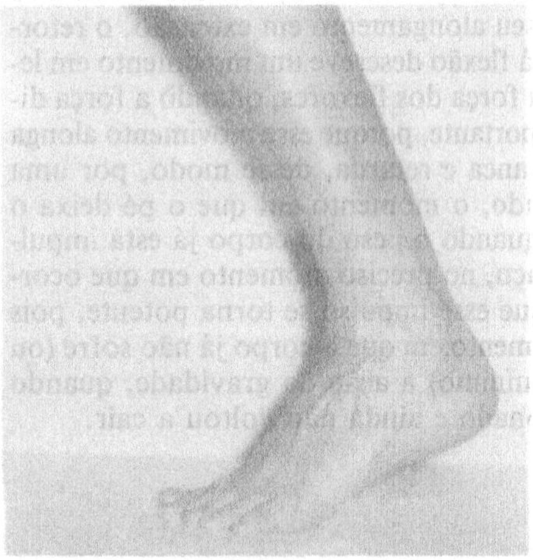

FIG. 124 b

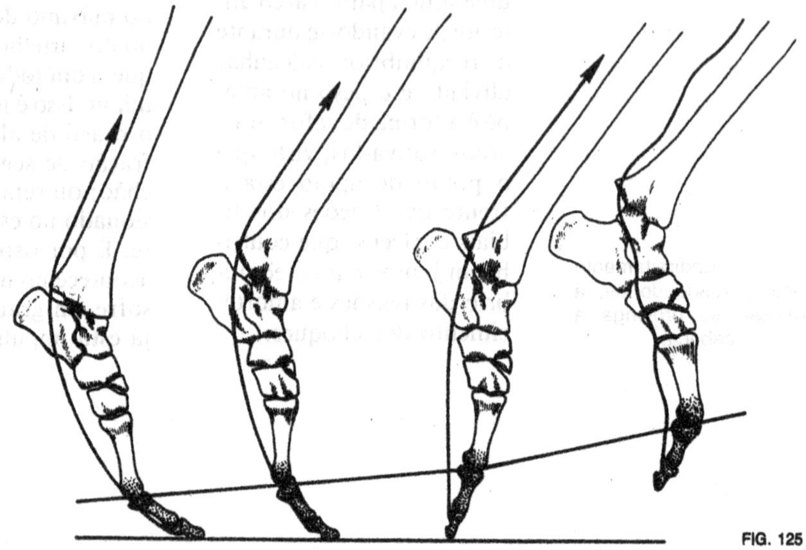

FIG. 125

FIG. 124 e 125 — Impulso dos artelhos.

III. Movimento Global das Três Unidades de Coordenação

A — POSIÇÕES DE COORDENAÇÃO

No membro inferior, elas têm duas formas, conforme o apoio esteja na bacia ou no chão.

Apoio na bacia — Quando a coordenação é orientada da cabeça para o pé:

NO QUADRIL — Ângulo do fêmur em relação ao plano horizontal quando a cabeça femural passa à rotação externa: 20°, mais ou menos, abaixo da horizontal.

— O fêmur é orientado para a frente, perpendicularmente ao plano frontal, portanto, no sentido do caminhar.

NO JOELHO — A flexão é de 130°, o pé está para à frente, ao longo do plano sagital, que passaria pelo meio do corpo.

NO PÉ — A flexão do tornozelo é de 80°, o eixo longitudinal do pé se encontra no prolongamento do da tíbia. Calcanhar em rotação externa e antepé em rotação interna.

Apoio no chão — Posição correspondente à posição estática. A coordenação parte do pé.

PÉ — No tornozelo e no pé:

Perfil — A base do quinto meta abaixo do meio do joelho (meio da largura do corpo).

Frente — Pés paralelos a seu bordo interno. Meio do arco anterior (segundo e terceiro metas) abaixo da cabeça femural; por isso pés paralelos podem estar juntos ou levemente separados. Apoio nas cabeças do primeiro e quinto metas, nos artelhos e no calcâneo.

NO JOELHO — Extensão a 170°.

Perfil — Meio da largura do joelho, abaixo do trocanter maior.

Frente — O eixo dos côndilos no plano frontal.

NO QUADRIL:

Perfil — Trocanter maior no meio da largura da bacia.

Frente — A cabeça femural (vertical, passando pelo meio da virilha) está acima do meio do joelho.

B – LISTA DOS MÚSCULOS CONDUTORES DO MOVIMENTO

Quando a coordenação parte da cabeça:

a) **Flexão** — *Flexão do quadril:*
— iliopsoas;
— obturadores;
— pectíneo;
— adutor longo e adutor curto;
— reto anterior da coxa.

Transmissão da flexão ao joelho:

— isquiotibiais;
— sartório.

Flexão do tornozelo:

— tibiais e anterior e posterior;
— fibulares;
— extensor comum dos artelhos.

Flexão dos artelhos:

— interósseos;
— flexor longo do hálux;
— músculos plantares.

Quando a coordenação parte do pé:

b) **Extensão** — *Extensão do pé:*
— interósseos;
— flexor longo do hálux;
— músculos plantares;
— tibiais e fibulares (arcos).

Extensão do tornozelo:

— tríceps;
— flexores dos artelhos, fibulares.

Transmissão da extensão ao joelho:

— gastrocnêmio;
— quadríceps (vastos).

Extensão do quadril:

— glúteos;
— pelvitrocanterianos.

C — FASES DA COORDENAÇÃO DO MEMBRO INFERIOR (fig. 126)

Para um estudo global do movimento, descrevemos aqui as diferentes fases do desenrolar da coordenação do membro inferior. É desse movimento que podem ser deduzidos todos os movimentos do membro; modificando a amplitude ou intensidade de uma ou outra dessas fases pode-se descrever a mecânica de movimentos específicos como a corrida, o salto, etc. O caminhar é uma redução desse movimento: nela encontramos todas as fases de forma abreviada.

1º *Organização das diferentes fases*

A coordenação do membro inferior descreve um movimento que podemos dividir em diferentes fases. Se consideramos o deslocamento dos segmentos em torno do quadril, o movimento descreve quatro curvas: no próprio quadril (pivotamento), no joelho (balanceamento em torno do quadril), no tornozelo e nos artelhos. Estas duas últimas curvas são complexas. Pode-se também observar uma pequena curva própria ao movimento* dos artelhos. Cada fase da coordenação envolve uma parte de cada uma das quatro curvas: são *três flexões*, da extensão total à flexão total; *sartório-tibial*, que se estende da flexão completa à posição de coordenação; *quadríceps-tibial*, que conserva as mesmas características do sartório-tibial; *amortecimento*, fase de recepção do peso do corpo no chão; *extensão*, fase de extensão do quadril e do tornozelo, que responde à propulsão do peso do corpo para a frente; *impulso dos artelhos*, que se estende do fim da extensão completa do membro ao momento em que o pé deixa o chão. Nesta fase intervém o movimento dos artelhos.

Durante todo o desenrolar da coordenação, o trabalho muscular se dá ou apoiado na bacia — da tripla flexão até a chegada do peso do corpo sobre o antepé, que acontece no fim do amortecimento — ou apoiado no arco anterior, portanto, no chão, do fim do amortecimento à tripla flexão, quando o pé deixa o chão. Há, portanto, um período em que um dos pés está apoiado no chão, em extensão, enquanto o outro desenrola seu movimento no espaço, apoiado na bacia. A passagem entre esses dois períodos marca um tempo de duplo apoio, em que o peso do corpo está parcialmente suspenso entre o pé posterior e o pé anterior. O amortecimento é o tempo em que se inverte o sentido das contrações musculares entre o ponto de apoio na bacia e o ponto de apoio no antepé. Essa inversão ocorre em duas etapas: primeiro, os músculos do pé, depois, os músculos da perna. Na segunda fase do duplo apoio, o impulso dos artelhos, inverte-se bruscamente o sentido das contrações, no instante em que o pé deixa o chão.

À fase de "extensão", que se situa entre o amortecimento e o duplo apoio, corresponderão as três fases da flexão: tripla flexão, sartório-tibial e quadríceps-tibial.

Vamos agora estudar cada uma dessas fases. Vimos que a coordenação se desenrola entre a cabeça e

* No original: "*fouetté des orteils*", termo emprestado ao balé clássico (N.T.).

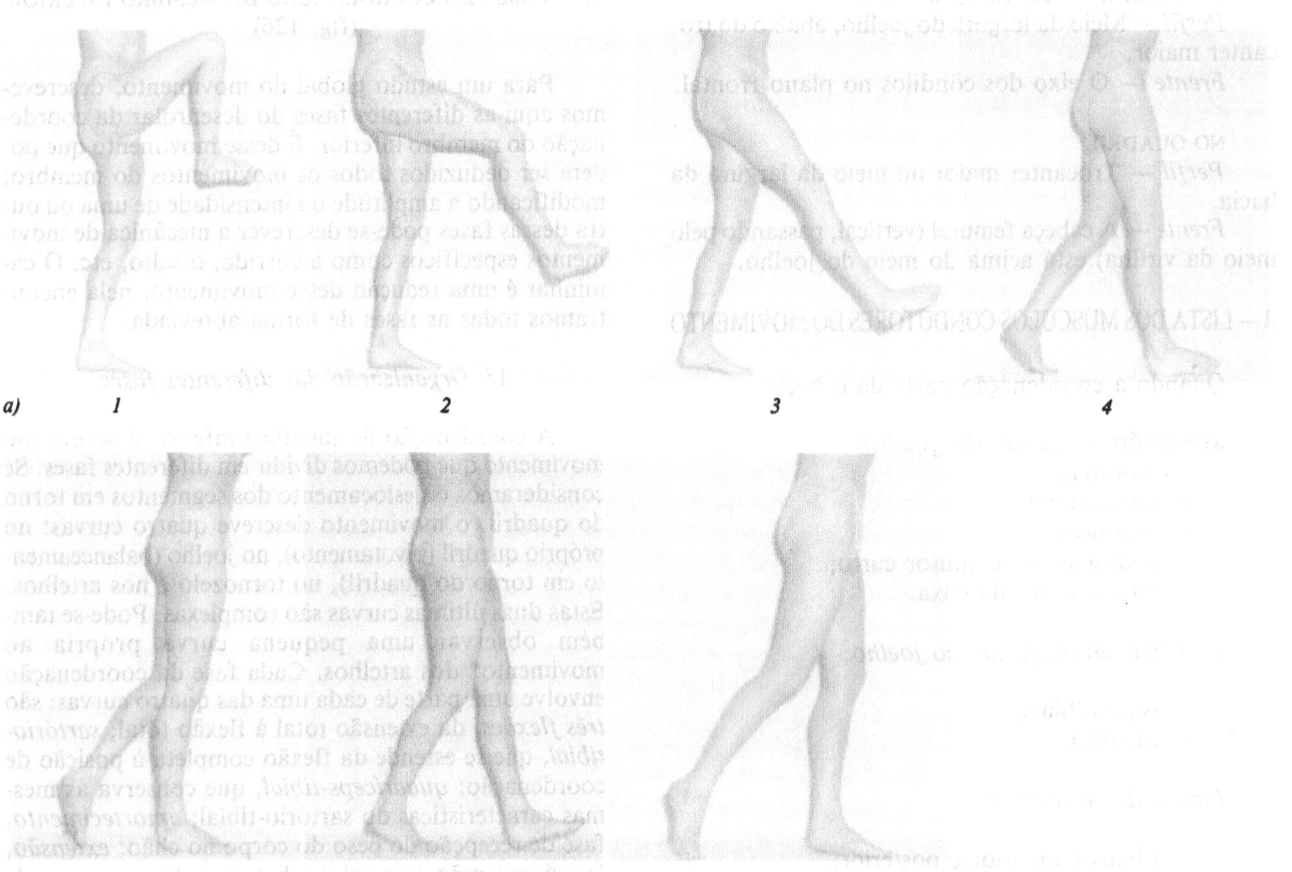

FIG. 126 — Fases da coordenação (pé direito):
a) Apoio da bacia. 1. tripla flexão; 2. sartório-tibial; 3. quadríceps-tibial; 4. início do amortecimento;
b) Apoio no chão. — 1. amortecimento; 2. extensão; 3. impulso dos artelhos.

o pé, o pé e a cabeça, e assim por diante, em um movimento contínuo; ele é a base do automatismo do andar. Nesse movimento, do qual todo o corpo participa, deve-se notar que, em um dado momento, o desencadeamento progressivo das contrações recebe dois estímulos. Um deles resulta do fato de um estímulo acontecer devido ao trabalho do músculo precedente; o outro ocorre no momento da inversão do sentido das contrações: no amortecimento, quando as contrações partem do pé; na tripla flexão quando partem da bacia.

O segundo estímulo reforça o desenrolar da coordenação: por um lado, pela brusca contração dos músculos que, estirados pelos antagonistas, são subitamente liberados quando o apoio se modifica (por exemplo, o psoas estirado pelo glúteo solicita o fêmur em flexão); por outro, porque certos músculos de ações múltiplas modificaram sua função, continuando a trabalhar. Dessa forma, o tríceps, por exemplo, no fim do impulso dos artelhos, não mais atuando no calcâneo, continua a trabalhar como flexor do joelho.

Essa forma de estímulo é rápida e potente pela continuidade na contração dos músculos condutores ou pela potência da solicitação no estiramento. Ela reforça a coordenação e permite harmonizar os movimentos dos membros inferiores com o movimento do tronco, apesar do comprimento daqueles, do peso e das forças que recebem.

2º *Apoio bacia, flexão: tripla flexão, sartório-tibial, quadríceps-tibial, início do amortecimento*

a) *Primeira fase:* **tripla flexão** — É o movimento brusco da flexão, como no caso de uma mola. Ele se prolonga do momento em que os artelhos deixam o chão até a máxima flexão do quadril, quando todo o membro está dobrado. Sua principal característica é a rapidez, a simultaneidade, o aspecto global e unitário.

A PRIMEIRA SEQÜÊNCIA DAS TRÊS FLEXÕES começa o movimento, respondendo às potentes incitações decorrentes da continuidade do trabalho de certos músculos, desde a extensão:

— NO QUADRIL: os obturadores ainda se apóiam no fêmur, empurrando a cabeça femural para a frente, em extensão. Mas, quando o fêmur se liberta bruscamente, eles se apóiam na bacia, que se torna ponto fixo: por terem orientação oblíqua entre a incisura isquiática menor e a inserção trocanteriana, são flexores do quadril em alguns graus, e dão início, assim, à contração do pectíneo.

— NO JOELHO: deixando de atuar no tornozelo, o tríceps da perna passa a agir no joelho, que ele flexiona, continuando o movimento já esboçado no impulso dos artelhos.

— NO PÉ: quando os flexores dos artelhos terminam o movimento de *fouetté* dos artelhos, continuam a flexioná-los. Além disso, por se alongarem atrás do maléolo, onde não se associam mais ao tríceps, fecham os arcos plantares, associando-se então ao tibial. Este trabalhava na estrutura dos arcos, possibilitando o impulso em extensão; continua seu trabalho e se torna dinâmico, flexionando o tornozelo.

A SEGUNDA SEQÜÊNCIA das três flexões representa o desenrolar da coordenação.

— NO QUADRIL: vinda do tronco, a coordenação se propaga:

— ao sistema reto, pela contração do psoas, que duplica o movimento transmitido pelo períneo, obturadores, e, depois, pelo pectíneo, adutor curto e longo.

— ao sistema cruzado, pelo ilíaco e músculos das espinhas ilíacas anteriores, sartório, tensor, reto anterior.

— NO JOELHO: a flexão do quadril, por intermédio da mecânica do paralelogramo, provoca a do joelho: psoas e reto anterior flexionam o quadril, enquanto, paralelamente, os isquiotibiais flexionam o joelho. O sartório participa da flexão do joelho, mas, sobretudo, leva a tíbia a girar em rotação interna.

— NO PÉ: a rotação da tíbia provoca a contração dos tibiais. Eles se tornam dinâmicos na flexão, associam-se aos flexores dos artelhos, constituindo os arcos plantares.

Ao tibial anterior se associa o extensor dos artelhos que, agindo no tornozelo, participa de sua flexão.

A flexão está inteiramente incluída nessas duas seqüências. Mas, se quisermos dar à coordenação todas as suas características, podemos observar uma terceira seqüência.

A TERCEIRA SEQÜÊNCIA é um aumento do grau de flexão do quadril pela ação dos iliopsoas e dos músculos da espinha ilíaca, sem que diminua o ângulo do joelho, que já está fletido. O tornozelo, que chega à sua flexão máxima quando o membro está dobrado sobre o tronco, tende a reabrir um pouco seu ângulo quando o psoas eleva o joelho acima da horizontal.

Nessa posição, é a manutenção em elevação do joelho enquanto o pé se balança em torno dele, para a frente, que determina a amplitude do passo na corrida.

Mas, se nos atermos ao desenvolvimento da coordenação, sem invadirmos esquemas particulares, vamos observar a segunda fase, que trará o pé para a frente.

b) *Segunda fase:* **sartório-tibial** — Muito mais lenta e progressiva do que a primeira, ela descreve o próprio desenvolvimento da coordenação. Seu caráter essencial é o alinhamento dos eixos ósseos, que está na base do estado de tensão que permitirá a seqüência correta da coordenação.

PRIMEIRA SEQÜÊNCIA — A contração do iliopsoas cessa. O fêmur faz um movimento pendular de cima para baixo. A gravidade se associa aos extensores, que começarão a se contrair; trata-se mais de uma deflexão do que de um início de extensão. Essa primeira seqüência é muito curta, porque o movimento da cabeça femural se transforma rapidamente em uma rotação externa, determinando a segunda seqüência.

SEGUNDA SEQÜÊNCIA — É o momento de eficiência de todos os músculos do membro, envolvendo flexores do quadril, sartório, tibiais e fibulares, flexores dos artelhos, descrito anteriormente como posição de coordenação. É o momento de trabalho similar para todos os músculos, o ponto máximo de sua eficiência.

O estado de tensão opõe o quadril ao antepé.

c) *Terceira fase:* **quadríceps-tibial** — Essa fase conserva todas as características da precedente, modificando apenas os ângulos de flexão do quadril e do joelho. Leva o membro inferior em extensão até o contato com o chão.

— NO QUADRIL, os glúteos começam a se contrair, estimulados pela gravidade e pelo alongamento.

— NO JOELHO, há apenas a mecânica do paralelogramo. É através da forma dos ossos que o joelho e o quadril se abrem, enquanto as relações musculares não se alteram em seu comprimento proporcional. Apenas os vastos e o crural aumentam sua contração. Como estendem o joelho, alongam os gêmeos.

— NO PÉ, é então necessário um aumento do trabalho do tibial, para se opor ao dos gêmeos (tríceps) e manter constante o ângulo do tornozelo.

d) *Quarta fase:* **amortecimento** — O amortecimento do peso do corpo e das forças dinâmicas no âmbito do pé constitui uma fase complexa da coordenação. Coincide com a inversão do sentido das trações musculares. Podem-se distinguir duas seqüências: primeiro, o choque do calcâneo, que provoca a inversão do sentido das trações dos músculos curtos plantares com a abertura das articulações verticais do tarso, como amortecedor. Segue-se a inversão das trações dos músculos longos, que precede a extensão e a chegada do peso do corpo sobre o antepé.

Essa fase é essencial, pois toda a estática corporal depende da recepção do peso do corpo. Se ele for recebido sobre o calcanhar, o centro de gravidade está muito para trás para que o indivíduo possa manter uma estática coordenada. Ele deve ser recebido no antepé, antes de se distribuir pelo calcanhar, para encontrar um apoio estável.

PRIMEIRA SEQÜÊNCIA — O início do amortecimento é marcado pelo contato do calcanhar com o chão.

Mas o peso não é suportado nesse momento, pois as trações musculares têm ainda seu ponto de apoio na bacia. Esse contato brusco se dirige particularmente aos músculos plantares, tensionados pelos tibiais e fibulares. O choque do calcâneo contra o chão fará o pé bascular de encontro a ele, e todas as articulações do tarso se abrirão no sentido de um achatamento plantar.

Isso provoca um alongamento dos músculos plantares, que então se contraem, opondo-se ao achatamento dos arcos; seu trabalho é então reforçado pelos músculos longos, que, ainda com ponto fixo na bacia, levam o peso do corpo para o antepé.

SEGUNDA SEQÜÊNCIA — No antepé, após contato com o chão através das cabeças do primeiro e quinto metas e dos artelhos, todas as forças se organizam a partir do arco anterior. Apoiando-se nos artelhos, a contração dos flexores estende o tornozelo associada ao trabalho do tríceps. Este, por sua vez, desencadeou sua contração no momento em que o choque do calcâneo rebateu o pé no chão, no sentido da extensão. Podemos então pensar nos flexores dos artelhos prolongando o trabalho do tríceps ao longo do arco plantar. Flexores dos artelhos, músculos plantares, tibiais e fibulares fecham os arcos e, assim, participam do trabalho dos tríceps. Mas, como são organizados pelo tibial, a segunda seqüência é o início da participação de todo o pé na extensão, isso a partir do momento em que se inverteu o sentido da contração.

A verdadeira forma do amortecimento é, então, constituída: todos os músculos recebem o conjunto do peso do corpo: os flexores se alongam, os extensores se encurtam, abrindo o ângulo do tornozelo.

3º *Apoio no chão — extensão: fim do amortecimento, extensão, impulso dos artelhos*

a) *Quinta fase:* **extensão** — Iniciada pelo fim do amortecimento, a fase de extensão é lenta e potente. Utiliza todos os músculos do membro para apoiar todo o conjunto do corpo e impulsioná-lo para a frente. Por intermédio da bacia, é também o membro em apoio que mantém o outro membro durante o desenrolar da flexão.

Essa fase comporta *apenas uma seqüência*:

NO JOELHO — Quando o membro inferior o aborda, ele já está estabilizado pela mecânica do paralelogramo, que utiliza simultaneamente todos os músculos para bloquear o joelho.

NO QUADRIL — A contração dos glúteos e pelvitrocanterianos torna-se eficaz, se propaga para todos os feixes e se intensifica até a extensão completa.

NO PÉ — O trabalho começado na segunda seqüência do amortecimento se intensifica em relação aos extensores do quadril e abre ao máximo o ângulo do tornozelo. Assim, os ossos do pé se sobrepõem, porque suas articulações se horizontalizam.

Essa fase termina quando o quadril está em extensão completa e o peso do corpo repousa nos dois eixos do pé e na primeira falange dos artelhos, cuja organização muscular empresta toda sua força aos flexores dos artelhos, que estão em contração máxima, embora estirados. É assim que, tensionados como a corda de um arco, eles chegam à última fase.

b) *Sexta fase:* **impulso dos artelhos** — A extensão impulsiona o peso do corpo para a frente e há assim um momento em que ele ainda não se colocou sobre o pé anterior e, no entanto, o pé posterior não o sustenta mais completamente. Toda a organização estática se constitui acima da perna estendida, na fase de amortecimento, e dessa forma libera a perna da extensão, cujo joelho pode então fletir-se. Os artelhos se flexionam "chicoteando" bruscamente para trás, empurrando para a frente o peso do corpo. Seu movimento para trás e para cima contribui para flexão do joelho. Eles deixam o chão continuando a se dobrar, e iniciam assim as três flexões.

O movimento dos artelhos em torno das cabeças dos metas descreve uma curva relativamente importante (cerca de 1/4 de círculo) e está inteiramente inscrito nessa última fase. Sua dupla importância consiste em alongar o eixo de impulso e reduzir a força de propulsão no momento em que a maior parte do corpo está mais leve, suspenso entre os dois pés. A eficiência da propulsão é maior por agir sobre uma força no momento em que esta está quase completamente liberada da gravidade.

4º *Ajuste da reciprocidade*

Dessa forma, o pé posterior fica mais leve na fase de impulso dos artelhos, enquanto o peso do corpo vem se amortecer sobre o pé anterior. O fim do amortecimento dá início ao longo período de extensão, que mantém o corpo e o impulsiona, enquanto se desenvolve todo o amplo movimento do outro membro, pelas três flexões, sartório-tibial, quadríceps-tibial e a maior parte do amortecimento.

A fase de extensão começa de um lado, enquanto o outro desencadeia as três flexões, correspondendo ao movimento recíproco transmitido pelo tronco aos membros inferiores.

D — MOVIMENTO DO MEMBRO INFERIOR NO ESPAÇO

∞ *da coordenação do quadril*

O movimento do quadril é organizado para a caminhada; o joelho se desloca da frente para trás, num movimento de vaivém. Esse deslocamento em um só plano é necessário à estabilidade do movimento recíproco. Como explicar nesse âmbito o movimento em ∞ da coordenação?

Isoladamente, o quadril descreve um ∞. Ele é orientado verticalmente e se curva para trás e para fora. Na elevação do joelho, os flexores-adutores desviam-no para dentro; na descida, os extensores abdutores desviam-no para fora.

Se a ida e a volta não seguem o mesmo trajeto e, portanto, se cruzam, é porque, no fim da flexão, a tensão dos extensores descreve uma abdução, que traça a curva de retorno do movimento. Enquanto, no sentido inverso, no fim da extensão, o retorno em flexão provoca uma rotação interna da cabeça femural, que se associa à tensão dos adutores para trazer o joelho para dentro, descrevendo no infinito a curva do retorno.

Portanto, a ida e a volta não seguem o mesmo trajeto, cruzam-se. Mas, nas extremidades, os dois movimentos de retorno, que constituem o infinito, decorrem de trações em rotação externa. Se a rotação externa predomina sobre a adução-abdução, estas se reduzem até se anularem; assim, os infinitos se achatam até se reduzirem a um traço, num simples vaivém. Ora, no caminhar, predomina a rotação externa, após o tensionamento da rotação externa do quadril pela rotação interna do pé. É por isso que o quadril, considerado isoladamente, descreve um ∞ enquanto o caminhar descreve um vaivém.

Nesse movimento deve-se relaxar completamente o pé. Partindo da posição em pé, o joelho se eleva orientando-se para dentro (o fêmur permanece em rotação externa) até o tórax, do lado oposto, e descreve então no anel a curva de retorno, voltando para fora; depois, ele se abaixa verticalmente, curvando-se para trás na extensão. Ele aí descreve sua curva de retorno, que o traz para a frente e para dentro.

O joelho cruza então o movimento vertical que havia feito para descer, no momento em que se orientava para trás, na posição em pé, e continua a elevar-se para dentro, num movimento contínuo.

O movimento é contínuo e vai se automatizar no caminhar porque é, na, realidade, um ∞.

∞ da coordenação do pé

É todo o arco anterior do pé que se desloca, desenhando o ∞ do movimento coordenado.

Este se desenvolve em torno do tornozelo, que ele leva em abdução-adução, ao mesmo tempo que em flexão-extensão. Cada uma das cabeças de metas colocadas em arco desenha o ∞; e o conjunto do pé será dirigido pelo primeiro artelho (cabeça do meta) para o anel interno e pelo quinto (cabeça do meta) para o anel externo. Seu movimento é um enrolamento, na direção um do outro. Mas, quando se enrolam, eles levam o pé para dentro (quanto ao primeiro), para fora (quanto ao quinto). Mas se dermos a esse movimento de abdução-adução toda a sua amplitude, o pé se orienta obliquamente, em flexão com o primeiro, em extensão com o quinto. Assim, o ∞ traçado pelo antepé se inscreve, em relação ao tornozelo, numa superfície oblíqua para cima e para dentro, para baixo e para fora.

Partindo da posição de tornozelo em ângulo reto, o primeiro meta vai traçar o anel para cima e para dentro com o tibial anterior e o fibular longo; no final da tração do tibial, o fibular longo rebate o pé em pronação, enquanto o fibular curto puxa-o logo para fora, traçando assim a curva de retorno no anel do primeiro. Enquanto o pé desliza para fora, a tração do extensor longo ergue a cabeça do quinto, fazendo o pé subir obliquamente. É essa obliqüidade que permitirá que o movimento se cruze; o tibial anterior não estando mais em condição de flexão, o movimento é retomado pelo tríceps, que abaixa o quinto meta, traçando o início da curva de retorno; o quadrado plantar traz o antepé para dentro, colocando-o em condições de flexão; e com o tibial anterior, o movimento é retomado pelo primeiro meta que se ergue cruzando a linha de abdução no centro, no eixo flexão-extensão. Assim o movimento continua com o primeiro meta. Observamos que, no caminhar, por intermédio do mecanismo do paralelogramo, a tensão do tibial anterior é constante e ele mantém o pé alinhado no prolongamento da tíbia: o quinto meta não pode então ir até a abdução, a amplitude dos anéis é reduzida.

∞ da coordenação do membro inferior

Quando os movimentos do pé e do quadril são simultâneos, o estado de tensão que se estabelece entre eles faz a rotação externa predominar no quadril, e a rotação interna, no pé. Essa tensão, toda orientada para a flexão-extensão, aperta os anéis, evitando toda abdução-adução, que prejudicaria a estabilidade e a potência do passo.

IV. Exame Clínico da Coordenação do Membro Inferior

A — OBSERVAÇÃO DO MEMBRO

a) **Coordenado** — De frente — O eixo do membro é vertical, os três eixos da coxa, da perna e do pé prolongam um ao outro.

A virilha está aberta e a curva da coxa se prolonga regularmente até a espinha anterior. Esta não é saliente porque a bacia está ereta.

A rótula se apresenta de frente, no meio da largura do joelho, cujo côndilo interno não é proeminente, o pé é harmoniosamente curvo e o arco anterior deixa aparecer as cabeças dos metas, as do primeiro e quinto estão apoiadas no chão, os artelhos estão ativos porque recebem o peso do corpo; as terceiras falanges estão presas no chão, planas, a unha horizontal, as segunda e primeira falanges dos três dedos intermediários se arqueiam para se reunirem ao arco anterior.

Se observarmos a relação entre as duas pernas:

Os pés estão paralelos, quer estejam juntos ou separados pela distância de dois dedos. Nesse caso, o meio do pé está abaixo da cabeça do fêmur.

Os joelhos, bordo a bordo, não se sobrepõem, o borbo interno das coxas é ligeiramente arqueado. Assim aparecem quatro espaços entre as duas pernas quando se tocam: abaixo dos maléolos internos, acima destes até os gastrocnêmios internos, entre estes últimos e a face interna do joelho, no meio da coxa.

DE COSTAS — O eixo transversal do joelho está no plano frontal; assim, os eixos dos dois joelhos estão no prolongamento um do outro; o tendão de Aquiles é vertical. O volume das duas massas laterais, de cada lado deste tendão, são equilibrados.

DE PERFIL — A curva do arco longitudinal aparece também no bordo externo, o apoio principal se situa nas cabeças do primeiro e quinto metas e nos artelhos, particularmente o hálux, e o peso do corpo se distribuiu igualmente sobre o antepé e o calcanhar.

A base do quinto meta aparece habitualmente, é nela que, de perfil, passa a vertical da gravidade. Exatamente acima, situa-se o meio da largura do joelho e, acima ainda, o trocanter maior.

Os eixos da coxa e da perna não estão em prolongamento, mas formam um ângulo de cerca de 170°.

O eixo da bacia é vertical, a crista sacral mediana é vertical, a espinha ilíaca ântero-superior está situada mais acima do que a espinha ilíaca póstero-superior, o conjunto dos membros dão uma impressão de equilíbrio. Os músculos têm um certa tensão, mas pode-se constatar que a patela fica livre na manipulação.

b) **Mal coordenado** — DE FRENTE — O membro apresenta genuvalgo, o eixo da coxa oblíquo para dentro e em rotação interna, o eixo da perna oblíquo para fora e em rotação externa, a ponta do pé é geralmente girada para fora e os arcos plantares, achatados — ela também pode estar orientada para dentro, e o indivíduo exagera seu arco longitudinal. A bacia é basculada para a frente, as espinhas anteriores são salientes, a virilha, fechada. As patelas estão voltadas obliquamente para dentro, o valgo provoca uma sobreposição dos bordos internos dos joelhos. Este só é visível se não houver *recurvatum*. Por causa do valgo, o côndilo externo habitualmente se torna o ponto de apoio principal, e o côndilo interno, pela sua forma em C, gira para dentro. A articulação interna e posterior do joelho abre para trás (entreabre), em *recurvatum*.

O peso do corpo é levado para o calcanhar, os arcos são achatados, os artelhos não têm mais papel de apoio; com freqüência, tomam contato com o chão pela ponta, a unha vertical. O hálux, em geral, é elevado, deslocado para dentro, tornando a cabeça do primeiro meta saliente em posição de hálux valgo.

Se observarmos a relação entre as duas pernas, os pés estão separados um do outro e orientados obliquamente para fora, os joelhos se apóiam um no outro. A face interna da coxa, cujos músculos não são corretamente utilizados, é tomada de tecido adiposo. As duas coxas estão em contato. Os espaços entre os dois membros não são respeitados.

DE COSTAS — Os eixos transversos dos joelhos são oblíquos para trás e para dentro, formam entre si um ângulo saliente para trás. Os tendões de Aquiles são oblíquos, levados para fora em relação aos pés; a parte interna do pé, com o maléolo, é volumosa, enquanto a externa é diminuída. O calcâneo bascula, mas para dentro.

DE PERFIL — A bacia é basculada para a frente, a crista sacral mediana é oblíqua, a espinha ilíaca ântero-superior está na mesma horizontal da espinha ilíaca póstero-superior, ou mesmo abaixo; ela é saliente e a virilha é fechada. Os eixos do fêmur e da tíbia estão alinhados ou formam um ângulo saliente para trás, em *recurvatum*. O quinto meta se apóia no chão em todo o seu comprimento, os artelhos estão mais ou menos endireitados.

A vertical da gravidade passa pelo calcanhar.

O conjunto do membro encontra uma estabilidade indo até o fim da trajetória articular, suspendendo-se aos ligamentos posteriores do joelho e achatando os arcos.

Os músculos não têm mais tensão alguma, com exceção dos isquiotibiais que, puxando o ísquio, mantêm ainda a báscula da bacia.

B — OBSERVAÇÃO DO MOVIMENTO

1º *Caminhar*

Coordenado — A tensão dos membros aumenta, a bacia é estável, o fêmur se ergue no sentido do caminhar (no plano sagital), sua leve rotação externa, pelo psoas e pelos adutores, coloca a tíbia bem levemente oblíqua, o pé para dentro no sentido do trabalho dos tibiais, a face interna da coxa é ativa, o pé e a coxa estão alinhados no sentido do caminhar, inclusive a ponta, que deve estar mais orientada para dentro do que para fora.

No apoio, o pé se posiciona no sentido do caminhar, o bordo interno de cada pé chega sucessivamente de cada lado de uma linha virtual, ao longo da qual se desenrola o passo.

Os arcos ficam sob tensão, os artelhos se curvam com o arco anterior e a falange distal faz uma ventosa, os eixos coxa-perna são verticais.

São o quadril e o pé que elevam simultaneamente o membro, sem que o movimento predomine no joelho.

O caminhar tem uma elasticidade que lhe confere um caráter flexível e harmonioso. O indivíduo não parece pesar no chão, mas saltitar.

Mal coordenado — Todas as características estáticas se acentuam no caminhar.

DE FRENTE — Em uma bacia basculada para a frente, a coxa se ergue em adução-rotação interna, enquanto, na extremidade do joelho, o pé é jogado para fora e apóia-se no chão com o calcanhar; o peso do corpo se coloca sobre o pé anterior no contato com o chão.

O balanço da coxa para a frente e para trás não se desenvolve em um plano sagital, mas oblíquo, em geral mais acentuado no apoio, quando o movimento da coxa, de fora para dentro, é às vezes tão acentuado que os dois joelhos se cruzam, sucessivamente, um diante do outro.

Esse movimento oblíquo para dentro dirige o arco plantar para o chão e contribui para achatá-lo.

DE PERFIL — O bloqueio em *recurvatum* coincide com uma acentuação do movimento de báscula da bacia para a frente e com o impacto sobre o calcanhar.

O caminhar não tem nenhuma flexibilidade, a pessoa parece erguer a coxa para dobrar o joelho e depois se deixa cair sobre seu membro no apoio.

2º *Equilíbrio*

Coordenado — Se pedirmos à pessoa para erguer um pé:

— do lado do apoio, todas as características do caminhar se acentuam, e o membro *se bloqueia em posição de amortecimento*.

— a bacia fica ereta e a virilha, aberta. A horizontalidade é garantida pelos glúteos abdutores, as duas espinhas anteriores ficam então na mesma horizontal. O tronco se mantém vertical estável. O joelho fica de frente e os arcos plantares, apoiados.

— do lado em que a perna se ergue, o movimento não é comparável ao caminhar, é apenas uma flexão de quadril dirigida pelo psoas.

— o pé fica flexível ou é fletido pelo tibial. Em um segundo tempo, com os olhos fechados, o indivíduo fica estável.

Mal coordenado — Como no caminhar, o quadril gira internamente do lado do apoio, provocando uma báscula da bacia para a frente, que fecha a virilha. Por não estarem mais numa função correta, os glúteos abdutores deixam que haja uma báscula lateral, a espinha anterior oposta ao lado de apoio se abaixa. O tronco deve se reequilibrar, não está mais estável. O joelho se coloca em rotação interna e valgo, freqüentemente em *recurvatum*.

Os arcos plantares se achatam, o corpo se apóia sobre o calcanhar.

Do outro lado, a flexão do quadril é dirigida pelos músculos da espinha anterior, o joelho entra em adução e rotação interna; esta joga o pé para fora, em abdução. O pé fica em extensão e flexível ou em abdução, pela tração do extensor comum.

— A pessoa mantém muito mal o equilíbrio, ou não o mantém.

É preciso diferenciar os distúrbios da coordenação dos distúrbios do equilíbrio, neste último caso, a perda de equilíbrio é de outra ordem.

3º *Pedalar*

Coordenado — Em posição de equilíbrio, pedimos à pessoa que pedale com a perna livre.

É preciso observar todas as características da coordenação. O aspecto global do movimento que, ao mesmo tempo é *conduzido pelo pé*, quando se desencadeia a flexão, pelos artelhos e tibial, e *elevado pelo quadril* essencialmente com o psoas.

O pé conduz o desenrolar com um movimento muito leve dos arcos e do tornozelo.

— O alinhamento dos eixos é respeitado: fêmur, tíbia, pé.

— As rotações se equilibram: fêmur para fora, pé para dentro.

É na relação quadril-pé que o movimento se constrói. A flexão-extensão do joelho é conseqüência dela; não é sua atividade que predomina.

— O membro de suporte tende a acentuar a extensão durante a flexão do outro membro.

— O tronco é estável, a bacia consolida seu enrolamento, na flexão, para fixar a coluna lombar e dar apoio ao psoas, e, na extensão, porque participa dela pelo trabalho dos glúteos.

Mal coordenado — O essencial do movimento é no joelho, que se flexiona e se estende entre isquiotibiais e quadríceps.

— O trabalho do quadril é secundário, ele se flexiona, como na posição de equilíbrio, por meio dos músculos da espinha em adução-rotação interna do fêmur.

— O pé não tem nenhuma predominância, não tem tensão alguma.

— A relação quadril-pé não se constrói, a imagem é uma flexão-extensão do joelho possibilitada pela flexão do quadril.

— Todo o tronco, particularmente o quadril, participa do movimento; a flexão do quadril leva a asa ilíaca para a frente e provoca uma lordose lombar. Criam-se compensações dorsal e cervical.

— O membro de apoio tende a flexionar junto com o outro.

— O alinhamento dos eixos não é respeitado: fêmur para dentro, tíbia para fora, pé para fora em relação à tíbia.

— As rotações não são equilibradas por um tensionamento. O fêmur gira para dentro no sentido das articulações, a tíbia para fora e os arcos se achatam.

— O membro de suporte se coloca em valgo, freqüentemente em *recurvatum*, pé achatado, como na posição de desequilíbrio.

— O tronco não é estável.

4º *Retomada do equilíbrio; artelhos-tibial*

Coordenado — O indivíduo está em pé. Quando o observador tenta desequilibrá-lo levemente para trás com um empurrãozinho no tronco, ele se reequilibra ancorando os pés pelo apoio dos artelhos e puxando o conjunto do corpo para a frente a partir da poderosa tração dos tibiais.

Mal coordenado — Os artelhos não têm apoio ou não o modificam, não há tração dos tibiais. Todas as compensações são possíveis no âmbito do joelho, quadril, tórax, ou então recuando um pé.

5º *Báscula do pé sobre o bordo externo*

Coordenado — Em pé, bascular os calcâneos para apoiar o pé sobre o bordo externo. Isso sem modificar a posição dos membros.

A projeção do maléolo externo no chão deve ultrapassar em vários centímetros o bordo do calcâneo.

Mal coordenado — A falta de mobilidade impossibilita o movimento. A pessoa tenta compensar tornando o cubóide proeminente, ou separando os joelhos dobrados e se apoiando no bordo externo do pé, tornando a tíbia oblíqua e sem nenhum movimento do calcâneo.

CONTROLE MANUAL — Se o movimento é feito com dificuldade, pode-se controlá-lo com a pessoa sentada. Tomando a tíbia com uma das mãos, giramo-la em rotação interna, enquanto a outra mão segura o calcâneo e o bascula.

O tornozelo deve ser mantido em um *ângulo reto*, isso é importante porque o movimento deve ser um alongamento entre o bordo externo mais posterior do calcâneo e o maléolo fibular. Se não se respeitar essa manutenção em ângulo reto, o movimento acontece no cubóide, como compensação.

6º *Saltitar*

Coordenado — O saltitar permite controlar o pulo, a passagem correta da extensão à flexão e, portanto, a sutileza de uma boa coordenação. A pessoa deixa o chão por um brusco impulso dos artelhos seguido, quase simultaneamente, da tração dos tibiais. O pé dirige o movimento de impulso para cima. O retorno ao chão é amortecido pelos arcos, cuja tensão aumenta.

O movimento é leve, harmonioso, contínuo.

Mal coordenado — O corpo é erguido pelo tronco. Os pés seguem o movimento, não o dirigem. Os artelhos não impulsionam em flexão, e os tríceps se contraem, sem que apareça a corda dos tibiais. É freqüente que os arcos não se formem, e o indivíduo volta a cair sem amortecimento. Não há vínculo entre os movimentos, são saltos rápidos, porém sucessivos.

7º *Andar na ponta dos pés*

Coordenado — Pedir à pessoa para andar na ponta dos pés erguendo bem pouco os calcanhares.

Isso permite controlar a tensão dos arcos e o impulso dos artelhos. Quando a pessoa se ergue, a báscula do calcâneo leva para dentro o navicular (escafóide), que não aparece, e o arco se acentua. A tensão do tríceps e dos tibiais-fibulares é constante e se harmoniza, possibilitando o movimento do tornozelo e o jogo de amortecimento dos arcos.

O movimento é flexível e harmonioso.

Mal coordenado — A pessoa tende a se erguer excessivamente, apoiando-se no arco anterior achatado. Ela joga seu navicular (escafóide) para dentro, colocando o pé em valgo mais ou menos pronunciado.

Ela não mantém a tração do tibial constante. Os artelhos achatados no chão são ineficazes.

O conjunto do movimento é rígido, não é amortecido.

8º *Andar sobre os calcanhares*

Coordenado — Permite controlar a tração do tibial e a báscula do calcâneo. Se o movimento é coordenado, os artelhos não se erguem em extensão, os joelhos conservam uma flexibilidade, uma ligeira flexão.

Mal coordenado — A pessoa se coloca em *recurvatum*, o movimento é rígido. Os artelhos se endireitam em extensão.

9º *Desenrolar do andar calcanhar-ponta*

Coordenado — A sucessão das formas precedentes representa um modo complexo de coordenação, porque modifica o ritmo e a reciprocidade do andar.

A pessoa deve levar o peso do corpo no calcanhar e, num segundo momento, se erguer na ponta do pé, e depois encadear o movimento com o outro pé.

Mal coordenado — Se a pessoa é mal coordenada, não consegue continuidade regular nesse movimento.

10º *Movimento do tornozelo observado de perfil*

Coordenado — Observar as fases do desenrolar do andar:

— o tornozelo está em flexão quando o calcanhar chega ao chão;

— ele se estende ligeiramente, para preparar a chegada do peso do corpo ao antepé;

— ele reforça sua flexão quando o peso chega ao antepé;

— depois se abre para a extensão;

— o impulso dos artelhos dá início à flexão do membro.

A amplitude do movimento se situa no tornozelo e não nos artelhos.

Mal coordenado — O movimento do tornozelo é restrito ou nulo. Se houver, não é flexão, mas extensão com o tríceps. O movimento dos artelhos predomina; estes se endireitam em extensão.

11º *Saltar em um só pé*

Coordenado — Associação entre equilíbrio, desenrolar do tornozelo e saltitar.

O movimento é dirigido pelo pé: ele é potente, bem amortecido, flexível, leve. Dá uma impressão de unidade à sucessão dos saltos.

Mal coordenado — A pessoa se ergue por um movimento de tronco, de braços, depois deixa-se cair sobre o pé sem amortecimento. Os saltos não se encadeiam, são deslocamentos sucessivos.

12º *Andar ceifante*

Coordenado — A pessoa dá, lateralmente, um passo de andar ceifante. Isso representa um movimento complexo de coordenação no qual a extensão do pé se associa ao trabalho dos glúteos como abdutores. É um movimento simples: deve-se, sobretudo, observar o alívio de carga e o amortecimento, a harmonia na sucessão dos saltos, a qualidade do trabalho de uma perna em relação à outra. É freqüente que a pessoa saiba fazê-lo apenas em um sentido.

Mal coordenado — Alívio de carga deficiente, sem harmonia, uma perna não segue a outra, ou faz um movimento da frente para trás, e não lateral. O deslocamento só é possível em um sentido, etc.

13º *Sentar com os pés unidos pelas plantas*

Coordenado — Sentado no chão com as plantas dos pés uma contra a outra, os joelhos o mais próximo possível do chão. Os pés pousam no chão pelo bordo externo. Estabelecer um contato preciso entre calcâneos, cabeças do primeiro e do quinto metas e últimas falanges dos artelhos.

Sem soltar esses pontos de contato, endireitar os bordos internos dos pés em direção à vertical mediante tração dos tibiais. Controlar a amplitude do movimento. Se ele for correto, os arcos se acentuam, o fibular longo permite que se conserve o contato das cabeças dos primeiros metas.

Esse movimento deve ser feito com facilidade, os joelhos devem abaixar em direção ao chão enquanto os pés se endireitam.

Pode-se colocar uma régua entre o bordo interno dos calcâneos, as cabeças dos primeiros metas e dos primeiros artelhos para se ter uma representação mais fácil do movimento em direção à vertical e um controle dos pontos de apoio. Se não estiverem corretos, a régua escorrega.

Mal coordenado — Os contatos se estabelecem com dificuldade. As cabeças dos primeiros metas se afastam umas das outras desde a flexão e, freqüentemente, o mesmo acontece com os primeiros artelhos. A amplitude do movimento é muito limitada. Os joelhos se aproximam e os bordos externos dos pés se afastam. A pessoa não consegue manter a régua.

CAPÍTULO IV

MEMBROS SUPERIORES

I. CONSTITUIÇÃO DE CONJUNTO

O membro superior é formado por três unidades de coordenação (fig. 127 e 128):

— uma esférica:
 — *a mão*, que dirige o movimento;

— duas transicionais:
 — a "*escápula*", que transporta o movimento do tronco para torná-lo acessível ao braço;
 — o "*braço*", que transmite a tensão e o movimento entre tronco e mão, aumentando a amplitude do deslocamento.

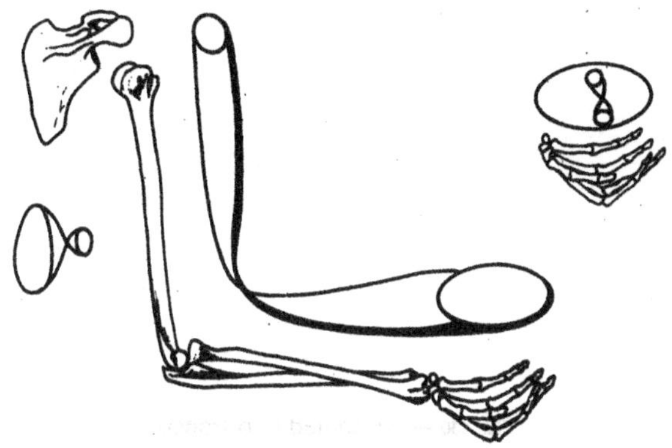

FIG. 127 — As três unidades de coordenação: "escápula, "braço", "mão".

Como no membro inferior, a complexa unidade de coordenação *mão* é recuada até a extremidade distal. É ela que organiza o movimento e se relaciona com o tronco. As duas unidades transicionais, uma após a outra, afastam a mão da cabeça; a escápula, deslizando pelo tronco, escolherá a posição mais favorável para que a longa alavanca do braço permita à mão explorar à vontade o espaço circundante.

Vimos que o membro inferior prolonga diretamente o movimento do sistema cruzado, sobrepondo-se a ele na unidade ilíaca. O membro superior também prolonga o movimento do sistema cruzado, mas de forma mais livre, mais complexa. É uma terceira camada muscular estendida no tronco e tem as características das

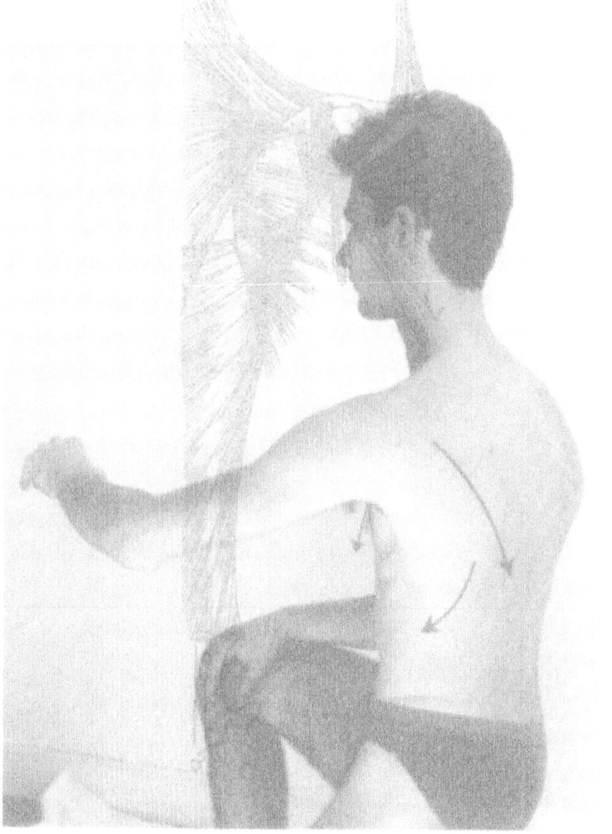

FIG. 128 — As três unidades de coordenação.

duas camadas cruzadas em flexão e extensão. Assim, o membro superior participa intimamente do sistema cruzado, por meio da "escápula", cujos músculos são *ainda* músculos do tronco e, ao mesmo tempo, músculos do membro superior (fig. 129 e 130).

Portanto, vemos que no centro do conjunto do corpo se situa o enrolamento do tronco pelo sistema reto, flanqueado dos dois lados pelo sistema cruzado. Ora, este é apenas um elo de uma cadeia de unidades de coordenação que unem mão e pé: o enrolamento mão, depois o braço, a escápula, o sistema cruzado, a unidade ilíaca, a perna e, na extremidade, o enrolamento pé. Cinco unidades justapostas, uma longa mola de unidades transicionais unem mão e pé, tanto à direita quanto à esquerda. Elas são reunidas e centradas pelo sistema reto do tronco, que reúne ambos os lados em um conjunto, para fazer dessas duas linhas de movimento os elementos complementares de um único movimento lateralizado.

De fato, são o pé e a mão que organizam o movimento do sistema cruzado, ou, mais exatamente, são o apoio do pé e a ação da mão que acarretam a atividade do sistema cruzado.

O impulso do pé em extensão se prolonga no endireitamento do tronco, mas, no membro superior, um dispositivo ósseo próprio à escápula inverte o sentido do movimento. É assim que a extensão do tronco se prolonga até a mão pela flexão do braço, enquanto a flexão do tronco acarreta a extensão do braço; a perna se estende, enquanto o braço se flete.

Os braços podem ser utilizados de duas maneiras: no movimento recíproco, um se flexiona enquanto o outro se estende, como ao correr, ao andar; no movimento simétrico, construído sobre o sistema reto, os dois braços agem simultaneamente um em direção ao outro.

Naturalmente, a mecânica é dissociada, complexa e rica o bastante para poder imbricar as duas fórmulas e manter um objeto com as duas mãos ao andar ou fazer movimentos parcialmente simétricos, parcialmente recíprocos.

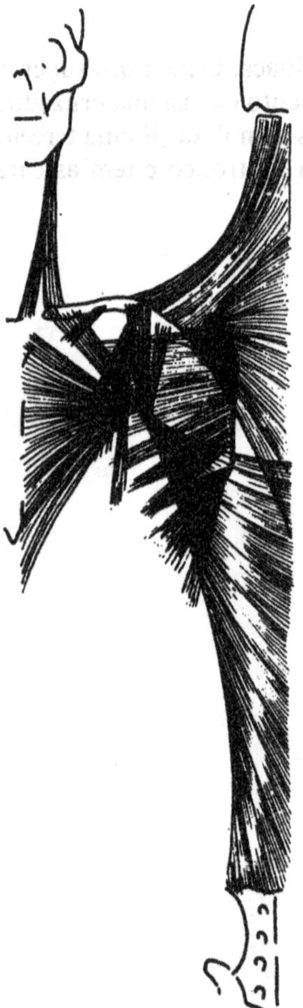

FIG. 129 — 3ª camada do tronco: os músculos da escápula comportam flexores e extensores.

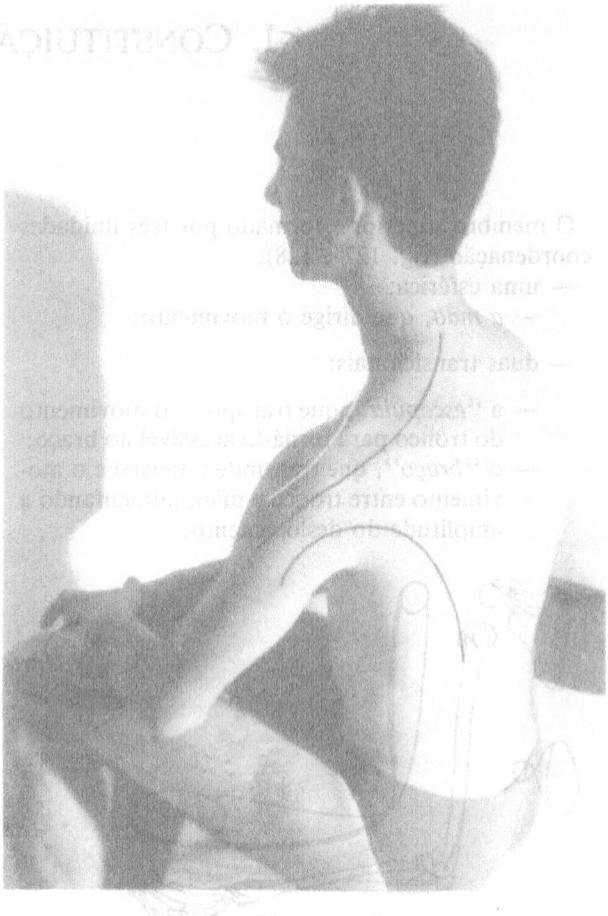

FIG. 130 — 3ª camada do tronco.

II. As Três Unidades de Coordenação

A — ESCÁPULA

1. SITUAÇÃO

A unidade de coordenação da escápula é formada pela escápula e pela clavícula, encaixadas na terceira camada dos músculos do tronco (fig. 131) que, do esterno à coluna, da cabeça à bacia, asseguram seu movimento.

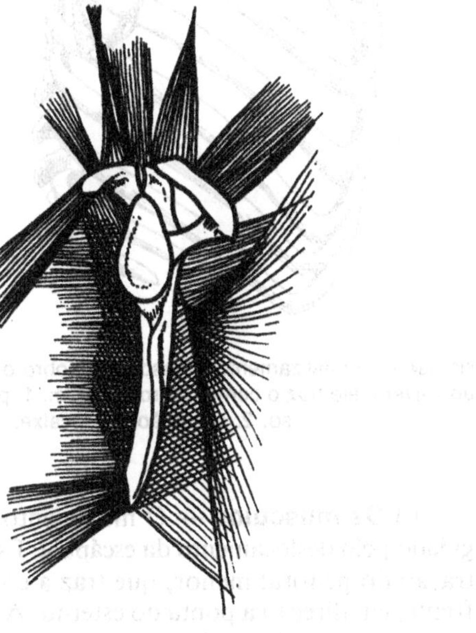

FIG. 131 — A escápula é encaixada por todos os lados na 3ª camada do tronco.

É uma unidade de coordenação transicional, formada por dois elementos esféricos côncavos: a grande curva da escápula e da clavícula que se encaixam no tórax, onde distinguimos duas superfícies de contato: a fossa subescapular e a articulação da clavícula no esterno. Essa última é um ponto de apoio móvel, que delimita o movimento da escápula no tórax. É este movimento que observamos, porque ele orienta o deslocamento do braço.

O segundo elemento esférico é também côncavo, a glenóide (fig. 132).

O movimento dos elementos esféricos é extremamente ligado, porque é produzido pelo mesmo osso: é o deslizamento da fossa subescapular sobre o tórax que orienta a glenóide.

O movimento responde aos músculos situados ao redor da escápula e da clavícula; é da precisão da coordenação que depende o equilíbrio de todos esses músculos. Podemos observar dois eixos de movimento, a espinha da escápula e a clavícula. A grande mobilidade da relação entre elas permitirá abrir ou fechar o ângulo que formam, bem como à escápula bascular e achatar-se contra o tórax.

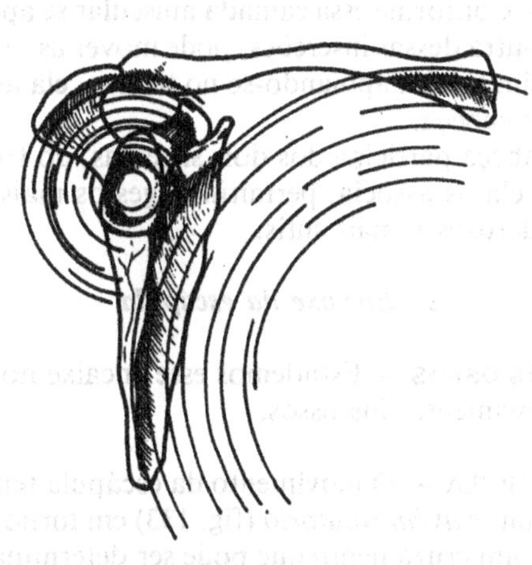

FIG. 132 — As duas superfícies esféricas da escápula são côncavas; de um lado a glenóide, de outro a grande curva do conjunto escápula-clavícula apoiando-se no tórax.

2. PAPEL

O movimento do tronco é muito complexo. A escápula deve transmiti-lo à cabeça umeral, a qual só é capaz de um movimento simples. A complexidade no âmbito da glenóide consistirá em sua orientação, sua posição relativa ao tórax e tornará assim a esfera umeral capaz de participar do movimento do tronco, transmitindo-o à mão.

Ela inverte o sentido do movimento, e num tronco em extensão coloca o membro em flexão, e inversamente. Agindo com as duas camadas do tronco, a coordenação da escápula pode assegurar a passagem do movimento de uma à outra. Sua grande mobilidade dá grande independência aos membros superiores, que podem fazer movimentos variados e complexos, necessários à mão, porque ela é a unidade mais complexa, depois do tronco.

3. MECÂNICA

1º *Movimento global*

No que concerne à escápula, chamamos de extensão o movimento que abre o ângulo formado pela clavícula e a escápula e que as encaixa no tórax, aberto em extensão: é o *encaixe da escápula*.

Ora, esse movimento resulta de um único trabalho de dois tipos de músculos em geral antagonistas: flexores (como o peitoral menor) e extensores (como o trapézio).

Inversamente, a flexão da escápula é o retorno desse movimento, quando a escápula está erguida para diante e o tórax se dobra em flexão: é a *elevação da escápula*. Esse movimento também resulta de um trabalho de músculos flexores e extensores.

Observamos que a escápula estava suspensa em uma camada muscular inserida na cabeça, no tronco e no braço. Conforme essa camada muscular se apóie em uma ou outra dessas inserções, pode mover as duas outras. Assim sendo, apoiando-se no tronco, ela associará mão e cabeça.

A cabeça participa dos dois sistemas, do tronco e da mão; ela os associa, permitindo gestos mais ricos, mais poderosos e mais sutis.

2º *Encaixe da escápula*

a) **Os ossos** — Estudemos esse encaixe no âmbito do movimento dos ossos.

ESCÁPULA — O movimento da escápula tem duas formas: um *vaivém rotatório* (fig. 133) em torno de seu centro: é um cruzamento que pode ser determinado ao se prolongar o sentido das trações que se exercem nos ângulos; ele se situa no centro da espinha, na inserção do trapézio inferior e tem como resultado afastar ou aproximar a ponta da escápula da coluna. É uma báscula da escápula. O outro movimento é um *deslizamento*

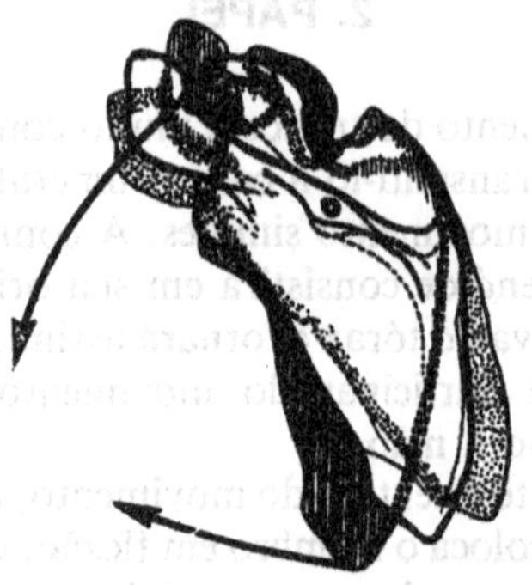

FIG. 133 — O vaivém rotatório da escápula é efetuado em torno de seu centro, situado no centro da espinha da escápula.

(fig. 134) por intermédio do qual a face côncava da escápula percorre o tórax aberto em torno do ponto fixo proporcionado pela clavícula.

Os dois movimentos são associados no encaixe: a clavícula torna-se horizontal, em vez de manter-se oblíqua para cima. Isso leva-a, necessariamente, para a frente, em direção ao plano frontal, porque seu comprimento não muda, enquanto o tórax se alarga quando ela se torna horizontal. A articulação do ombro é trazida para a frente. Portanto, os músculos deverão levar a escápula para baixo e para a frente, separando-a do eixo mediano (esterno e coluna) e estabilizar a báscula.

CLAVÍCULA — A clavícula se abaixa e torna-se horizontal: é o movimento do subclávio.

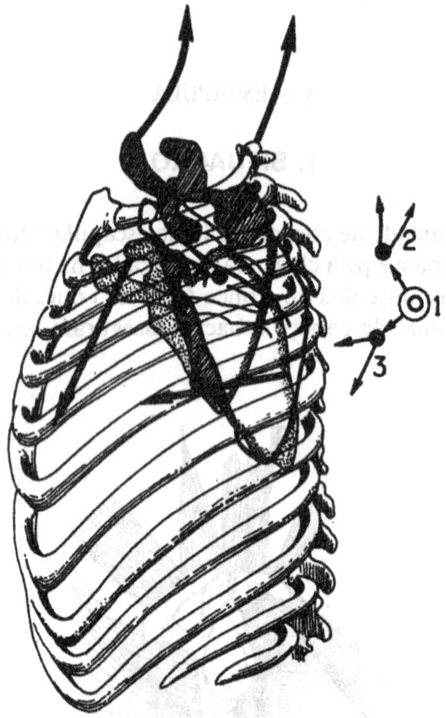

FIG. 134 — O deslizamento da escápula sobre o tórax se associa ao vaivém; ele traz o centro de rotação em: 1. posição de repouso; 2. elevação; 3. encaixe.

b) **Os músculos** — O movimento da clavícula é guiado pelo deslocamento da escápula. Este começa pela tração do peitoral menor, que traz a coracóide para a frente, em direção à ponta do esterno. A clavícula (subclávio) está horizontal; a glenóide, projetada para a frente, está separada do esterno pelo comprimento da clavícula. Esse deslizamento dá início ao trabalho do serrátil anterior, em seu feixe superior.

Observemos a ação do peitoral menor sobre a escápula: ele provoca o movimento de rotação que faria a ponta bascular em direção à coluna, mas o serrátil anterior, acionado pelo deslizamento, através de seu feixe inferior, atua sobre a ponta da escápula, puxando-a para a frente ao se opor ao movimento de báscula do peitoral menor. Dessa forma, peitoral menor e serrátil anterior inferior agem em sentido inverso sobre o movimento de rotação da escápula, estabilizando-a.

Mas já vimos que o serrátil anterior fazia a escápula deslizar para a frente e para baixo; ele encontra então um antagonista que o equilibra, por uma tração inversa, com o trapézio inferior, que puxa a escápula para trás e para baixo, sem nenhuma rotação, porque está inserido no próprio centro do movimento de rotação.

O peitoral menor e o serrátil anterior atuam com os flexores do tronco; o trapézio inferior, com os extensores: como músculos condutores do encaixe da escápula, agem no tórax aberto (fig. 135 e 136).

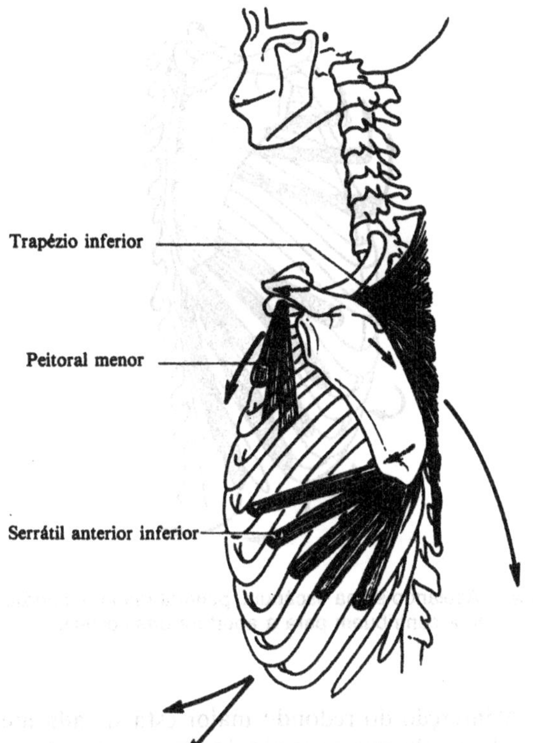

FIG. 135 — Músculos condutores.

Posição da escápula no encaixe (fig. 137 e 138):
A escápula está situada:
— a ponta, na altura da oitava costela;
— o bordo espinhal, vertical;
— o plano da face subescapular, oblíquo para a frente, de tal forma que o ângulo externo, onde se situa a glenóide, esteja para a frente, com a cabeça umeral no plano frontal do esterno. A escápula não fica atrás do tórax no encaixe, mas obliquamente, três quartos posterior-lateral.

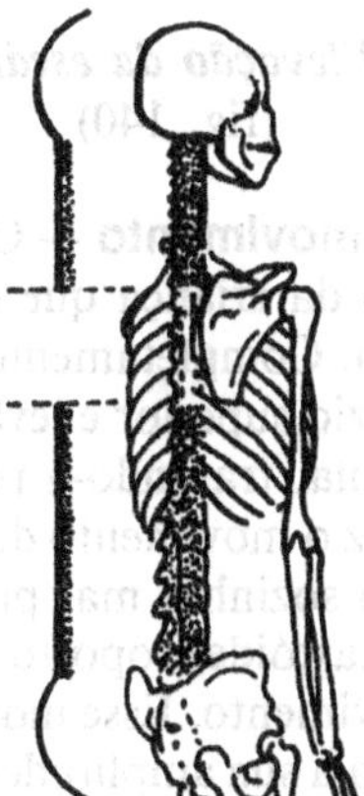

FIG. 137 — Posição da escápula em relação à coluna.

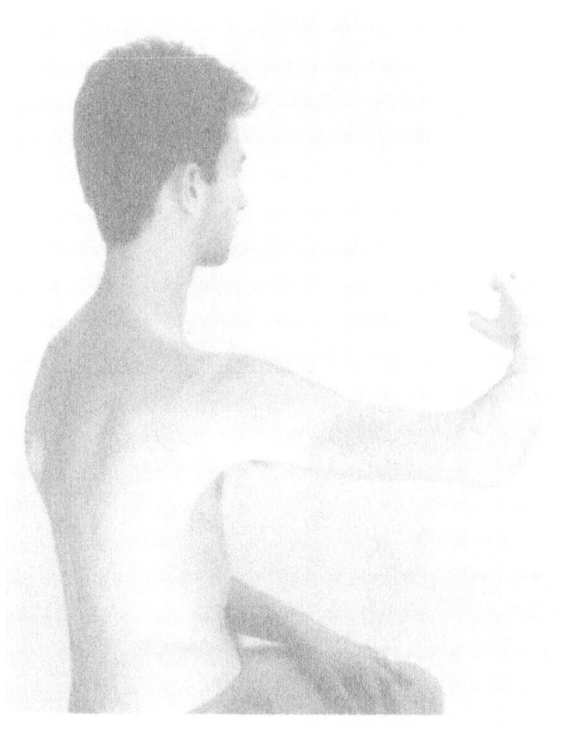

FIG. 136 — Encaixe da escápula na extensão do tronco: forma-se uma cavidade na inserção do deltóide.

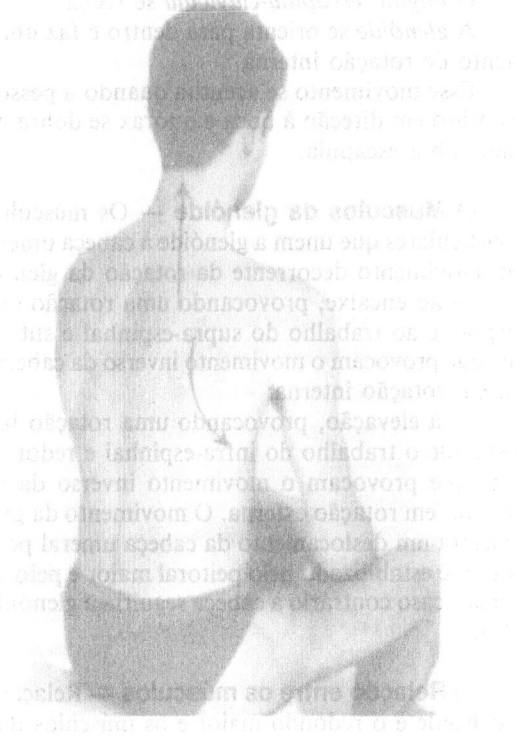

FIG. 138 — A escápula é afastada da cabeça.

c) **Inversão do sentido das trações** (fig. 139) — Na posição de encaixe, o movimento chega ao fim quando o ângulo escápula-clavícula está completamente aberto: clavícula horizontal. A escápula pode então servir de ponto fixo: peitoral menor e serrátil anterior se apóiam então na escápula e, continuando a se contraírem, agem em sentido inverso, abrindo as últimas costelas e participando da ação em extensão do oblíquo externo e serrátil posterior inferior.

Tendo observado o encaixe da escápula (fig. 139), vamos estudar o movimento inverso.

3º *Elevação da escápula* (fig. 140)

a) **Músculos-movimento** — O movimento inverso corresponde ao da criança que enxuga o canto da boca com o ombro. Completamente alongados durante o encaixe, trapézio superior e levantador da escápula elevam a escápula, trazendo-a para a frente.

Se a pessoa faz o movimento de um só lado, o trapézio não trabalha sozinho, mas provoca a contração do esternocleidomastóideo oposto. São os músculos condutores do movimento. Esse movimento raramente é realizado em toda a sua amplitude: seu papel é sobretudo de antagonista do precedente, toda a ação responde ao encaixe, e a elevação é em geral o retorno do movimento, o repouso.

b) **Osso** — A *escápula* desliza para cima, mantendo vertical seu bordo interno. É a orientação do plano da face subescapular que se torna mais frontal.

A *clavícula* se eleva, torna-se oblíqua para cima e para trás.

O *ângulo escápula-clavícula* se fecha.

A *glenóide* se orienta para dentro e faz um movimento de rotação interna.

Esse movimento se acentua quando a pessoa leva o ombro em direção à boca e o tórax se dobra em flexão, sob a escápula.

c) **Músculos da glenóide** — Os músculos monoarticulares que unem a glenóide à cabeça umeral têm um movimento decorrente da rotação da glenóide:

— ao encaixe, provocando uma rotação externa, responde ao trabalho do supra-espinhal e subescapular, que provocam o movimento inverso da cabeça umeral em rotação interna;

— à elevação, provocando uma rotação interna, responde o trabalho do infra-espinhal e redondo menor, que provocam o movimento inverso da cabeça umeral, em rotação externa. O movimento da glenóide acarreta um deslocamento da cabeça umeral porque o úmero é estabilizado pelo peitoral maior e pelo grande dorsal, caso contrário a cabeça seguiria a glenóide (fig. 141).

d) **Relação entre os músculos** — Relação entre o deltóide e o redondo maior e os músculos da escápula.

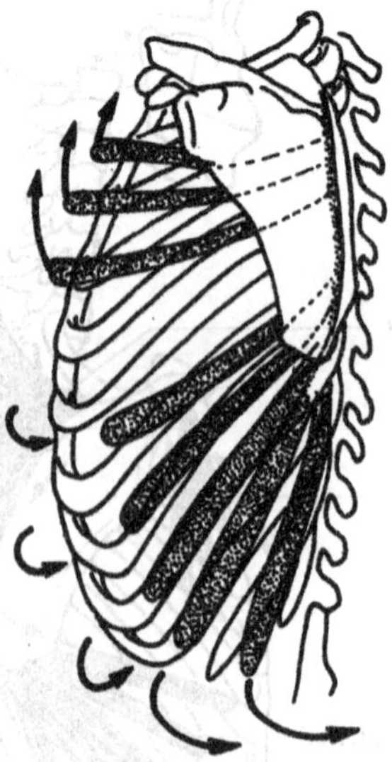

FIG. 139 — Apoiando-se na escápula, peitoral menor e serrátil anterior contribuem para a abertura das costelas.

A inserção do redondo maior está situada muito mais abaixo do que os escápulo-umerais no úmero, e ele não deve ser estudado com o movimento da glenóide, mas com a mecânica do braço. No entanto, devido à sua localização, observemos os três feixes do deltóide e o redondo maior. Cada um dos feixes do deltóide prolonga um feixe do trapézio.

Parece-nos que uma imagem é importante para representarmos o movimento: partindo da base do crâ-

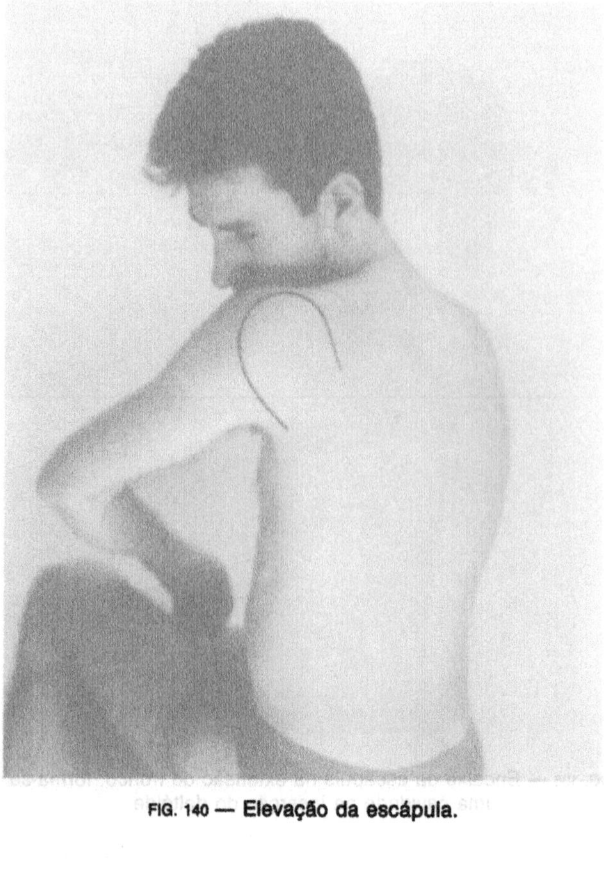

FIG. 140 — Elevação da escápula.

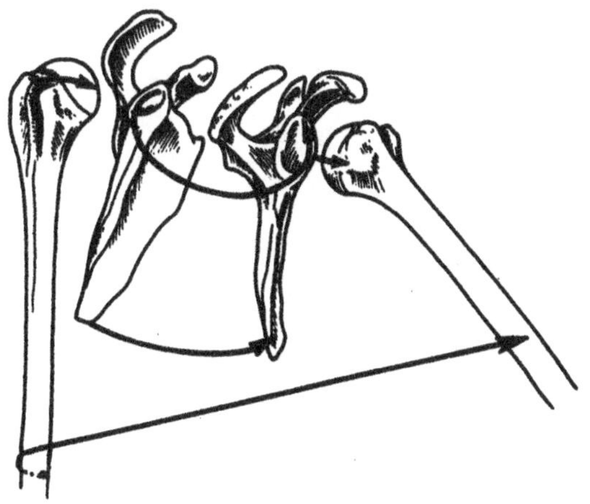

FIG. 141 — Durante o movimento do braço, há deslocamento simultâneo da escápula e do úmero.

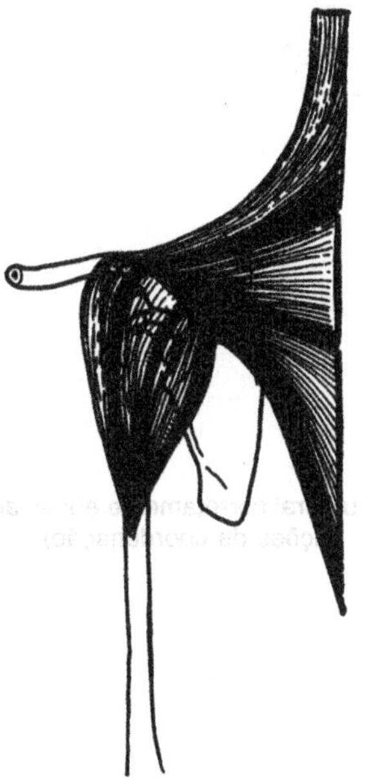

FIG. 142 — Cada feixe do trapézio se prolonga em um feixe do deltóide.

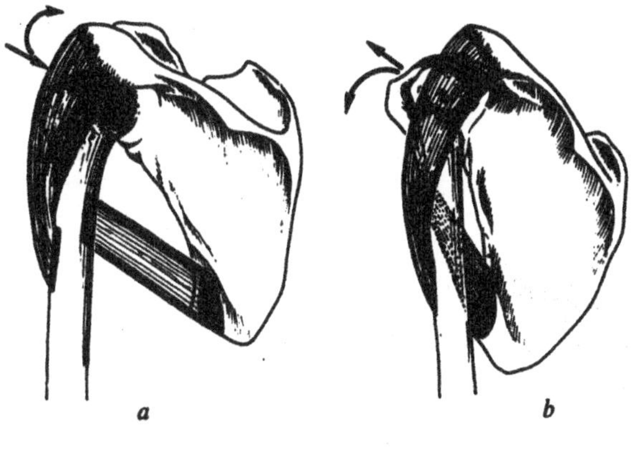

FIG. 143 — Função do redondo maior:
a) Participando de um conjunto coordenado, ele não bloqueia a ação da cabeça umeral; b) Mal coordenado: a cabeça é saliente sob o deltóide anterior, a ponta da escápula segue a abdução do úmero.

nio, podemos ver um músculo largo em capa: os três feixes do trapézio se prolongam exatamente pelos três feixes do deltóide, para se reunirem no V deltoidiano (fig. 142). À frente, após o trapézio, vêm os esternocleidos, seguidos pelo peitoral maior; este em sua inserção no úmero, se prolonga pelo redondo maior, até a ponta da escápula. Essa camada muscular reúne o movimento da cabeça e o do braço.

O redondo maior é mecanicamente ligado ao trapézio médio (fig. 143, 144 e 145). De fato, o trapézio médio torna-se hipertônico quando há desequilíbrio da coordenação. Ele se encurta consideravelmente e inverte a curva dorsal, aproximando as escápulas em cima e para trás. O ângulo inferior da escápula não mais se achata contra o tórax; o deltóide e os peitorais não podem mais desempenhar seu papel junto ao redondo maior: este bloqueia o ângulo bordo externo escápula-úmero tornando-se hipertônico e empurra para cima a cabeça umeral, que se bloqueia em rotação externa. O movimento escápula-úmero não pode descrever seu trajeto normal. Todos os movimentos do braço permanecem em rotação externa; portanto, ao contrário do que deve ser um movimento coordenado, e toda a estrutura da mão é deteriorada pela falta de tensão.

4º *Outros músculos*

Com os movimentos de encaixe e elevação, não citamos *todos os músculos* da escápula, mas apenas os músculos condutores do movimento: os outros têm papel de antagonistas ou de equilibradores da ação dos músculos condutores na camada muscular na qual se move a escápula.

B — O BRAÇO
(fig. 146)

Faremos uma rápida descrição dessa unidade de coordenação, porque já a observamos no primeiro capítulo, quando explicamos o princípio da coordenação.

1. SITUAÇÃO

Dois elementos esféricos: rotações da cabeça umeral e da mão se opõem: a torção resultante provoca um movimento de flexão-extensão no cotovelo e no punho.

2. MECÂNICA

1º *Flexão-extensão da cabeça umeral; osso*

A *rotação interna* da cabeça umeral, quando dirigida pelos músculos da coordenação (neste caso o bíceps), provoca um movimento de *abdução*. O resultado desses dois movimentos é levar o úmero para diante, em flexão (o corpo do osso horizontal, eixo epicôndilo-epitróclea vertical, se o cotovelo estiver fletido, mão na altura da ponta do esterno).

Quando o úmero chega ao ponto máximo de flexão, portanto de encaixe da cabeça umeral na glenóide, ele gira em rotação externa sob a tração do tríceps,

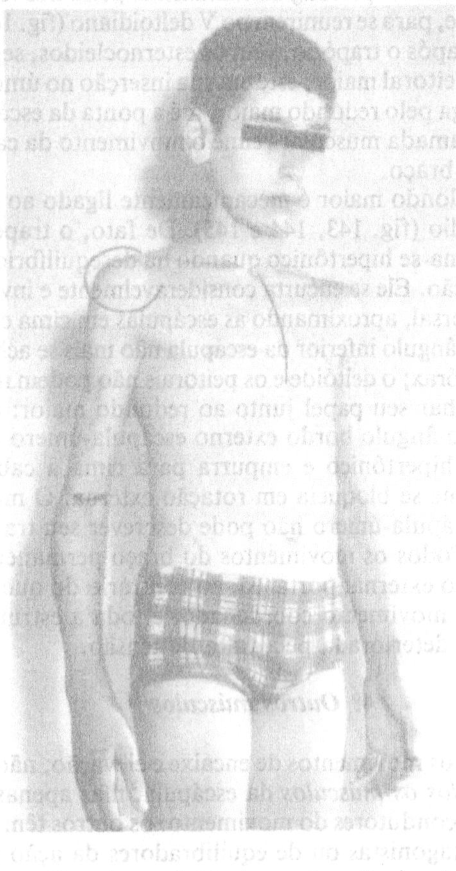

FIG. 144 — **Em más condições de coordenação, o redondo maior torna-se essencialmente adutor da escápula, contra o braço, e empurra a cabeça umeral para cima.**

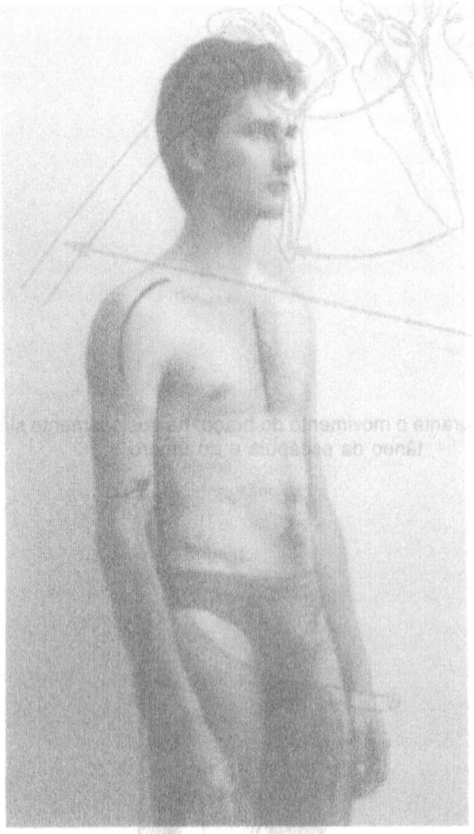

FIG. 145 — **Cabeça umeral corretamente encaixada (em boas condições de coordenação).**

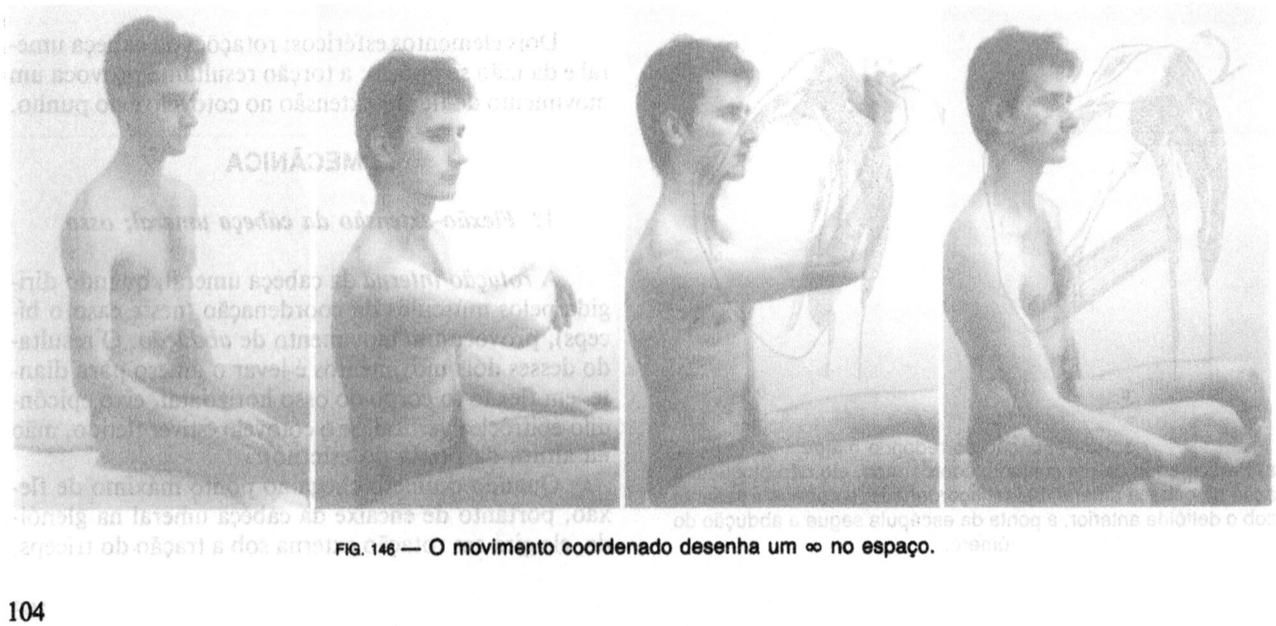

FIG. 146 — **O movimento coordenado desenha um ∞ no espaço.**

e a mão descreve uma curva que leva o antebraço à vertical e o úmero desce ao longo do tórax, em adução-rotação externa. Se levarmos o movimento a seu limite, ele continuará para trás, em extensão.

2º *Os dois percursos do movimento* (fig. 147)

Façamos aqui uma observação de ordem geral. Se observarmos o movimento do tronco ou dos membros em relação ao conjunto do corpo, consideraremos dois percursos de movimento: para a frente em flexão, para trás em extensão. Assim é porque a posição de equilíbrio em pé é, como veremos na estática, o ponto de equilíbrio entre a flexão e a extensão.

Tendo como ponto de partida essa posição, qualquer movimento para a frente faz os flexores trabalharem; para trás, os extensores. Insistimos em delimitar adequadamente esses dois percursos do movimento porque o trabalho muscular, partindo da flexão completa (por exemplo: braço fletido para a frente) para alcançar o ponto de equilíbrio, será realizado pelos músculos extensores, mas o movimento ocorrerá no percurso da flexão para frente. Se o mesmo trabalho dos mesmos extensores se prolongar para trás, ocorrerá no percurso da extensão.

Isso é importante para o *membro superior*. De fato, se o ponto de equilíbrio está situado no centro da espessura do tronco, onde o braço em repouso pende com a gravidade, vemos que o movimento simétrico dos dois braços, agindo um com o outro sob o olhar, ocorre *sempre no percurso de flexão*, para a frente. A ação da mão necessita de uma estrutura estável. Ora, a estrutura esférica da mão se deve à tensão ombro-mão; ombro em rotação interna e, portanto, em flexão e, portanto, agindo em um percurso de flexão. É por isso que as pessoas bem coordenadas, quando mexem com as mãos, nunca levam o cotovelo espontaneamente para trás, mas só quando este atinge o centro da largura do corpo; aí então elas afastam o cotovelo em abdução e não entram no percurso de extensão.

O movimento recíproco dos braços, como vemos no andar, por exemplo, acontece nos dois percursos, flexão e extensão. Mas o trabalho realizado pela mão não requer solidez em sua estrutura em abóbada.

3º *Movimento do braço no caminhar*

No caminhar, o braço e a mão não têm movimento real. O membro é um pêndulo e o movimento ocorre na escápula, envolvendo os músculos do ombro a partir da escápula, não a partir da mão. Também o impulso do pé, que se prolonga pela extensão do tronco, provoca o encaixe da escápula e a contração, como já vimos, do supra-espinhal e do subescapular. Isso acarreta o trabalho do deltóide anterior e peitoral maior. A raiz do braço vai para diante e o membro continua seu movimento, como um pêndulo.

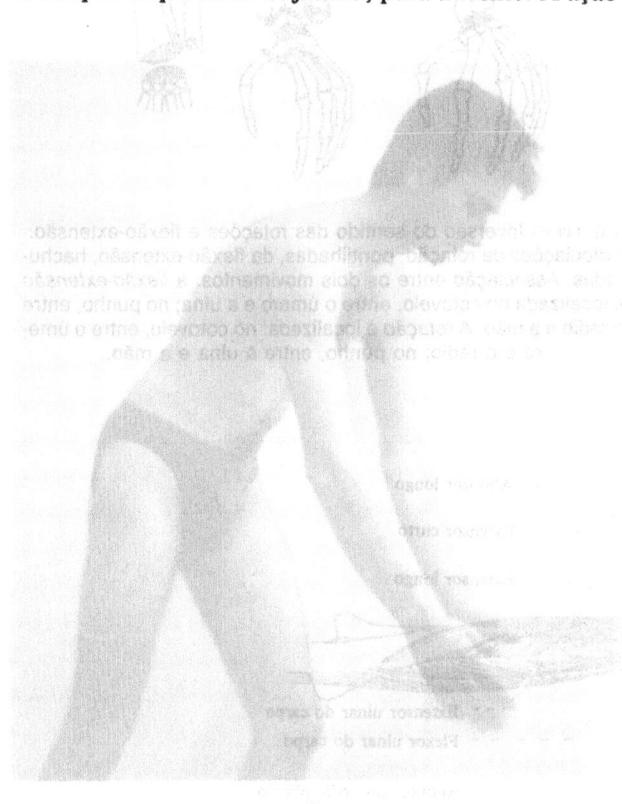

a

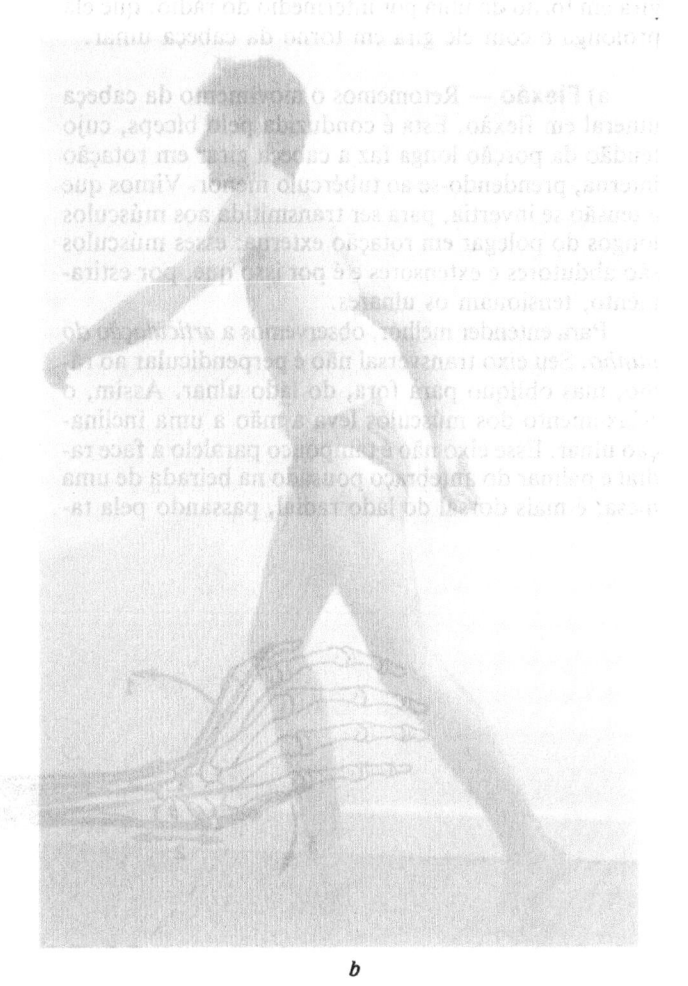

b

FIG. 147 — As duas formas de movimento dos braços: a) simétrica, como na preensão; b) recíproca, como no caminhar.

A essa flexão sucede uma extensão do braço, que se coloca atrás, com o infra-espinhal e redondo menor. Esse movimento responde também ao do deltóide posterior e do grande dorsal. Depois, a oscilação se prolonga para trás, antes de ser de novo solicitada na extensão do tronco.

Esse movimento corresponde à contração da raiz do membro, enquanto o braço e a mão conservam uma tensão que se modifica de acordo com as fases, mas sem trabalho real. A inércia predomina, e isso explica a defasagem entre o tempo de impulso do pé e o momento em que o braço chega à frente.

4º *A preensão*

A mecânica do braço que estudamos na coordenação é a da preensão.

Inicialmente, vejamos de que maneira os ossos permitem que se inverta o sentido da rotação na flexão-extensão (fig. 148). No cotovelo, a polia entre úmero e ulna assegura uma flexão-extensão sólida. A rotação ocorre na cabeça do rádio, que pode continuar a girar enquanto durar a trajetória da flexão-extensão.

No punho ocorre o inverso. A flexão-extensão ocorre entre o rádio e a mão, enquanto a rotação, a prono-supinação, ocorre entre a ulna e a mão. A mão gira em torno da ulna por intermédio do rádio, que ela prolonga e com ele gira em torno da cabeça ulnar.

a) **Flexão** — Retomemos o movimento da cabeça umeral em flexão. Esta é conduzida pelo bíceps, cujo tendão da porção longa faz a cabeça girar em rotação interna, prendendo-se ao tubérculo menor. Vimos que a tensão se invertia, para ser transmitida aos músculos longos do polegar em rotação externa: esses músculos são abdutores e extensores e é por isso que, por estiramento, tensionam os ulnares.

Para entender melhor, observemos a *articulação do punho*. Seu eixo transversal não é perpendicular ao rádio, mas oblíquo para fora, do lado ulnar. Assim, o relaxamento dos músculos leva a mão a uma inclinação ulnar. Esse eixo não é tampouco paralelo à face radial e palmar do antebraço pousado na beirada de uma mesa; é mais dorsal do lado radial, passando pela tabaqueira anatômica, e mais anterior do lado palmar, passando perto do tendão do flexor ulnar do carpo. Sabemos também que a primeira fila de ossos do carpo é curva, a inclinação radial acarretará uma flexão dorsal, e a inclinação ulnar acarretará uma flexão palmar.

Quando, retomando nossa coordenação, vemos que, em seu trabalho, os músculos da tabaqueira (músculos longos do polegar, fig. 149) levam a uma flexão

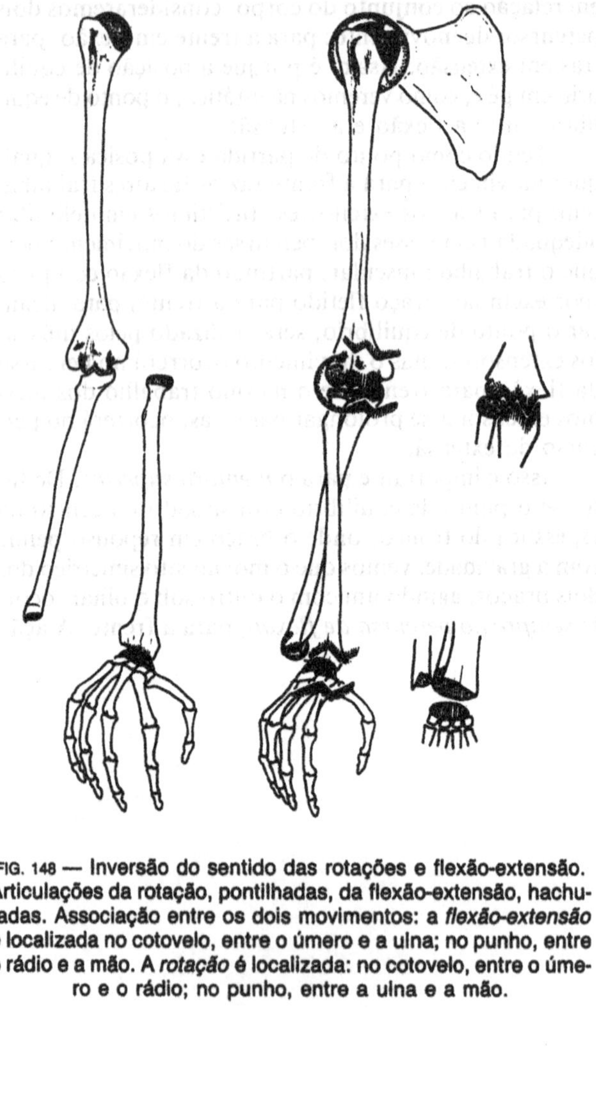

FIG. 148 — Inversão do sentido das rotações e flexão-extensão. Articulações da rotação, pontilhadas, da flexão-extensão, hachuradas. Associação entre os dois movimentos: a *flexão-extensão* é localizada no cotovelo, entre o úmero e a ulna; no punho, entre o rádio e a mão. A *rotação* é localizada: no cotovelo, entre o úmero e o rádio; no punho, entre a ulna e a mão.

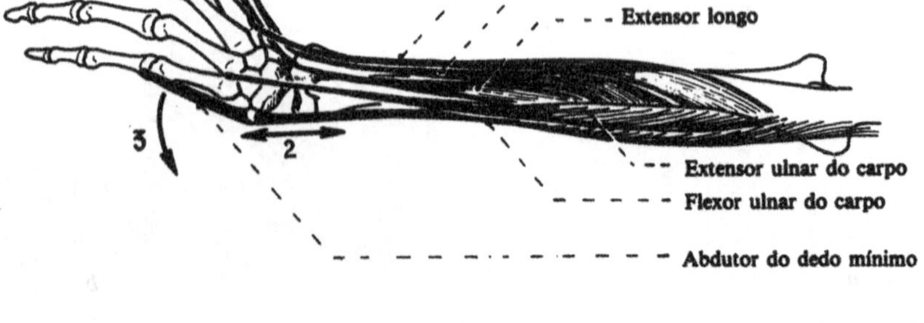

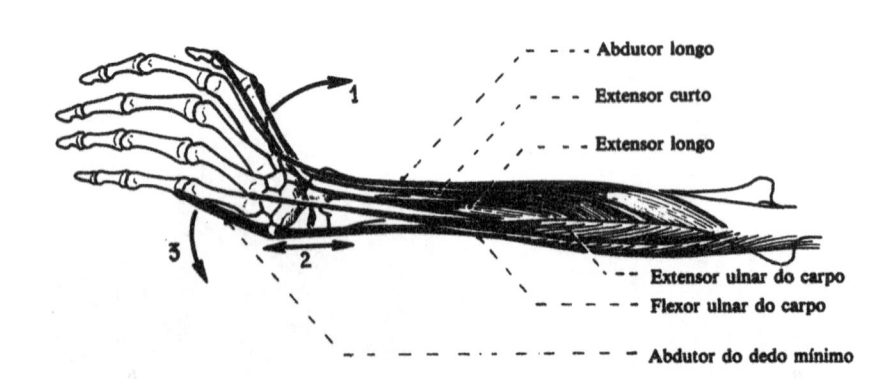

FIG. 149 — O trabalho dos músculos longos do polegar (1) alonga os ulnares (2), criando entre esses dois grupos um estado de tensão (1.3).

radial, portanto, dorsal; mas, ao mesmo tempo, eles alongam os ulnares porque estes, no repouso, estão em inclinação ulnar. O endireitamento radial da mão estira-os e tensiona-os.

Ora, a inclinação ulnar não é senão uma abdução. Por isso, a tensão no primeiro metacarpiano em adução e no quinto, em abdução, acarreta o trabalho correspondente dos interósseos; daí, a formação da abóbada da mão.

FLEXÃO EM PRONAÇÃO — A mão fica em pronação e o cotovelo se flexiona, como acontece quando se puxa uma gaveta. O movimento começa pelo trabalho dos radiais por intermédio do endireitamento do punho, enquanto o pronador redondo, para dentro do cotovelo com os flexores, auxiliado pelo braquiorradial em seu papel de flexor, envolve o braquial para fletir o cotovelo.

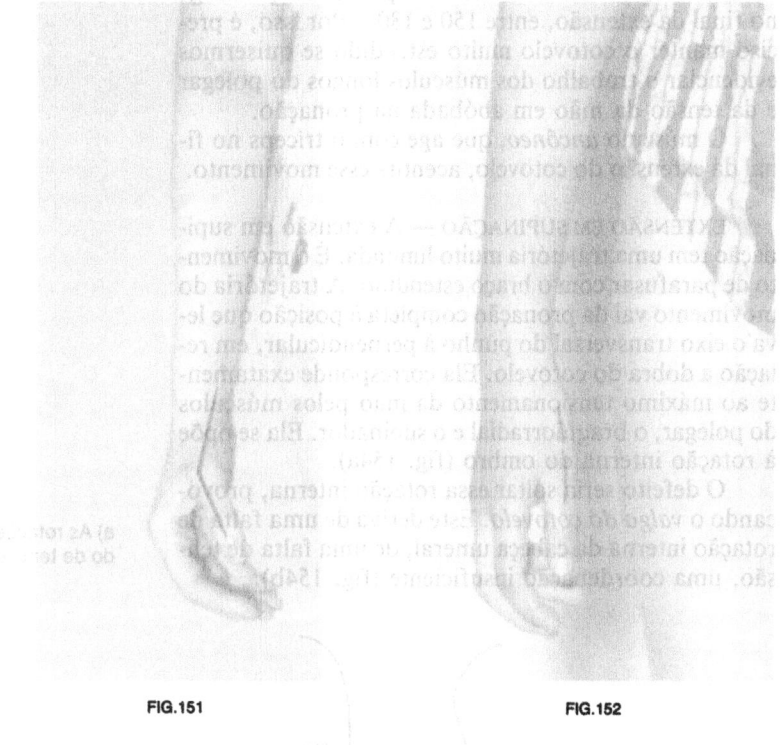

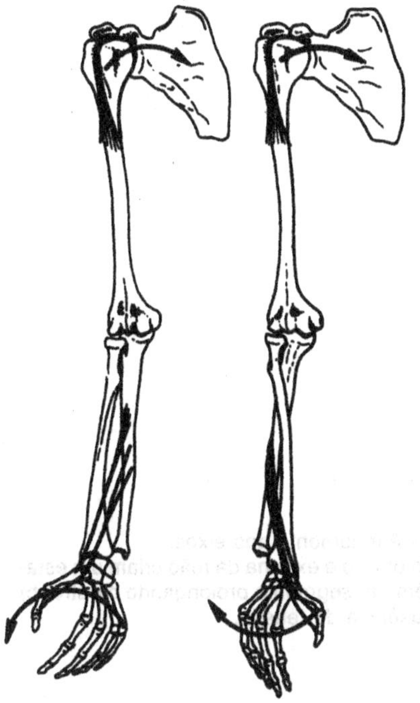

FIG.150

FIG.151

FIG.152

FIG. 150 — O estado de tensão que dá forma à mão é constante, tanto em pronação quanto em supinação.

FIG. 151 — Mão tensionada pelos músculos longos do polegar.

FIG. 152 — Ausência de tensão da mão.

Ora, essa tensão é constante, esteja a mão em supinação ou em pronação (fig. 150, 151 e 152). Devemos, então, no cotovelo, considerar uma e outra dessas duas formas, porque é a partir do cotovelo, pela rotação do rádio, que a mão gira.

FLEXÃO EM SUPINAÇÃO — A mão gira enquanto o cotovelo se flete para colocar um objeto diante dos olhos. A extremidade inferior do bíceps faz o rádio girar e flexiona o cotovelo. O bíceps é grandemente auxiliado pelo braquiorradial, que assegura a supinação, da pronação completa, até que o eixo da mão esteja perpendicular à dobra do cotovelo, quando se torna flexor. O bíceps é ainda auxiliado pelo supinador curto.

À medida que aumenta a tensão que forma a abóbada da mão, a tração dos músculos longos do polegar e dos ulnares acarreta o trabalho dos radiais, que endireitam a mão. Como veremos, esse movimento é importante para a flexão da mão.

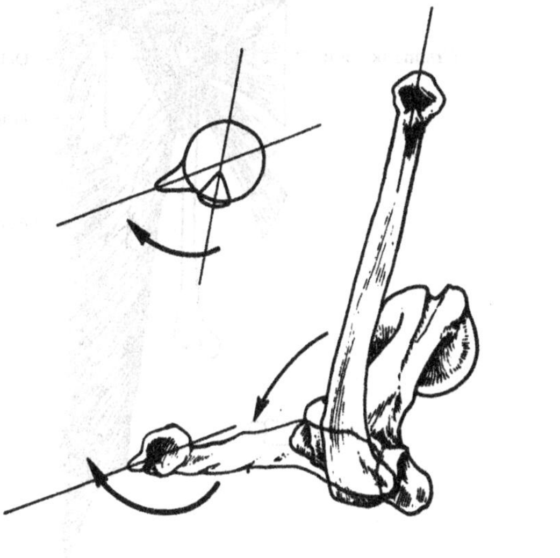

FIG. 153 — No fim da extensão do cotovelo, a cabeça ulnar descreve um movimento de rotação interna.

b) **Extensão** — Vimos o movimento da cabeça umeral. Ele é guiado pelo tríceps, cuja porção longa é diretamente antagonista da porção longa do bíceps.

EXTENSÃO EM PRONAÇÃO — A extremidade inferior do tríceps estende o cotovelo. Observemos a *ulna* (fig. 153). Ela não está no prolongamento exato do úmero. *Na flexão*: é oblíqua para dentro, orientada em direção ao rosto. *Na extensão*: é oblíqua para fora. A forma da tróclea e a da extremidade inferior do osso permitem observar um movimento de pronação que surge no final da extensão, entre 150 e 180°. Por isso, é preciso manter o cotovelo muito estendido se quisermos evidenciar o trabalho dos músculos longos do polegar e da tensão da mão em abóbada na pronação.

O músculo *ancôneo*, que age com o tríceps no final da extensão do cotovelo, acentua esse movimento.

EXTENSÃO EM SUPINAÇÃO — A extensão em supinação tem uma trajetória muito limitada. É o movimento de parafusar com o braço estendido. A trajetória do movimento vai da pronação completa à posição que leva o eixo transversal do punho à perpendicular, em relação à dobra do cotovelo. Ela corresponde exatamente ao máximo tensionamento da mão pelos músculos do polegar, o braquiorradial e o supinador. Ela se opõe à rotação interna do ombro (fig. 154a).

O defeito seria soltar essa rotação interna, provocando o *valgo do cotovelo*. Este deriva de uma falta de rotação interna da cabeça umeral, de uma falta de tensão, uma coordenação insuficiente (fig. 154b).

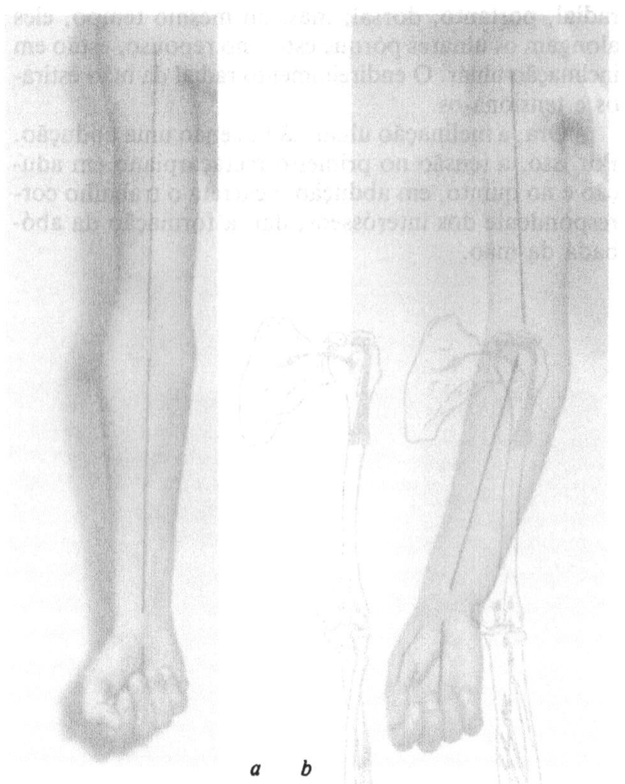

FIG. 154 — Alinhamento dos eixos.
a) As rotações interna do ombro e externa da mão criam um estado de tensão que mantém um segmento prolongando o outro. b) Ausência de tensão.

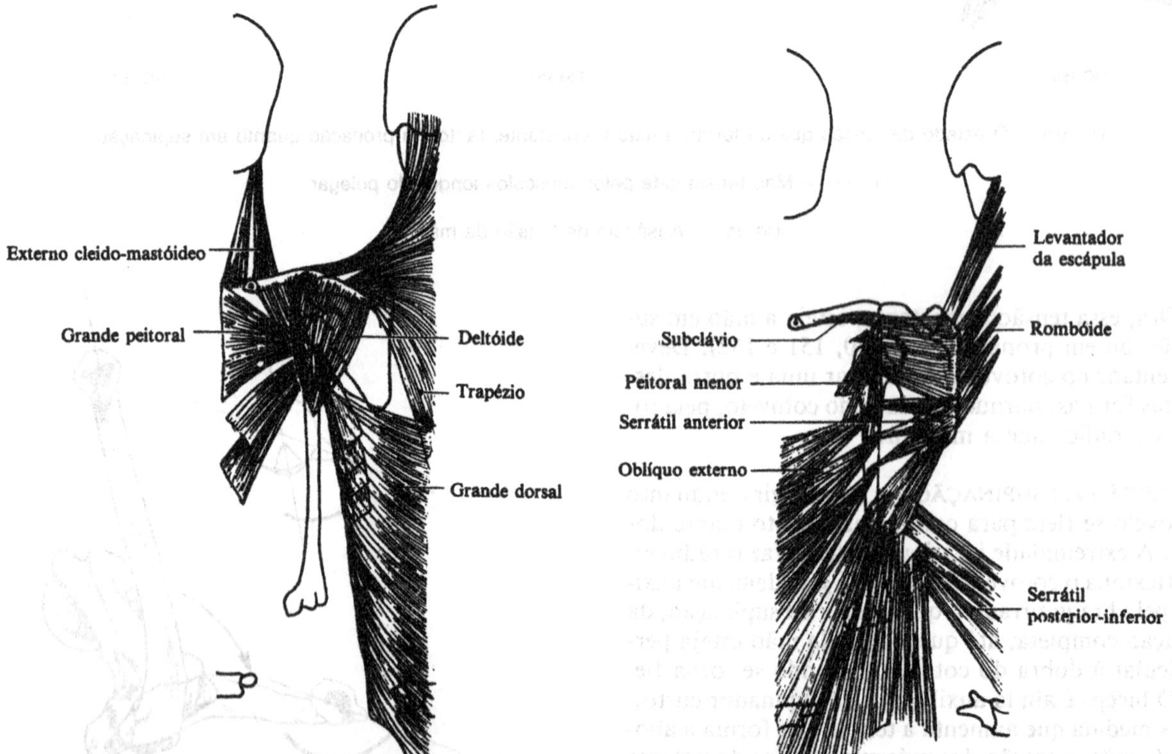

FIG. 155 — A força do braço se deve ao fato de alguns de seus músculos prolongarem os músculos do tronco.

5º *Relação escápula-braço, tronco-braço* (fig. 155)

Estudamos o movimento do braço partindo da estrutura da coordenação. Vejamos agora como nela se inscreve o trabalho dos músculos que dão força e solidez ao movimento do braço.

a) **Encaixe, flexão do braço** — Vimos que o encaixe da escápula provocava uma rotação externa da glenóide. Ela corresponde à rotação interna da cabeça umeral: é esse movimento da escápula que provoca a *inversão do sentido do movimento* entre tronco e braço.

O encaixe da escápula corresponde à flexão do úmero. Quanto mais a escápula se encaixa, mais o cotovelo se ergue; no final da trajetória, aparece uma pequena depressão na inserção do deltóide no acrômio e um intervalo entre os deltóides anterior e médio, no fundo do qual sentimos a cabeça umeral desaparecer. *Trapézio* inferior e *serrátil anterior* apóiam o *deltóide* anterior, que mantêm o peso do braço.

b) **Peitoral maior, grande dorsal** — São dois músculos poderosos que serão utilizados ao mesmo tempo que os esternos e deltóides (prolongando os trapézios) quando o membro necessitar de força e de apoio sólido no tronco. Por isso, correspondem ao movimento do tronco aberto (em extensão).

O peitoral maior associa o movimento do braço ao enrolamento do sistema reto, por intermédio de seu feixe inferior, que termina na bainha dos retos do abdômen. Pelo feixe precedente, situado acima, ele se entrecruza com o oblíquo externo. O feixe mais superior, mediante sua inserção clavicular, se associa ao trabalho do esternocleidomastóideo.

Assim sendo, conforme a posição, a forma do corpo e o movimento escolhido num dado momento, a flexão do braço pode se associar ao movimento da cabeça, do tórax, do sistema reto e do sistema cruzado.

O grande dorsal leva o braço em extensão ou, simplesmente, reforça a força do membro que ergue o tronco no movimento de alçar-se com os braços. É a principal contribuição do tríceps para a extensão do ombro. Ele une o braço à coluna e à bacia.

Podemos observar que sua porção costal se imbrica com o serrátil posterior inferior. Este, já vimos, prolonga o trabalho do oblíquo externo; une-se à abertura do tórax pela camada oblíqua.

C — A MÃO (fig. 156)

1. PAPEL

A grande complexidade da organização do membro superior contribui para dar à mão movimentos ilimitadamente variados e sutis. A relação entre as duas mãos permite reproduzir todos os movimentos do tronco; elas podem reproduzir as formas mais complexas no espaço. É com a mão, assim como com a palavra, o olhar, a mímica, que o homem exprime seu pensamento com maior precisão.

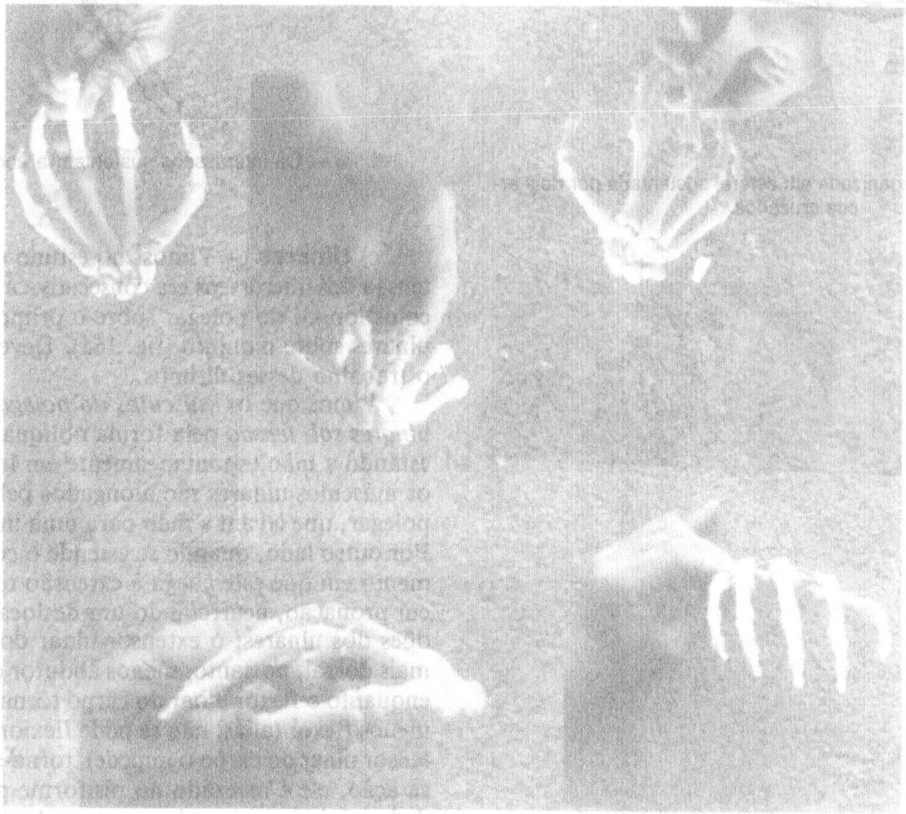

FIG. 156 — A mão.

2. SITUAÇÃO

É para preencher esse papel de preensão e de expressão que as mãos estão constantemente sob controle dos sentidos, diante do rosto. As mãos estão a serviço da inteligência. O movimento da mão é ligado ao da cabeça: são as duas extremidades de um único movimento. É na relação entre cabeça e mão que se fundamentam as noções mais complexas.

3. MECÂNICA

A mecânica da mão estuda:

— A estrutura da mão como unidade esférica constituída pela abóbada.

— A dinâmica que tem duas formas básicas: a flexão-extensão e a prono-supinação. É a síntese desses dois movimentos que determina o caráter mais evoluído da mão: a oposição.

1º *Estrutura da mão* (fig. 157 e 158)

a) **Enrolamento** — A mão é uma unidade de coordenação esférica e seu movimento é o enrolamento.

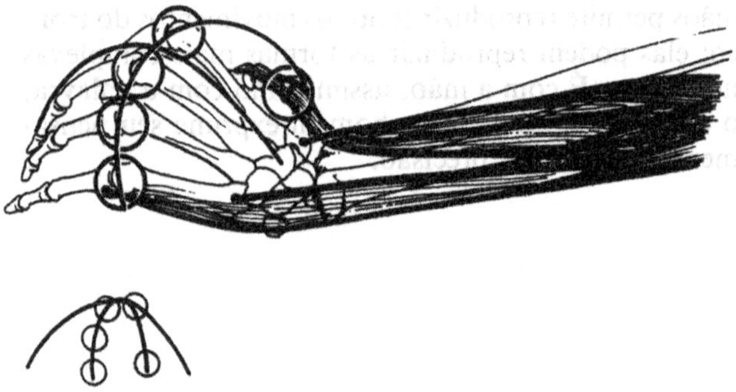

FIG. 157 — A mão é organizada em esfera, sustentada por dois arcos cruzados.

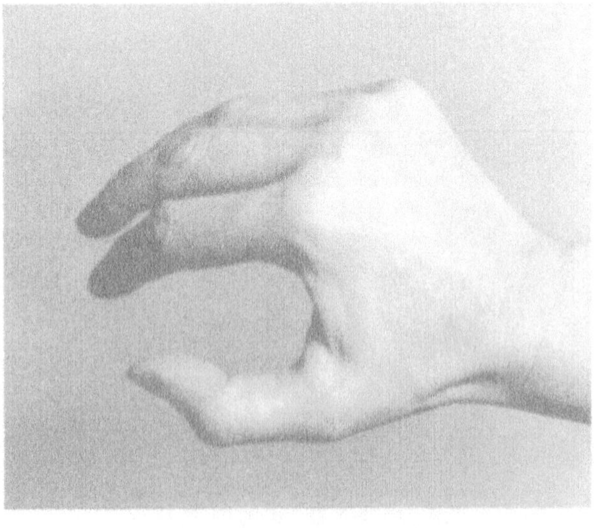

FIG. 158 — As duas abóbadas da mão.

Os dois elementos esféricos são as cabeças do primeiro e quinto metas; seu movimento é o de se enrolar em si mesmas e aproximar-se ou afastar-se.

Elas são unidas pelas cabeças do segundo, terceiro e quarto metas. O movimento acentua ou reduz a curva da abóbada.

b) **Interósseos** (fig. 159) — Esse movimento responde ao trabalho dos interrósseos. Os *interrósseos palmares* fecham a abóbada, portanto, aumentam o enrolamento, fletem a primeira falange e aproximam os dedos. Os *interósseos dorsais* abrem a abóbada, trazem todas as cabeças dos metas para um mesmo plano: isso corresponde, após o enrolamento, ao endireitamento; eles diminuem a flexão da primeira falange e abrem os dedos. Mas continuam no *percurso da flexão*, da posição de enrolamento pelos palmares à posição "mão plana". Eles trabalham, portanto, *com* os extensores, mas, a partir do momento em que estão no fim da trajetória, mão plana, eles se opõem aos extensores e, assim, mantêm constante a abóbada da mão (fig. 160, 161, 162, 163 e 164).

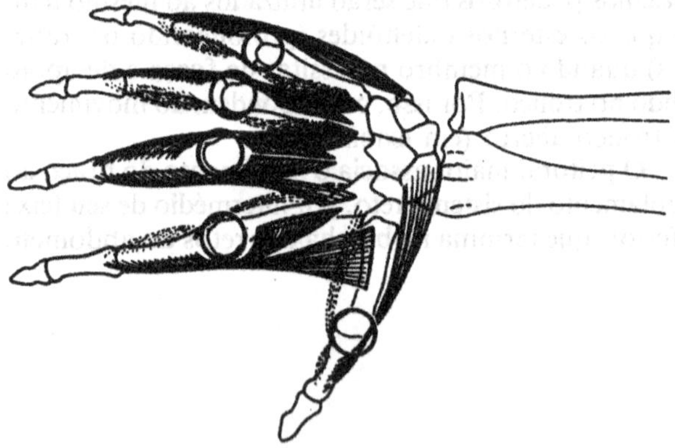

FIG. 159 — Os interósseos sustentam a abóbada da mão.

c) **Ulnares** — Vimos, no estudo do braço, que a tensão dos interósseos era consecutiva à tração dos músculos longos do polegar sobre o primeiro meta, e dos ulnares sobre o quinto (fig. 165). Devemos especificar o trabalho desses últimos.

Vimos que os *músculos do polegar colocavam os ulnares sob tensão* pela forma oblíqua da articulação: estando a mão espontaneamente em inclinação ulnar, os músculos ulnares são alongados pelos músculos do polegar, que levam a mão para uma inclinação radial. Por outro lado, quando se estende o cotovelo, no momento em que este chega à extensão total, a ulna gira em pronação, acarretando um deslocamento dos tendões dos ulnares: o extensor ulnar do carpo torna-se mais dorsal, portanto, menos abdutor e mais extensor, enquanto o flexor ulnar do carpo torna-se mais lateral, menos flexor (aliás, não se pode flexionar porque o extensor ulnar do carpo o impede), torna-se abdutor. Nessa ação, ele é revezado no pisiforme pelo abdutor do dedo mínimo, que prolonga seu trabalho e leva o quinto dedo à abdução-flexão.

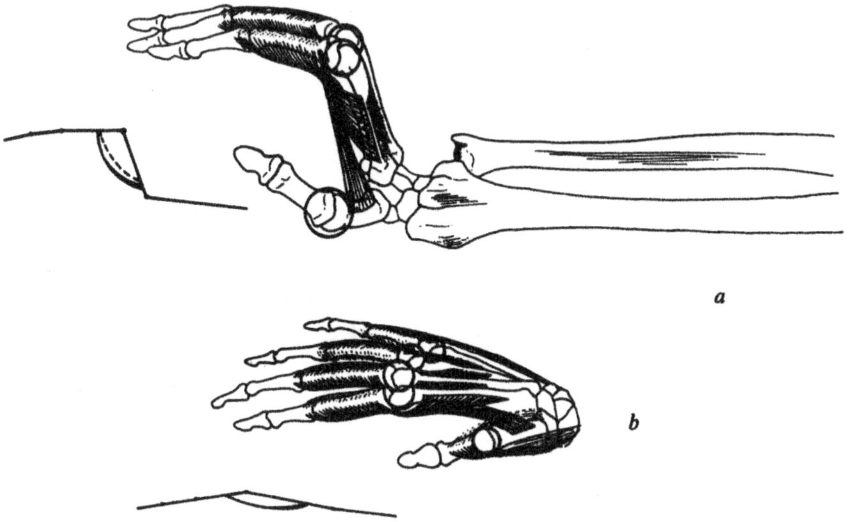

FIG. 160 — Os interósseos palmares e dorsais estão ambos situados no trajeto de flexão, aumentando-o ou diminuindo-o. a) Ação dos interósseos palmares; b) ação dos interósseos dorsais.

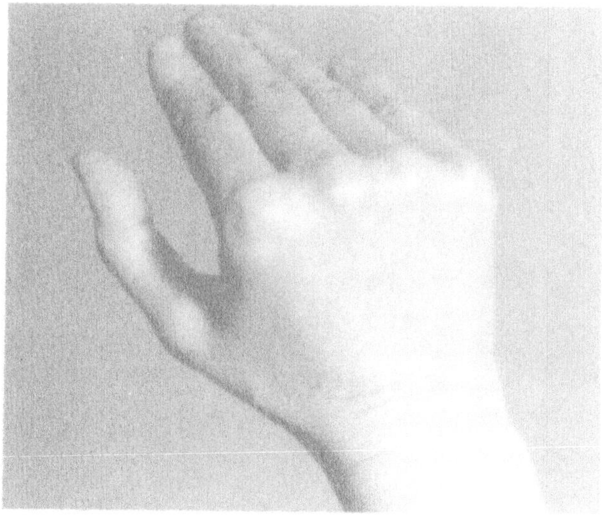

FIG. 161 — Interósseos palmares, abóbada estruturada, dedos aproximados.

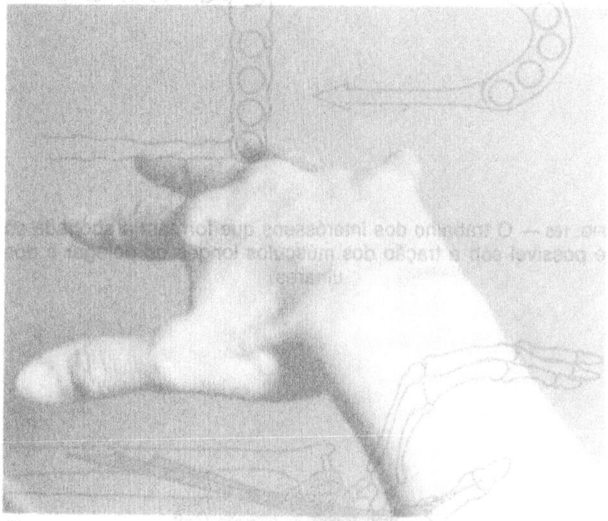

FIG. 162 — Interósseos dorsais, abóbada estruturada, dedos separados.

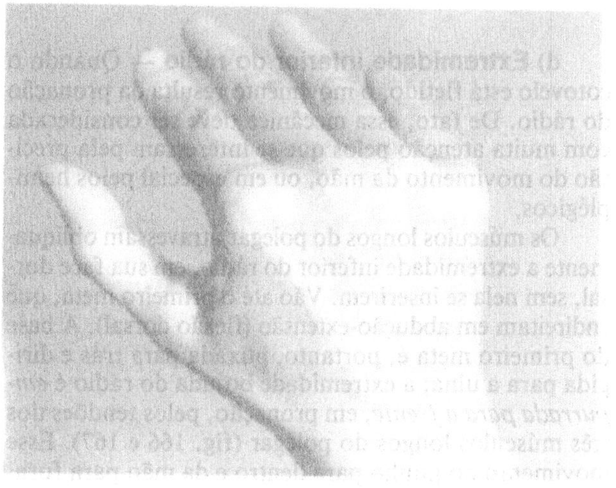

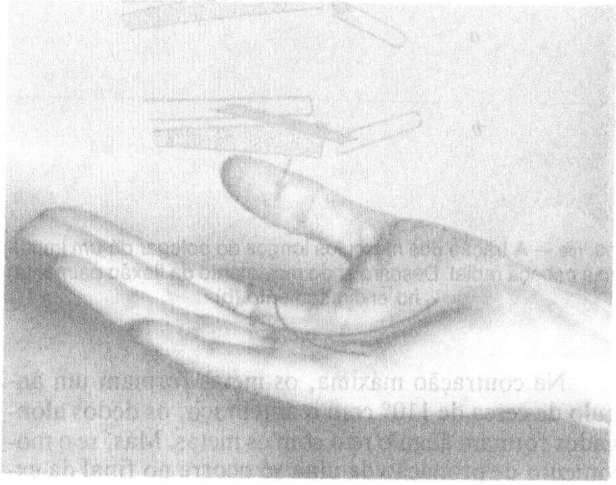

FIG. 163 — Ação simultânea dos interósseos palmares e dorsais, dedos ligeiramente separados.

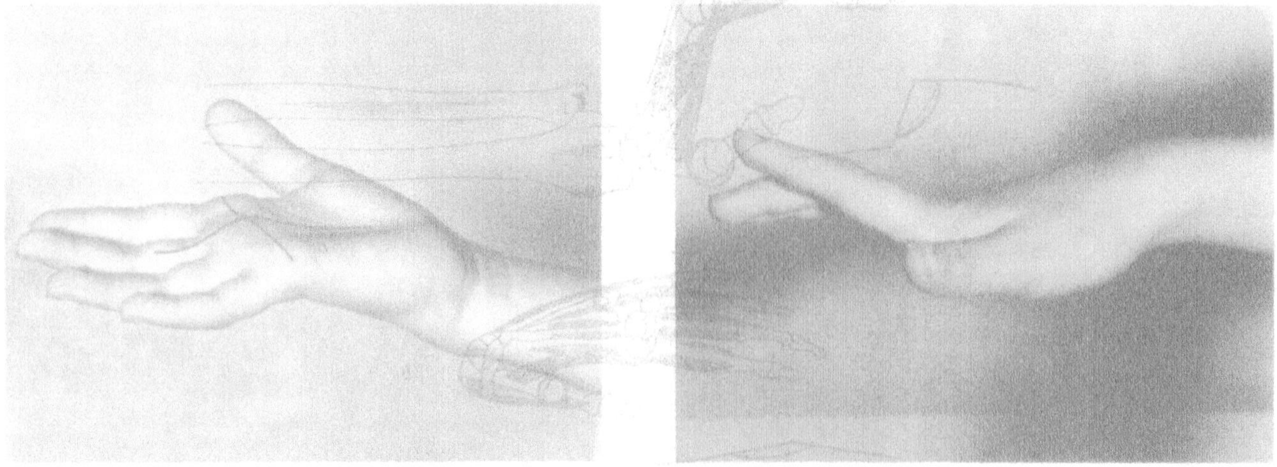

FIG. 164 — Insuficiência do trabalho dos interósseos.

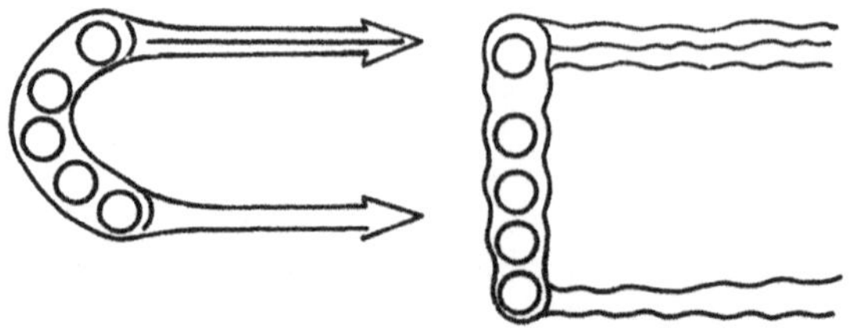

FIG. 165 — O trabalho dos interósseos que formam a abóbada só é possível sob a tração dos músculos longos do polegar e dos ulnares.

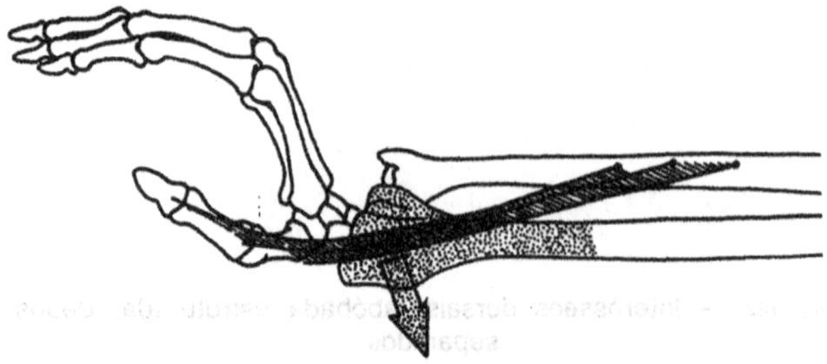

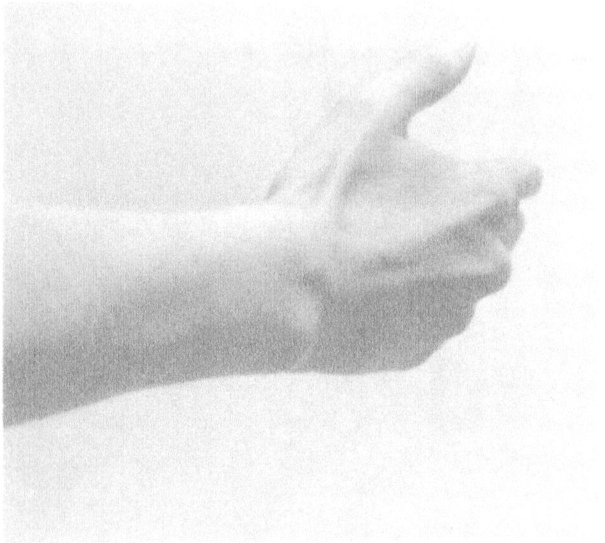

FIG. 167 — Músculos longos do polegar.

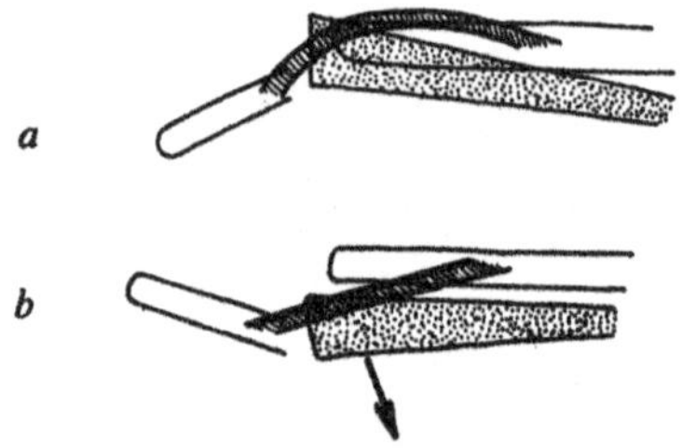

FIG. 166 — A tração dos músculos longos do polegar dá um impulso à cabeça radial. Desenrolar do movimento da flexão palmar (a) no endireitamento (b).

Na contração máxima, os metas formam um ângulo de cerca de 110° com o antebraço, os dedos alongados formam ângulo reto com os metas. Mas, se o movimento de pronação da ulna só ocorre no final da extensão do cotovelo, como então trabalham os músculos ulnares quando a ulna está em flexão?

d) **Extremidade inferior do rádio** — Quando o cotovelo está fletido, o movimento resulta da pronação do rádio. De fato, essa mecânica deve ser considerada com muita atenção pelos que se interessam pela precisão do movimento da mão, ou em especial pelos hemiplégicos.

Os músculos longos do polegar atravessam obliquamente a extremidade inferior do rádio, em sua face dorsal, sem nela se inserirem. Vão até o primeiro meta, que endireitam em abdução-extensão (flexão dorsal). A base do primeiro meta é, portanto, puxada para trás e dirigida para a ulna; a extremidade bojuda do rádio é *empurrada para a frente*, em pronação, pelos tendões dos três músculos longos do polegar (fig. 166 e 167). Esse movimento do punho para dentro e da mão para fora, faz do extensor ulnar do carpo um extensor e, do flexor ulnar do carpo, um abdutor.

Em todos os casos de coordenação correta (fig. 168), quando observamos um punho em repouso, o plano da extremidade inferior do rádio não deve aparecer, apenas a cabeça ulnar deve ser saliente no horizontal do punho. Quando a mão está em repouso, plana sobre a mesa, uma régua colocada na base dos metas deve ficar oblíqua em direção à mesa, do lado do quinto; colocada paralelamente na extremidade do antebraço, ela deve estar erguida pela cabeça ulnar e oblíqua em direção à mesa, do lado radial. Isso indica a qualidade do estado de tensão em rotação externa da mão. Ao conservarem essa mesma relação, rádio e mão giram em supinação, que ocorre no cotovelo.

e) **Anel palmar** (fig. 169 e 170) — Para se viabilizar, a ação dos músculos longos do polegar e dos ulnares deve inscrever-se em um sistema próprio à mão, eles aí devem encontrar seus respectivos antogonismos. De fato, a eminência tenar equilibra os músculos longos do polegar, e a hipotenar equilibra os ulnares, para dar à mão sua estrutura em forma de anel palmar. Observemos a palma da mão: sua estrutura mecânica é circu-

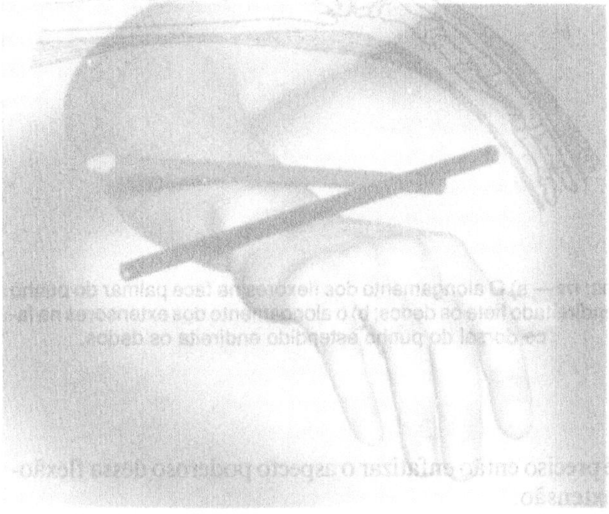

a

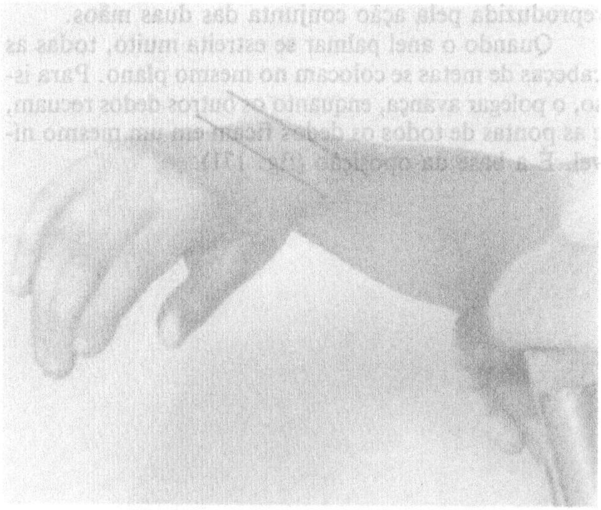

b

FIG. 168 — a) Ação dos músculos longos do polegar sobre a cabeça radial; b) Ausência de ação muscular sobre a cabeça radial.

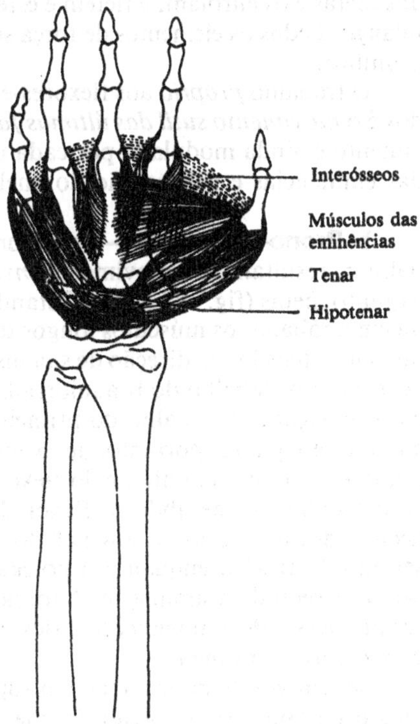

FIG. 169 — Anel palmar

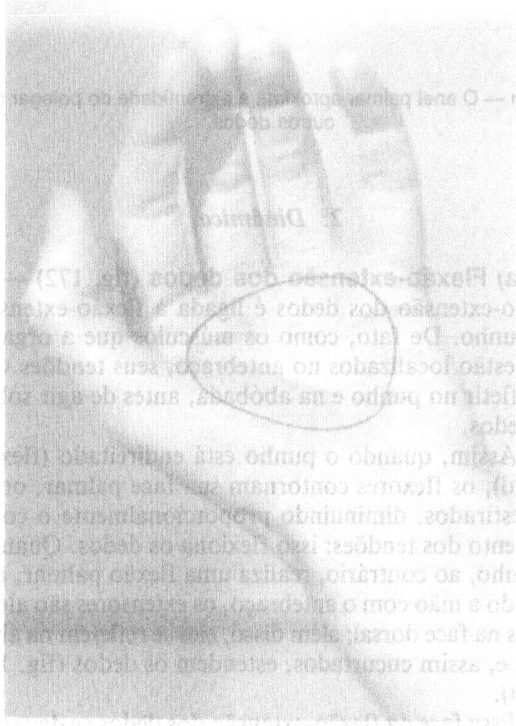

FIG. 170 — Anel palmar

lar, formada pelas eminências tenar e hipotenar e pelas cabeças dos metas. Quando o anel se estreita, a mão se fecha, a abóbada se enrola; quando aumenta seu diâmetro, a mão se estende. O anel palmar deve seu movimento e sua tensão aos músculos longos do primeiro e quinto metas, aos quais se opõe.

Esse anel delimita o perímetro da esfera constituída pela mão; é apoiando-se nele que a mão poderá assumir todas as formas, partindo de um volume esférico. É uma forma embrionária do processo do movimento do tronco; não tem a complexidade de uma dupla organização direita-esquerda, mas essa é parcialmente reproduzida pela ação conjunta das duas mãos.

Quando o anel palmar se estreita muito, todas as cabeças de metas se colocam no mesmo plano. Para isso, o polegar avança, enquanto os outros dedos recuam, e as pontas de todos os dedos ficam em um mesmo nível. É a base da oposição (fig. 171).

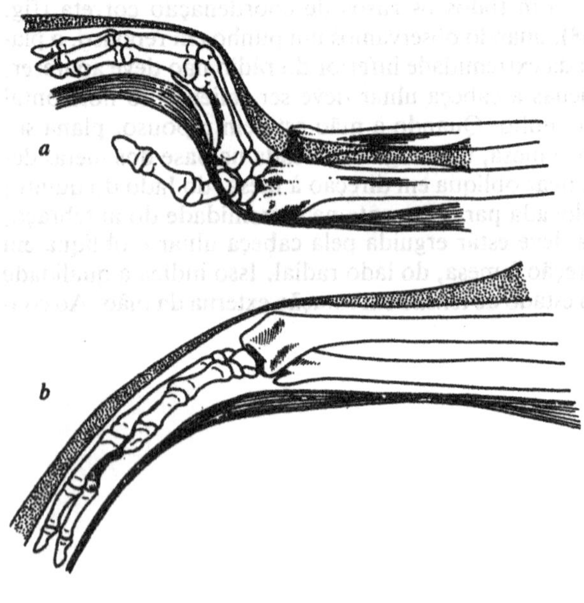

FIG. 172 — a) O alongamento dos flexores na face palmar do punho endireitado flete os dedos; b) o alongamento dos extensores na face dorsal do punho estendido endireita os dedos.

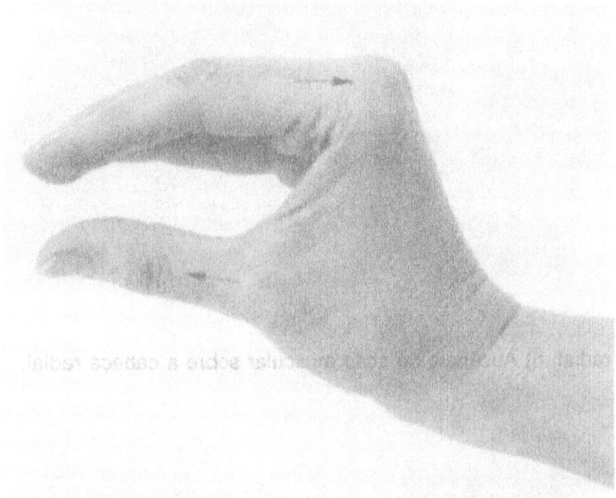

FIG. 171 — O anel palmar aproxima a extremidade do polegar dos outros dedos.

2º *Dinâmica*

a) **Flexão-extensão dos dedos** (fig. 172) — A flexão-extensão dos dedos é ligada à flexão-extensão do punho. De fato, como os músculos que a organizam estão localizados no antebraço, seus tendões vão se refletir no punho e na abóbada, antes de agir sobre os dedos.

Assim, quando o punho está endireitado (flexão dorsal), os flexores contornam sua face palmar, onde são estirados, diminuindo proporcionalmente o comprimento dos tendões: isso flexiona os dedos. Quando o punho, ao contrário, realiza uma flexão palmar, alinhando a mão com o antebraço, os extensores são alongados na face dorsal; além disso, eles se refletem na abóbada e, assim encurtados, estendem os dedos (fig. 173 e 174).

Essa fase da flexão-extensão dos dedos se deve aos músculos do punho, portanto, ao sistema ombro-mão; é preciso então enfatizar o aspecto poderoso dessa flexão-extensão.

Vimos um outro aspecto da força da flexão-extensão, a *estrutura em abóbada da mão*. Ela também depende da relação ombro-mão e, por intermédio dos interósseos, flete a primeira falange. Os interósseos têm dois movimentos simultâneos: eles reúnem as cabeças dos metas e os enrolam, e fletem e estendem a primeira falange. Todos os elementos de força se relacionam com o ombro.

O trabalho *próprio* aos flexores-extensores dos dedos é o *movimento sutil das últimas falanges*. Esse movimento é ainda modulado por cada um dos músculos das eminências e pela tensão do anel palmar.

b) **Prono-supinação** — Leva a uma torção do anel palmar, resultante do movimento *inverso* do primeiro e quinto metas (fig. 175 e 176). Estando a mão estendida em abóbada, os músculos longos do polegar a afastam em extensão, na direção de sua inserção ulnar; eles acarretam o trabalho do braquiorradial, e o rádio gira em supinação. O trabalho do primeiro meta aumenta a tensão no quinto, portanto, do extensor ulnar do carpo, que endireita o punho, e do flexor ulnar do carpo, cujo movimento de abdutor-flexor do quinto dedo é acentuado; isso fecha os ângulos do bordo cubital no sentido da flexão, enquanto o polegar gira em extensão, acarretando a supinação. A torção do anel palmar resulta desses dois movimentos: flexão do quinto meta e extensão do primeiro.

Se, em vez de girar a mão em supinação, utilizarmos o mecanismo de torção do anel palmar, os interósseos e os músculos das eminências imprimirão aos dedos um movimento de rotação análogo ao movimento

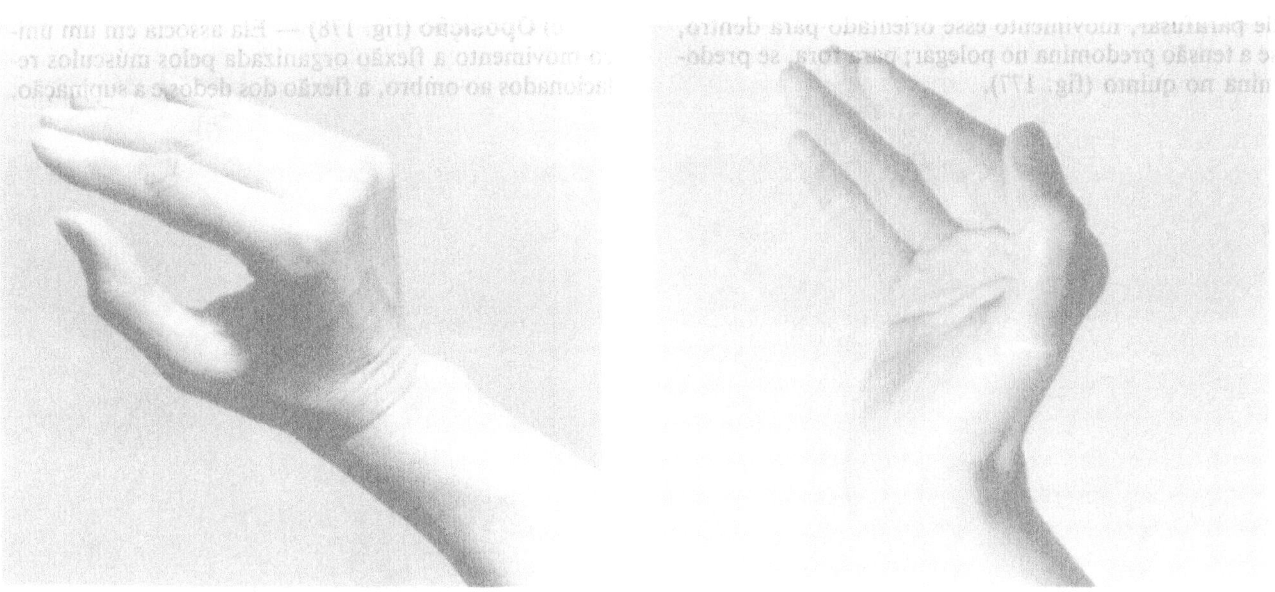

FIG. 173 — Angulação simultânea do punho e dos dedos.

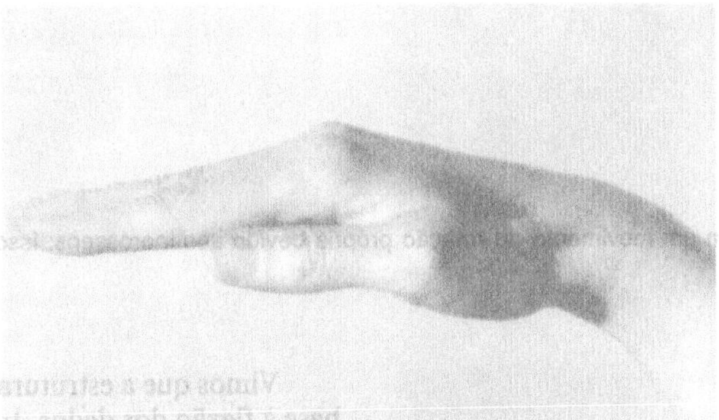

FIG. 174 — Alinhamento simultâneo do punho e dedos.

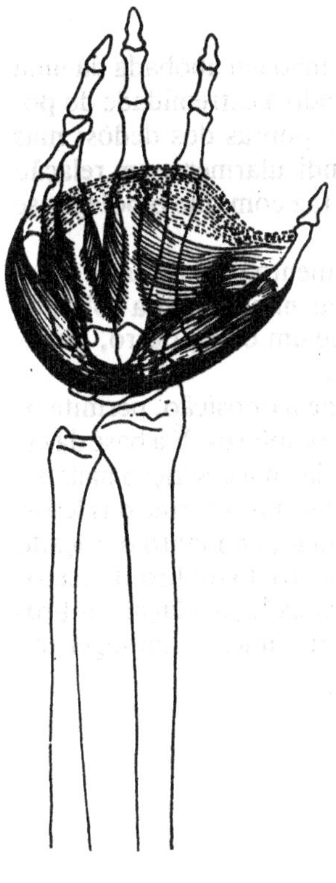

FIG. 175 — Torção: a tração dos músculos longos no polegar acarreta uma torção do anel palmar, que é o início da supinação.

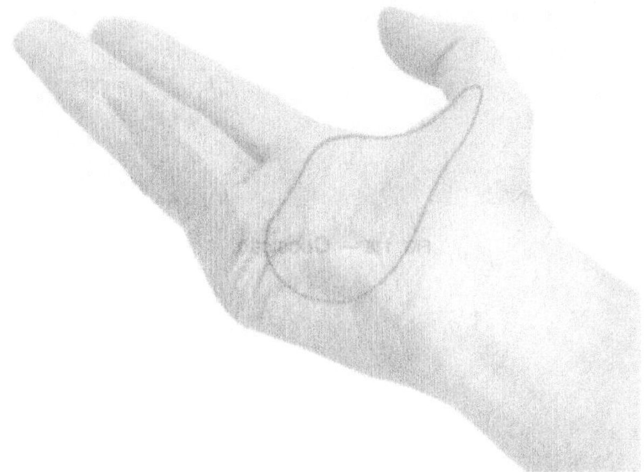

FIG. 176 — Torção do anel palmar.

de parafusar, movimento esse orientado para dentro, se a tensão predomina no polegar; para fora, se predomina no quinto (fig. 177).

c) **Oposição** (fig. 178) — Ela associa em um único movimento a flexão organizada pelos músculos relacionados ao ombro, a flexão dos dedos e a supinação.

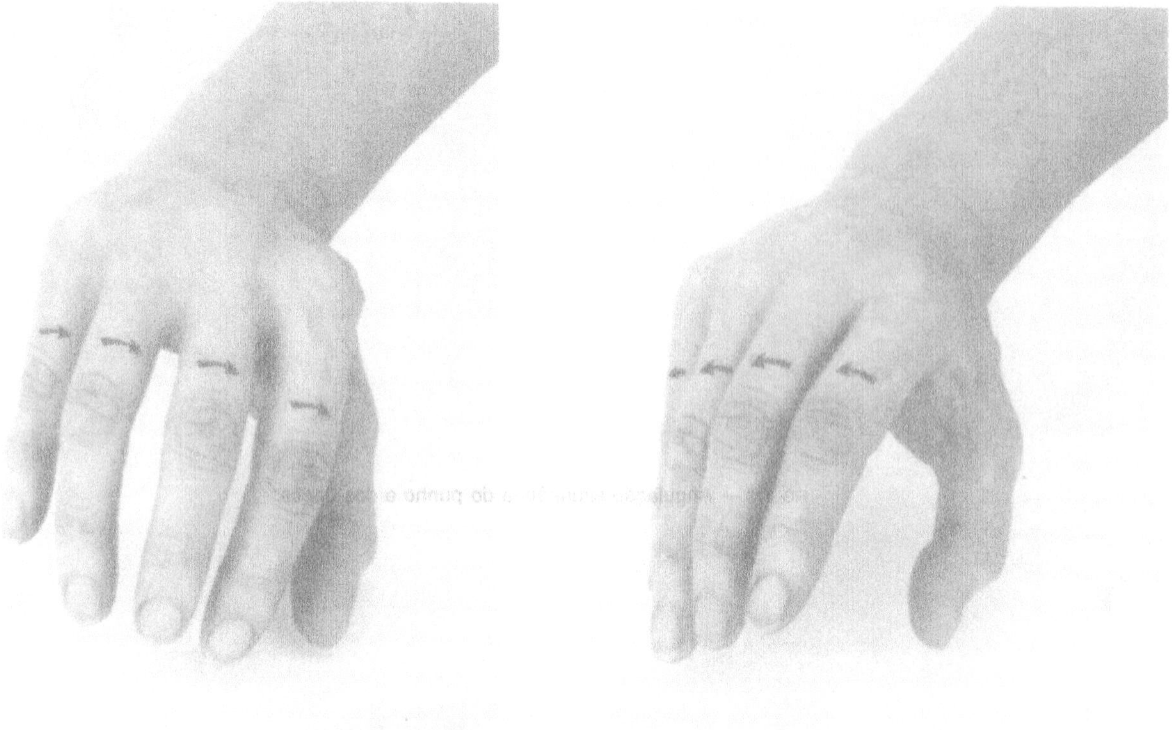

FIG. 177 — Os dedos têm um movimento de rotação própria devido aos inerósseos: isso regula a oposição.

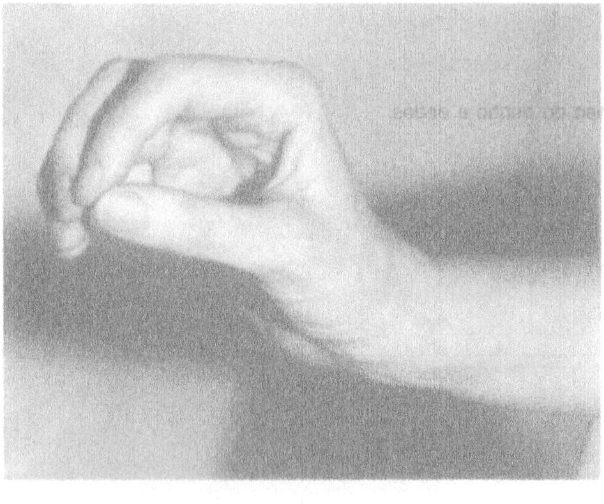

FIG. 178 — Oposição.

Vimos que a estrutura da mão em abóbada dá uma base à flexão dos dedos, trazendo a extremidade do polegar para o mesmo nível das pontas dos dedos; mas o polegar é implantado perpendicularmente em relação aos dedos, e a flexão simples faz com que o polegar se dobre sobre o cavo da mão.

Se aí associarmos o movimento de parafusar construído na supinação, o polegar não se dobra sobre os dedos, mas se coloca diante de um ou de outro, girando para dentro ou para fora.

Essa síntese, constituída pela oposição, permite os movimentos mais sutis e mais complexos. É a base da escrita. Esta, por sua vez, mereceria uma descrição mais detalhada, mas é interessante notar que a forma das letras se liga ao movimento sutil da mão, enquanto o traçado de uma linha se liga ao movimento do ombro. E vemos quanto, em um gesto assim nuançado, a relação ombro-mão é constante e requer um movimento homogêneo.

III. Movimento Global das Três Unidades de Coordenação: a Preensão

1º *Posição de coordenação*

FLEXÃO

Escápula — Encaixe, clavícula horizontal.

Braço — Úmero horizontal orientado para a frente, em ligeira abdução, em rotação interna, a dobra do cotovelo é vertical; cotovelo aberto em 135° (ou em extensão). A mão: polegar aberto, a cabeça do primeiro meta aparente e músculos da tabaqueira salientes, punho endireitado.

Mão — Tensão entre o primeiro e quinto metas.
— Cabeça do primeiro meta saliente.
— A mão forma uma semi-esfera com a abóbada, onde as cabeças dos metas são aparentes; dedos em extensão, ligeiramente separados.

2º *Músculos condutores do movimento*

FLEXÃO DO MEMBRO SUPERIOR

Escápula — Em relação *com o tórax:*
— peitoral menor, subclávio;
— terceira porção do serrátil anterior;
— trapézio inferior.
— Em relação *com o úmero:*
— infra-espinhal;
— subescapular;
— deltóide anterior.

Braço — Em relação *com a escápula:*
— porção longa do bíceps.
— Em relação *com o tronco:*
— peitoral maior.
— No *cotovelo*, quando fletido:
— bíceps;
— braquiorradial.
— *Cotovelo*, quando em extensão:
— vastos (tríceps), ancôneo;
— pronador redondo.
— Em relação *com a mão:*
— abdutor longo do polegar;
— extensores longo e curto do polegar;
— flexor ulnar do carpo, abdutor do dedo mínimo;
— extensor ulnar do carpo.

Mão — Primeiro meta:
— eminência tenar.
— Quinto meta:
— eminência hipotenar.
— Relação primeiro-quinto metas: *abóbadas*:
— interósseos palmares e lumbricais;
— Dedos:
— flexores profundos e superficiais dos dedos.

EXTENSÃO DO MEMBRO SUPERIOR

Escápula — Em relação *com o tórax*:
— trapézio superior;
— esternocleidomastóideo.
— Em relação *com o úmero*:
— supra-espinhal;
— redondo menor;
— deltóide posterior.

Braço — Em relação *com a escápula*:
— porção longa do tríceps.
— Em relação *com o tronco*:
— grande dorsal.
— No cotovelo:
— tríceps, ancôneo.
— Em relação *com a mão*:
— abdutor longo do polegar;
— extensores longo e curto do polegar;
— flexor ulnar do carpo
— abdutor do quinto extensor ulnar do carpo.

Mão — Primeiro meta:
— eminência tenar;
— Quinto meta:
— eminência hipotenar.
— Abóbada:
— interósseos dorsais.
— Dedos:
— extensores dos dedos.

3º *Movimento do membro superior no espaço*

a) **∞ da coordenação da escápula** — Observamos o movimento da escápula na glenóide. Esta se aproxima do eixo do corpo quando se ergue para a frente, em direção ao rosto, e se distancia dele, afastando para o lado, levemente para trás.

Também o plano sobre o qual a glenóide vai desenhar o ∞ da coordenação se coloca como uma ombreira, curvada obliquamente sobre o tórax, em direção ao rosto. Esse movimento desenha dois anéis: um em cima (para a frente e para dentro), o maior, se une ao canto da boca quando o indivíduo gira a cabeça, e o outro embaixo, para trás e para fora, bem pequeno, inteiramente contido no tempo de encaixe da escápula. Sua dimensão é devida à intensidade da contração dos músculos ao encaixarem a escápula ao máximo.

É entre essa posição e a elevação na direção do canto da boca que ocorrem a ida e a volta do movimento.

Mas, assegurados por grupos musculares diferentes, esses movimentos se cruzam no primeiro tempo da fase de encaixe. Na vida diária, não temos oportunidade de utilizar o ∞ da coordenação em toda a sua amplitude: isso porque não fazemos a elevação do ombro ser seguida pelo encaixe firme.

Partindo da posição em repouso, o ombro segue o bordo externo do anel, para se erguer e se dirigir para dentro, em direção à boca; depois, percorrendo o bordo interno ao longo da bochecha, desce e volta para fora e chega ao cruzamento dos anéis.

Este corresponde ao momento em que o encaixe da glenóide provoca a rotação interna-abdução do braço (é a posição de coordenação); a seguir o ombro continua seu movimento para fora, até o ponto extremo de encaixe. O retorno se fará para dentro, o movimento passará novamente pelo cruzamento da posição de coordenação, antes de encontrar seu ponto de repouso, de onde partiu sobre o grande anel, podendo assim continuar indefinidamente.

O movimento da escápula é muito amplo, o braço não precisa de ponto de apoio. No percurso anterior de seu anel superior, a escápula leva-o em movimentos vibratórios imprecisos. Desde que ela desempenhe seu papel na coordenação, dá apoio ao braço.

O movimento forte, o da rotação interna do braço no sentido da flexão, ocorre no anel inferior do encaixe, o retorno do braço em extensão ocorre no anel maior.

b) ∞ **da coordenação do ombro** — O movimento da cabeça umeral faz o cotovelo se deslocar. É ele que traça formas no espaço.

O braço se move ao redor do tronco: o úmero é uma espécie de raio, e o cotovelo sempre descreve trajetórias a uma mesma distância do ombro. Essas linhas se inscrevem numa superfície curva, que se prolonga da lateral do tórax à frente do rosto.

O movimento da coordenação aí descreve uma forma muito definida, um ∞ cujos anéis são desiguais. O grande anel se inscreve no espaço que vai do lado do tórax até a frente do rosto; o pequeno anel se desenrola inteiramente diante do rosto.

No movimento de ida, é girando para dentro que o cotovelo se abre e se ergue até chegar diante do rosto e, no retorno, ele gira para fora, e essa rotação o faz seguir um outro trajeto; ao se abaixar, aproxima-se do corpo.

As duas curvas se cruzam, o que acontece no momento em que o úmero está na horizontal, para a frente. Para facilitar a observação, mantenhamos o cotovelo fletido em ângulo reto.

O movimento começa pelo encaixe da escápula, que desencadeia uma rotação interna-abdução do úmero. O trajeto de ida do cotovelo começa no anel maior, abre-se lateralmente e se ergue para a frente até a horizontal, colocando-se diante do rosto. O úmero forma, com a espinha da escápula, um ângulo quase reto. A rotação interna do úmero, observada na dobra do cotovelo, leva a mão à altura do apêndice xifóide.

O cotovelo aborda a curva do anel menor, continuando seu movimento para dentro, diante do rosto.

A curva do anel menor é devida ao retorno do movimento, a rotação se inverte; a rotação externa ocorre na mão, que se eleva acima da cabeça. Quando chega em cima, o cotovelo descreveu o anel menor e está de novo horizontal, mas a dobra do cotovelo, em vez de se voltar para o apêndice xifóide, volta-se para cima. Aí se cruzam os dois anéis.

O cotovelo retoma seu trajeto no anel maior, para fechá-lo, deixa-se deslizar verticalmente para descer contra o tórax, até que, reencontrando seu ponto de partida, a cabeça umeral gira novamente para dentro e o cotovelo se separa em abdução e sobe para a frente ao longo do anel maior, e assim o movimento se desenvolve infinitamente.

c) ∞ **da coordenação da mão** — É todo o volume da mão que se desloca no espaço desenhado o ∞ da coordenação. Ele se desenvolve em torno do punho, que é levado em prono-supinação; as cabeças do primeiro e quinto metas não giram como no movimento de marionetes, mas deslizam na curva que desenham. Cada uma das cabeças dos metas colocadas em abóbada desenha o ∞, e o conjunto do ∞ da mão que observamos vai ser dirigido, pelo polegar (cabeça de meta), para o anel interno, e o quinto (cabeça do meta), para o anel externo.

A mão gira em supinação com o polegar, e volta em prono com o quinto. Esses dois movimentos cruzam-se quando o punho está em posição intermediária. Partindo da pronação, o polegar puxa a mão em inclinação radial, depois endireita o punho para começar a supinação, que termina após ter descrito uma curva convexa para cima. Chegando ao fim da tensão muscular, a cabeça do quinto retoma o movimento e gira a mão em pronação, descrevendo por sua vez uma curva convexa para baixo, mas esse movimento leva a uma ligeira inclinação ulnar, que o polegar retoma assim que termina a pronação, para trazer a mão em inclinação radial, recomeçando o movimento do anel do polegar.

São as inclinações radial e ulnar que fazem deslizar a prono-supinação do movimento em ∞ no espaço.

Elas levam facilmente a um movimento de flexão-extensão do cotovelo, que, como um pantógrafo, aumenta o traçado do ∞ na proporção do comprimento do antebraço.

d) ∞ **da coordenação do membro superior** — Ele associa os ∞ da escápula, do braço e da mão.

A amplitude do ∞ da escápula é reduzida por causa de seu papel de apoio. O da mão é aumentado pelo movimento do cotovelo. A amplitude da curva do ∞ do braço pode aumentar para trás, no sentido da extensão.

O movimento coordenado do conjunto do membro descreve um longo ∞ próximo da horizontal, como no movimento do maestro. A escápula se encaixa enquanto o cotovelo se eleva em rotação interna-abdução e o polegar puxa a mão em inclinação radial, fletindo o cotovelo. A supinação, trazendo a mão de volta, leva o cotovelo em extensão: o grande anel do ∞, em vez de formar-se contra o tórax, aumenta para fora; depois, o movimento recomeça para dentro, indefinidamente, em relações de curvaturas mais ou menos amplas da mão, do ombro e da escápula. Na realidade, com exceção desse modelo típico (o movimento do maestro), todas as variáveis de relações são possíveis, aumentando ou diminuindo a dimensão de um ou outro dos anéis de cada um dos ∞.

IV. Exame Clínico da Coordenação do Membro Superior

A — OBSERVAÇÃO DO MEMBRO

Coordenado — Quando a pessoa está em pé, com o braço solto ao longo do corpo, ele não está completamente em extensão, o cotovelo forma um ângulo de cerca de 170°.

Visto de frente:

— O ombro é baixo, distante do eixo do corpo. O trapézio superior faz com o pescoço uma curva aberta, harmoniosa.

— O deltóide anterior é saliente, bem desenhado.

— O volume da cabeça umeral não é aparente anteriormente sob o deltóide.

— Os relevos musculares são desenhados.

— A dobra do cotovelo volta-se obliquamente para dentro e para a frente; seu eixo tranversal é tangente às últimas costelas.

— A palma da mão se posiciona contra a coxa, em face ântero-externa. Portanto, o conjunto da mão está ligeiramente para a frente.

— O eixo transversal do punho é perpendicular ao eixo do braço.

— A mão está no prolongamento do braço, o eixo do terceiro meta prolonga o eixo do braço.

— A mão está ligeiramente fletida, a abóbada está formada, as cabeças dos metas estão salientes, particularmente a do primeiro, que está bastante afastada da do segundo.

Mal coordenado — O ombro é elevado pelo trapézio superior e, assim, se aproxima do eixo do corpo. O trapézio superior está contraturado, em forma de corda.

— O volume da cabeça umeral está saliente, sob o deltóide anterior distendido.

— A dobra do cotovelo volta-se para a frente e para fora.

— A mão volta-se para trás, orientada no sentido da flexão palmar. A base do rádio é proeminente. Freqüentemente, há inclinação ulnar.

— A mão, em pronação, pende na extremidade do braço.

— A abóbada não está formada. As cabeças dos metas não são aparentes.

B — OBSERVAÇÃO DO MOVIMENTO

1º ∞ *da escápula*

Coordenado — O ombro vai para cima, para a frente e para dentro, para tocar o canto da boca (contato na altura do deltóide anterior), depois desliza contra a bochecha e retoma seu lugar, embaixo e para fora, para se encaixar no tórax. Deslizando assim pelo tórax, para baixo, a ponta da escápula se aproxima da coluna, até que o bordo espinhal fique paralelo a ela.

Mal coordenado — A pessoa entra em contato com o braço e não com o ombro. A tensão do trapézio a impede de vir para a frente. O ombro é elevado, mas para trás: não faz um movimento lateral de abdução para se recolocar.

CONTROLE MANUAL — Tomar o ombro na altura do acrômio e da cabeça umeral e fazê-lo descrever o ∞ da escápula.

2º *Encaixar a escápula erguendo o braço*

Coordenado — Encaixar as duas escápulas e, simultaneamente, alongar a nuca e abrir os dois cotovelos, em abdução, ligeiramente para a frente. Os três aspectos do movimento devem se desencadear ao mesmo tempo. As escápulas se encaixam e se abduzem lateralmente. A extremidade do acrômio deve determinar uma cavidade entre as saliências do deltóide. O trapézio superior é longo e flexível.

Mal coordenado — A escápula se ergue. A cabeça umeral salienta-se sob o deltóide anterior, não permitindo a cavidade do acrômio. O pescoço é curto; a cabeça é afundada entre os ombros.

CONTROLE MANUAL — A escápula abaixa-se facilmente quando empurramos o ombro no sentido do peitoral menor, portanto, para fora (alongamento do trapézio superior) e para a ponta do esterno (peitoral menor). Se mantivermos o ombro nesta posição, e elevarmos o úmero, fazendo-o girar em rotação interna, ele se alinha prolongando o bordo externo da escápula, sem ser impedido pelo redondo maior.

3º *Início da flexão em rotação interna-abdução*

Coordenado — Uma contração brusca dos rotadores internos do ombro leva o cotovelo a uma abdução. Esse movimento inicial é perpendicular ao tronco, porque se orienta rapidamente para a frente.

Deve-se observar: o aspecto do movimento, um desencadear brusco e a rotação interna.

Mal coordenado — O úmero se ergue obliquamente para a frente, a rotação interna não é muito marcante, ou inexiste.

O ritmo do movimento é uma contração progressiva, e não um desencadeamento.

4º *Flexão do braço "olhar a hora no relógio"*

Coordenado — Pedir à pessoa que faça uma rotação interna-abdução-flexão do ombro, associada a um tensionamento pela formação de abóbada da mão, mostrando-lhe esse movimento ao colocar o dorso do punho diante dos olhos, como quando olhamos a hora no relógio.

Observar o encaixe da escápula, o movimento do braço, o estado de tensão do primeira meta.

Mal coordenado — Não há fixação da escápula, que se ergue ou vem para a frente, o cotovelo fica próximo ao corpo, o eixo transversal do punho continua horizontal, o punho em flexão palmar; ou mesmo a mão em inclinação ulnar, e a cabeça do primeiro meta não saliente.

CONTROLE MANUAL — Manter a escápula em posição de encaixe e tomar o cotovelo com a palma da mão para fazê-lo descrever o movimento de flexão, observando em especial o começo e o fim do movimento (exercício 3), com a rotação interna da cabeça umeral. Esta deve desaparecer por completo sob a pressão dos dedos.

5º *Tensão do braço em extensão*

Coordenado — Estender o braço horizontalmente para diante, com a dobra do cotovelo voltada para dentro, obliquamente para baixo. Opor a essa rotação interna a supinação da mão organizada a partir do polegar, com endireitamento do punho no antebraço: o cotovelo deve permanecer em completa extensão, a mão deve estar em abóbada e ser guiada pelo polegar.

Mal coordenado — O ombro não se coloca em rotação interna, a dobra do cotovelo volta-se mais ou menos para cima, o cotovelo, em geral, coloca-se em valgo, não se estende por completo. A mão não se tensiona. Não há oposição entre a rotação interna do ombro e a externa da mão. O braço fica frouxo, sem tensão.

CONTROLE MANUAL — O cotovelo deve resistir à flexão, o punho e o polegar estão bloqueados. O braço está endurecido, todos os músculos contraídos. Não há valgo.

6º *Direção do movimento da mão pelo polegar, abdução-extensão do primeiro meta*

Coordenado — Pousar o antebraço e mão sobre uma mesa, apoiando o bordo cubital. O eixo transversal do punho desenha um ângulo de cerca de 45º, o rádio permanece, portanto, completamente suspenso da mesa.

Realizar abdução-extensão do primeiro meta várias vezes, num movimento rítmico.

Refazer em seguida o mesmo exercício, sem apoio do braço.

O polegar deve guiar o movimento, os extensores salientes, o punho se endireita e a pele se enruga na base do rádio. As cabeças de todos os metas estão salientes, formando a abóbada, com os dedos levemente fletidos. O antebraço fica imóvel.

Se o polegar não consegue guiar o movimento, tentar colocar a face palmar do braço na mesa, mantendo o apoio do bordo radial com a outra mão; nessa posição, realizar uma supinação guiada pelo polegar com o punho endireitado.

Controlar a face dorsal do rádio, que deve estar sensivelmente abaixo da cabeça ulnar em relação à horizontal.

Mal coordenado — O polegar não puxa a mão. O punho realiza uma extensão guiada pelos dedos (sobretudo, o segundo meta), o movimento é, portanto, uma flexão-extensão dos dedos ou um gênero de abdução-adução guiada pelo bordo ulnar ou pelos palmares ulnares. A mão se coloca facilmente em flexão palmar, a base do rádio é saliente. Quando a face palmar está plana, o rádio fica no mesmo plano horizontal que a cabeça da ulna.

CONTROLE MANUAL — Dar seqüência ao movimento, mantendo muito ligeiramente a cabeça do primeiro meta. Toda a força deve se concentrar no polegar, para guiar o deslocamento. O movimento deve ser fácil, e a sucessão de vários movimentos deve adotar um ritmo espontaneamente.

7º *Abóbada e anel palmar*

Coordenado — A abdução-extensão do primeiro meta provoca a contração dos ulnares, acionando os interósseos. As cabeças dos metas salientes, separadas umas das outras, os primeiros metas levemente fletidos, dedos rígidos, ligeiramente separados. O aumento das contrações provoca um endireitamento do punho.

Se giramos a mão, podemos observar o anel palmar; a imagem formada pelas eminências tenar e hipotenar, entre a cabeça do primeiro e quinto metas, é exatamente simétrica à linha formada pelas cabeças dos metas. A mão está sob tensão.

Mal coordenado — As cabeças dos metas não aparecem, os dedos ficam fletidos ou em extensão completa.

O anel palmar não aparece e, embora as cabeças dos metas se salientem no dorso da mão, elas se apresentam em curva: segunda, terceira, quarta e quinta se alinham fazendo uma saliência alongada horizontal entre as articulações dos dedos e as linhas da mão, enquanto o polegar se afasta, lateralmente, em abdução.

CONTROLE MANUAL — Quando se apalpa, os interósseos são carnudos e se tentarmos aproximar as cabeças dos metas (entre 2º e 5º), há resistência. Se tentarmos endireitar os dedos com apoio na última falange, encontramos aí uma resistência, as contrações se reforçam.

8º *Oposição primeiro e segundo*

Coordenado — Formar a abóbada e pedir uma forte tensão. Se tentarmos aproximar as cabeças do primeiro e segundo metas, podemos encontrar uma resistência relativamente forte.

Mal coordenado — CONTROLE MANUAL — Não há resistência, primeiro e segundo metas se aproximam.

9º *Abdução do quinto dedo*

Coordenado — Colocar a mão em abóbada, formando um ângulo reto entre os metas e os dedos. Punho endireitado. Realizar movimentos sucessivos de abdução do quinto dedo, sem levá-lo à extensão.

Mal coordenado — O quinto dedo se endireita em extensão.

10º *Flexão-extensão dos dedos*

Coordenado — Formar a abóbada, mas, em vez de manter os dedos rígidos, fleti-los e fazer com que girem frouxamente, descrevendo pequenos círculos com a última falange.

Associar a esse movimento a flexão-extensão do punho.

Mal coordenado — O movimento dos dedos destrói a abóbada.

11º *Oposição dos dedos*

Coordenado — Formar a abóbada e opor, sucessivamente, a última falange do polegar às dos outros dedos, pelas pontas.

Mal coordenado — O polegar se apresenta no bordo lateral do dedo e não na ponta.

12º *O ∞ do ombro*

Coordenado — Descrever o ∞ do ombro observando em particular o encaixe da escápula, o movimento inicial do úmero em rotação interna-abdução, e a chegada da flexão em rotação interna completa.

Mal coordenado — O braço se ergue obliquamente para a frente, a cabeça umeral não se encaixa completamente na flexão, o úmero não se horizontaliza, ou ainda, o movimento não descreve um ∞, mas um vaivém.

CONTROLE MANUAL — Manter a escápula, segurar o cotovelo com a palma e realizar o movimento passivamente. Não se sente nenhuma oposição muscular nem limitação articular. Tentar também simplesmente guiar a pessoa, colocando a ponta do indicador no olécrano e descrevendo com ela o ∞.

13º *O ∞ da mão*

Coordenado — Descrever o ∞ da mão guiando cada anel com o polegar, depois com o quinto dedo, e assim por diante.

Mal coordenado — Observar os defeitos na mecânica.

CONTROLE MANUAL — Segurar a mão da pessoa e realizar o movimento passivamente. Sentir se não há tensões musculares anormais ou bloqueios articulares. Ou apenas descrever a forma no espaço, e sentir então se a pessoa coordena o movimento por si mesma.

14º *O ∞ do braço*

Coordenado — Associar ombro e mão, fazendo movimento do maestro. Observar a harmonia e o caráter do movimento.

Mal coordenado — Observar os defeitos mecânicos do movimento.

CONTROLE MANUAL — Colocando-se atrás da pessoa, tomar suas mãos pelo dorso, intercalando seus próprios dedos com os dela, e fazer o movimento junto com ela.

15º *Manivela*

Coordenado — Descrever um círculo no plano sagital, verticalmente, diante de si e observar:
— a fixação da escápula;
— a mecânica em rotação interna do ombro e leve supinação da mão;
— se a relação flexores-extensores é correta;
— movimentar:
  — para a frente,
  — em sentido inverso,
  — aumentar e diminuir o diâmetro do círculo,
  — as duas mãos reciprocamente,
  — as duas mãos simultaneamente.

  Observar ainda:
  — a orientação do movimento;
  — a forma do círculo e sua dimensão;
  — o ritmo;
  — a regularidade do ritmo e a constância da posição no espaço;
  — o papel de direção da mão na condução do movimento.

Mal coordenado — Não há tensão, a mão não conduz o movimento;
  — está em inclinação palmar, polegar cerrado;
  — é uma flexão-extensão do cotovelo;
  — não é um verdadeiro movimento circular, mas o braço é lançado para a frente, depois solicitado para trás pelos extensores;
  — o ombro fica em rotação externa;
  — o movimento se desvia de imediato para plano frontal ou horizontal;
  — a escápula não é fixada, todo o corpo balança;
  — o traçado não é um círculo, o feitio é irregular, situado mais ou menos alto no espaço;
  — mal ritmado e irregular;
  — a inversão do sentido do movimento não é possível;

— o movimento simultâneo é mais fácil, enquanto isso é normal no movimento recíproco.

CONTROLE MANUAL — Pousar levemente uma das mãos na cabeça umeral, depois no peitorais, e sentir as diferentes trações musculares:

— colocar-se atrás da pessoa, tomar sua mão e realizar o movimento junto com ela. Observar o trabalho muscular;

— colocar-se diante da pessoa, tomar levemente sua mão e guiar o movimento no espaço, deixando-a coordená-lo.

16º *Tônus muscular*

Realizar as manobras descritas pelo prof. Tardieu nos trabalhos sobre paralisia cerebral.

17º *Frouxidão*

Manobras de observação de frouxidão articular empregadas em exames neurológicos.

18º *Sincinesias*

Marionetes, etc.

CAPÍTULO V

EQUILÍBRIO DO CORPO

I. CONSTITUIÇÃO DO EQUILÍBRIO DO CORPO

1º *O corpo, volume dinâmico em equilíbrio*

No plano do movimento, o corpo é um volume homogêneo, autônomo. Não é formado por vários elementos justapostos — músculos, ossos, articulações, aponeuroses, inervação — mas por um único elemento, que se diferencia. Dessa forma, o movimento constrói os órgãos do movimento e é construído por eles: o osso tem a forma que lhe dá o músculo, ao passo que o músculo faz o movimento determinado pela forma do osso.

O corpo forma assim um volume dinâmico que encontra seu equilíbrio em sua própria organização. O caráter desse equilíbrio é ser instável, próximo do desequilíbrio, como o fiel de uma balança. Os músculos estão em contínuo estado de tensão, para estarem prontos para um reequilíbrio. A instabilidade desse reequilíbrio mantém a atividade, o movimento. É estímulo para a vida, para a evolução. Em geral, a estabilidade de certas atitudes de inércia, motora e psicomotora, acompanha a debilidade, enquanto a estabilidade precária, resultante de tensão e reequilíbrio constantes, acompanha a iniciativa e a inteligência, o gosto pelo risco e o progresso.

Deve-se sempre considerar, no movimento de uma pessoa, os fatores hereditários, aquilo que constitui seu movimento próprio, reunindo os elementos de sua personalidade, a constituição anatômica de seu movimento e a evolução possível, os fatores de educação.

A maturação desse equilíbrio está ligada à dissociação, à diferenciação dos mecanismos, para poder construir um equilíbrio mais complexo, mais sutil. Sua qualidade se vinculará ao grau de consciência e conhecimento da pessoa e à sua experimentação.

O estudo das três partes constitutivas do corpo — tronco, membro inferior, membro superior — nos tem fornecido os elementos para conhecermos seus mecanismos, em função do princípio que os rege; vamos agora associá-los no conjunto do equilíbrio do corpo.

Abordamos o aspecto global do estudo do corpo mediante o fator " equilíbrio" porque ele reúne todos os dados que estão na base da coordenação: organização complexa, orientação, tensão e unidade.

2º *Equilíbrio de vários componentes*

O equilíbrio do corpo humano é um equilíbrio de *vários componentes* que interferem entre si: equilíbrio entre osso-gravidade e músculos, e equilíbrio entre flexores e extensores (fig. 179).

Até aqui, estudamos como os músculos se equilibram para construir os movimentos de torção próprios à coordenação e, em cada observação, consideramos a forma particular dos ossos. Mas não observamos o esqueleto globalmente, em seu jogo com a gravidade: isso interessa ao conjunto da estática.

O movimento do esqueleto tem uma orientação própria, isto é, o movimento dos ossos desprovidos de tensão muscular tem um sentido espontâneo, um sentido que lhe convém especificamente. Se o consideramos sob o prisma da ação da gravidade, esta acentua esse sentido.

Há coincidência entre o sentido do movimento do esqueleto e aquele provocado nele pela gravidade.

a) Movimento esqueleto-gravidade não equilibrado pelos músculos — Observemos o movimento que o esqueleto teria sob a ação da gravidade, se não fosse equilibrado pelos músculos. O peso do corpo, sob a ação da gravidade, acentua o movimento do esqueleto, achata os arcos plantares, acarretando uma báscula do calcâneo para dentro. Com o pé não mais amortecendo o corpo, o peso se desloca para o calcanhar, que age como um pilão. Ausência de arcos, báscula interna do calcâneo, peso sobre os calcanhares: isso provoca uma posição em valgo-*recurvatum*-rotação interna do joelho. O côndilo interno gira para dentro sobre o platô tibial, acentuando a *recurvatum*-rotação interna. Assim, o *corpo* do fêmur gira em rotação interna, e isso

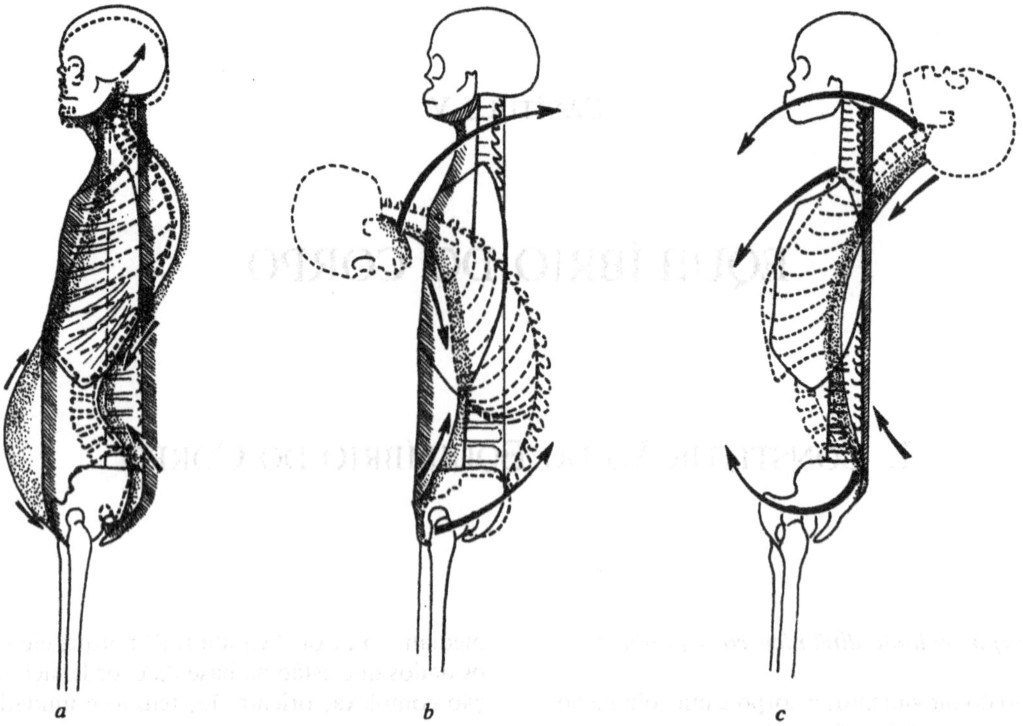

FIG. 179 — Sistema reto, sentido das tensões: (correto: tracejado).
a) O desequilíbrio consecutivo à gravidade coloca certos músculos em condição de alongamento, enquanto as inserções de seus antagonistas se aproximam, eles se retraem. Exemplo: abdominais e espinhais lombares (pontilhado); b) enrolamento (flexores) (pontilhado) será equilibrado pelos extensores (flechas longas); c) a hiperextensão (pontilhada) será equilibrada pelos flexores (flechas longas).

provoca, mecanicamente, uma rotação interna do quadril, com báscula da bacia para a frente. Essa báscula não corresponde a nenhuma das fases do movimento coordenado. A bacia em báscula anterior desequilibra a coluna, que se lordosa, depois se cifosa para reequilibrar a lordose, e assim por diante, de diferentes formas, dependendo de cada pessoa, até a cabeça que, por seu sistema de equilíbrio labiríntico, sempre traz o olhar para a horizontal (fig. 180).

Podemos, no entanto, observar duas formas opostas de compensação a essa báscula da bacia. A primeira acarreta lordose lombar, cifose dorsal e lordose cervical. Quando as asas ilíacas estão basculadas para a frente, nenhuma tração dos oblíquos nem do quadrado lombar pode trazer as últimas costelas para trás; elas se dobram para a frente, o ângulo infra-esternal se fecha, o esterno torna-se oblíquo para a frente, as costelas esternais se deitam e o tórax participa da cifose dorsal. A coluna cervical é lordosada; em compensação, o queixo avança. As escápulas, em um tórax dobrado, não têm mais apoio para o encaixe. Migram para a frente, acentuando o achatamento do tórax, e se descolam para trás.

A segunda forma de compensação, consecutiva à báscula da bacia para a frente, é uma reação em um curto segmento da coluna lombar em cifose, que, por sua vez, será compensada por uma lordose dorsal e uma cifose cervical que bloqueará a articulação C1 C2 em lordose, portanto, em extensão.

A mecânica dos oblíquos, no tórax inferior, como no primeiro caso, traz as costelas para a frente; mas a extensão dorsal se opõe ao achatamento do tórax, que se abre para a frente, o esterno se eleva, as costelas se detêm na inspiração. O tórax aberto anteriormente não permite o trabalho peitoral menor e o encaixe das escápulas. Os ombros ficam erguidos, fechados para trás, suspensos pelos trapézios médios: como vimos, essa mecânica favorece o bloqueio da cabeça umeral em rotação externa pelo redondo maior. A coordenação do membro superior não é mais correta.

b) **Equilíbrio do esqueleto pelos músculos** — Vimos que o sentido do movimento esqueleto-gravidade não corresponde ao movimento coordenado. Como agem os músculos?

Uma primeira forma de equilíbrio é estabelecida pelo sentido do movimento dos músculos. A musculatura é colocada em tal condição de tensão que, para não ceder ao sentido do esqueleto, a organização dos músculos é construída em sentido inverso. Esqueleto e gravidade participam do tensionamento dos músculos entre si. *O equilíbrio não resulta de um trabalho, mas de um modo de organização em sentido inverso.*

Assim, o membro inferior é coordenado em rotação externa; os músculos dos quadris são rotadores externos; quando, na flexão, a cabeça femural faz um movimento de rotação interna, o corpo do fêmur não vai junto e o joelho fica sempre orientado para a frente,

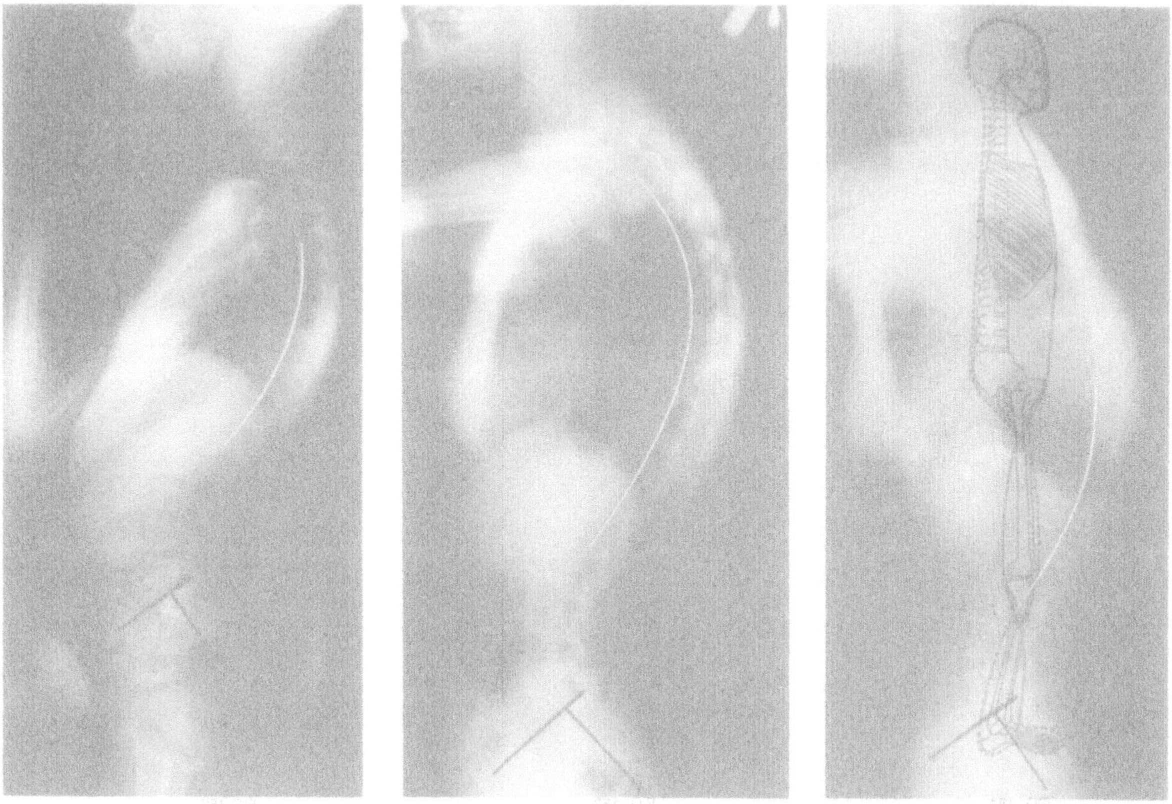

FIG. 180 — A forma de chegar a um equilíbrio deteriorado é particular a cada um; a báscula da bacia para a frente pode ser compensada para trás em diferentes níveis.

por trações para fora. Assim, a ação do glúteo maior é sempre possível, e a bacia é endireitada sobre um quadril em extensão. O mecanismo do paralelogramo faz os músculos anteriores e posteriores da coxa participarem do mesmo movimento: isso se opõe ao *recurvatum*. O valgo é canalizado pela tensão do sartório, que comanda os tibiais: daí a báscula do calcâneo para fora e o trabalho dos fibulares e interósseos; os arcos se formam, o antepé pode amortecer o peso do corpo.

No tronco, a mecânica do membro inferior resulta em uma bacia endireitada, e, por outro lado, o mecanismo do sistema reto, pelo enrolamento dos flexores, endireita a bacia, aproximando o cóccix do púbis e o púbis do esterno; enquanto isso, as últimas costelas se separam do oblíquo, para trás, e se abre o contorno inferior do tórax. Assim desaparecem ambos os mecanismos patológicos de compensação da báscula da bacia, anteriormente descritos.

Da mesma forma, as linhas de flexão da cabeça agem na coluna cervical. Se há cifose cervical, a depressão do esterno pelos retos do abdômen age sobre os escalenos, que endireitam a coluna cervical, enquanto a contração dos músculos hióideos recoloca a cabeça e age sobre as duas primeiras cervicais, que ela equilibra em flexão. O conjunto da coluna cervical é lordosado, o trabalho dos flexores equilibra os extensores e a coluna se endireita.

O conjunto do eixo posterior, que á a coluna, se equilibra pela ação do eixo anterior (fig. 181).

O tórax é aberto, o peitoral menor pode assegurar seu trabalho, a escápula se encaixa e o braço pende relaxadamente ao longo do corpo. O equilíbrio entre osso-gravidade e músculo encontrou a estabilidade.

Assim, os músculos mantêm o corpo empilhado, com suas diferentes peças sobrepostas: o empilhamento é a posição que sofre a menor influência da gravidade. Toda a posição curvada tende a se curvar ainda mais.

3º *Estudo da tensão dos ossos pelos músculos*

O movimento dos ossos contribuiu para o tensionamento dos músculos, mas, reciprocamente, a tensão muscular sobre os ossos faz deles materiais encruados e protendidos. O dr. Cara fez um estudo notável disso na revista "Le Poumon et le Coeur", em 1953:

"O concreto e a alvenaria resistem mal à tração; por outro lado, as hastes metálicas resistem bem à tração, mas flambam (fletem-se em todos os sentidos quando achatadas) quando comprimidas; daí o risco de rachadura do concreto e ruptura da ferragem. Assim, uma viga armada é bem mais resistente do que uma de alvenaria apenas, mas, como os dois materiais trabalham alternativamente, esforços excessivos podem desagregar a viga. Podemos propor um esquema elementar de tal estrutura: uma série de pérolas enfiadas em um fio sem tensão: todos sabem que um colar de pérolas constitui uma 'viga' ruim. Se, por outro lado, enfiamos as

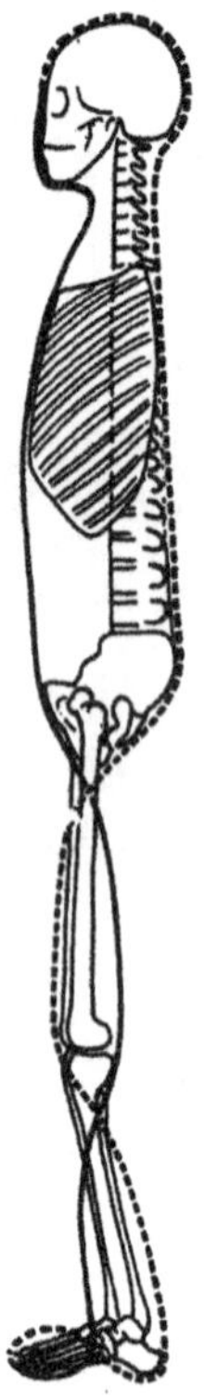

FIG. 181

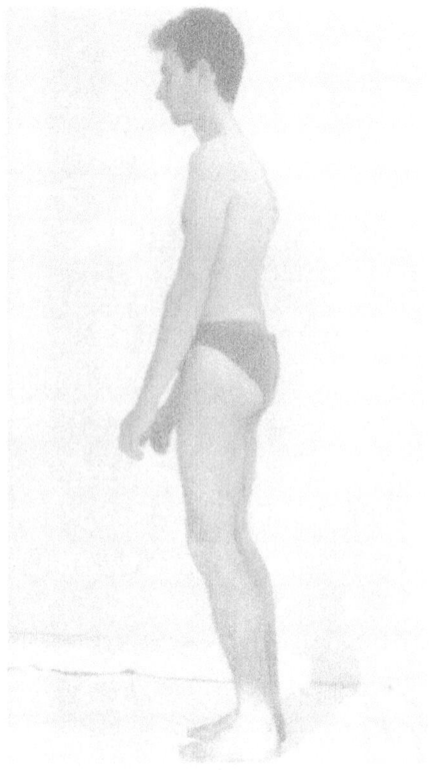

FIG. 182

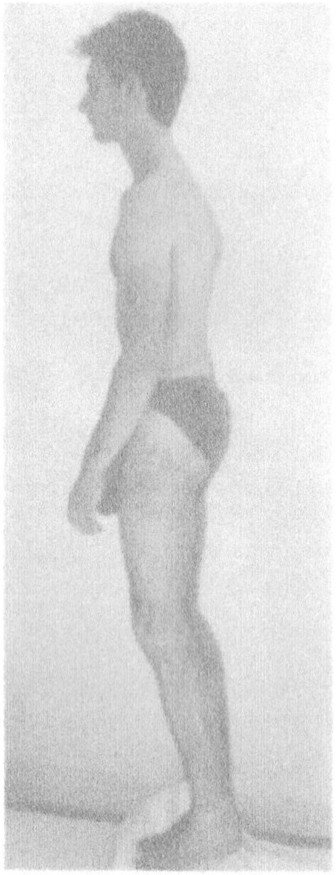

FIG.183

FIG. 181 — Posição estática.

FIG. 182 — A posição estática coloca flexores e extensores em estado de reequilíbrio.

FIG. 183 — Isso é mais evidente à medida que aumenta o estado de tensão de cada grupo; o corpo pode então suportar condições de equilíbrio instável (esqui, etc.).

pérolas em um fio elástico estendido para pressioná-las umas contra as outras, a experiência demonstra que tal dispositivo pode se comportar como uma excelente 'viga'.

"Voltando ao concreto, se o vertermos sobre uma ferragem tensionada, há um 'pré-tensionamento' do conjunto, que coloca a alvenaria em constante compressão, enquanto a ferragem fica em tensão permanente: a resistência da viga pode se tornar considerável.

"Podemos considerar que os sistemas ósteo-elásticos comportam-se *in vivo* dessa forma, e isso de maneira geral.

"Dizemos que um corpo é encruado quando uma série de solicitações, geralmente descontínuas e alternativas (operações metalúrgicas diversas: forjamento, trefilagem, laminação, etc.), o deformou e levou-o a um estado de organização interna estável e orientado de tal forma que se torna capaz de resistir a novas deformações descontínuas. Essa verdadeira adaptação do material permite a manutenção de uma forma estável. As molas são exemplos característicos do que consideramos aqui. A estabilidade de estrutura interna é, portanto, correlata da estabilidade da morfologia e implica esse estado de encruamento.

"Chamamos encruamento o tratamento pelo qual levamos um material do estado amorfo (e mais ou menos plástico) ao estado encruado (e perfeitamente elástico): o material se adapta às solicitações descontínuas e alternadas, embora limitadas, às quais deve se submeter. Certos corpos, especialmente o chumbo, não chegam a atingir um estado de deformação permanente estável diante de solicitações repetidas: todas as tentativas de encruamento fracassam. O encruamento nunca é perfeito; uma vez encruado, o material deixado sem solicitações volta lentamente ao estado amorfo primitivo, pois a vibração molecular destrói a organização do encruamento. Isso explica por que o calor modifica consideravelmente as propriedades mecânicas dos corpos encruados (destempera o aço, funde o vidro, etc); a uma temperatura elevada, a vibração molecular é considerável. Não se pode conceber encruamento estável sem um encruamento permanente por solicitações aplicadas com freqüência suficiente."

A formação e a disposição dos ossos e dos músculos fazem do corpo um volume encruado e protendido, que mantém esse estado constante por seu permanente reequilíbrio.

4º *Duas formas de equilíbrio*

Após essas observações, especifiquemos em um plano global como se estabelece o equilíbrio do corpo humano. Ele se estabelece entre osso-gravidade e músculos e entre flexores-extensores. O equilíbrio poderá ser observado pela disposição relativa dos ossos e dos músculos, ou pela relação flexores-extensores. A relação entre flexores-extensores poderá ser observada por dois modos de equilíbrio, que determinam duas posições.

Uma coincidirá com a posição relativa dos ossos e dos músculos sob a ação da gravidade. Nós a chamaremos de POSIÇÃO ESTÁTICA. O modo de equilíbrio dos músculos é uma *relação de alongamento*.

Outra se apoiará na relação de trabalho entre flexores e extensores, e nós a chamaremos de POSIÇÃO DE COORDENAÇÃO. O modo de equilíbrio dos músculos é sua *relação força-comprimento*.

a) **Posição estática** (fig. 181, 182 e 183) — Flexores e extensores mantêm seu equilíbrio colocando-se mutuamente em alongamento.

As condições de alongamento de cada um deles não são semelhantes. Os flexores são mais alongados porque a posição em pé se aproxima da extensão, mas são menos sensíveis ao alongamento do que os extensores; estes, fisiologicamente, são muito sensíveis ao alongamento e, em contrapartida, menos alongados. Suas condições de alongamento também encontram uma forma equivalente, por meios diferentes, e o equilíbrio de estática coloca os músculos em condições de estabilidade, em uma dinâmica de reequilíbrio.

b) **Posição de coordenação** (fig. 184 e 185) — Pudemos observar, estudando o tronco e os membros, que havia uma posição na qual todos os músculos ficavam em sua posição ideal de trabalho. Essa posição corresponde pois a um equilíbrio dos músculos em sua relação força-comprimento. Parece que essa posição pode corresponder a um alongamento, semelhante para todos os músculos, e que seria de cerca de 1/5 de seu comprimento. Essa posição fica no cruzamento entre a ida e a volta do movimento (capítulo I, página 25).

De fato, como vimos, flexão e extensão não se desenvolvem no espaço em vaivém, mas num movimento contínuo, no qual a flexão e a extensão têm suas características próprias e seu próprio desenrolar. É isso que constitui o movimento contínuo, que pode então automatizar-se.

O movimento de torção da coordenação, em qualquer ponto do corpo, descreve um ∞. A posição de coordenação fica no ponto de junção, onde se sobrepõem a flexão e a extensão. Por isso os dois grupos musculares têm um tempo de equilíbrio em um trabalho simultâneo.

c) **Relação entre as duas posições** — É o jogo entre essas duas posições que permite observar o estado constitucional de equilíbrio do corpo. Se cada uma das posições tivesse a forma de equilíbrio da outra, colocaria o corpo em um equilíbrio inerte, estático. Mas

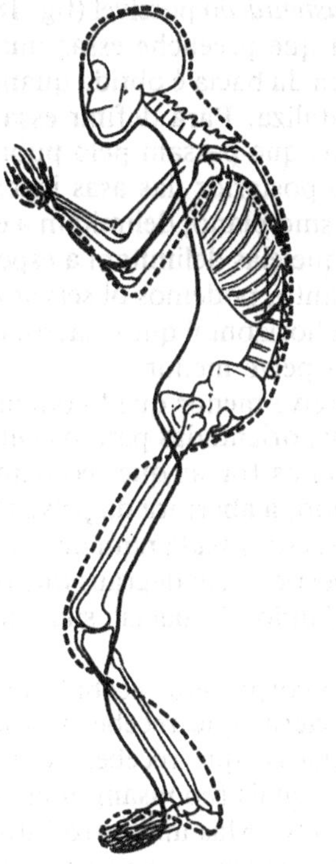

FIG. 184

FIG. 185

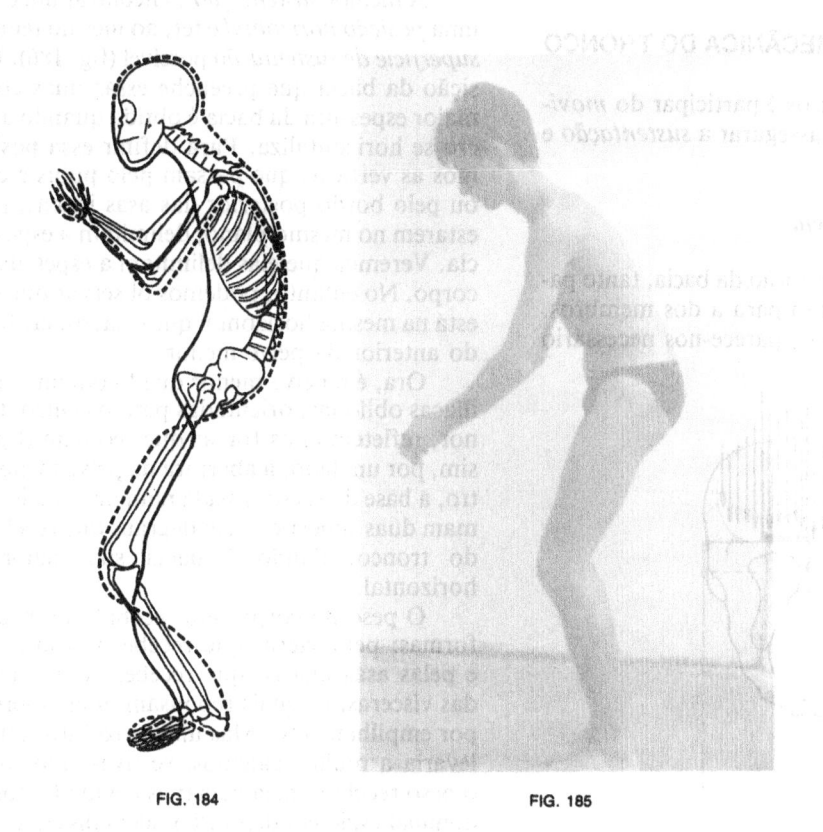

FIG. 184 — Posição de coordenação: todos os músculos do corpo estão em condições análogas de alongamento.

FIG. 185 — Posição de coordenação.

o corpo nunca pode estar em uma forma de inércia, de imobilidade fundamental.

A posição em pé, aquela que encontra uma estabilidade em relação à gravidade, coloca os músculos em uma relação de comprimento assimétrica; em estiramento. Por outro lado, aquela que coloca os músculos em condições simétricas não é mais estável em relação à gravidade; além disso, é uma posição de trabalho. Todas as posições intermediárias ligam-se a uma e à outra.

Vemos que a estabilidade nunca pode ser uma inércia, mas está submetida a um constante dinamismo, de reequilíbrio ou de trabalho.

Só quando alongado, no chão, em uma ou outra dessas posições — estática ou de coordenação — liberto do fator gravidade, o corpo pode abandonar seu dinamismo de reequilíbrio. Mas isso também é relativo, porque o aspecto psicomotor do movimento interfere. Ao equilíbrio corresponde uma sensação de bem-estar; quando há essa sensação de bem-estar no âmbito muscular, a pessoa está em decúbito lateral em semiflexão, em posição de coordenação. Seus músculos têm um mesmo comprimento, mas suas articulações estão em atitude de trabalho.

Quando as articulações oferecem uma imagem de repouso, em decúbito dorsal, os flexores estão estirados. De qualquer maneira, flexores ou extensores estão sempre, um ou outro, estirados, pois o repouso para um é estiramento para o outro.

Por essas razões, não há repouso absoluto, e o bem-estar experimentado em uma posição não pode ser durável, pois transforma-se em tensão. O repouso é uma troca de posição; o homem está destinado a um dinamismo constante.

Vamos agora estudar como o tronco e membros se unem e como a característica dessa organização global corresponde à posição estável de repouso (posição estática) e à posição dinâmica (posição de coordenação).

II. Estudo da Posição Estática

A — Particularidades do Esqueleto e de Certos Músculos

PARTICULARIDADES DA MECÂNICA DO TRONCO

O principal papel dos ossos é participar do *movimento*; o papel secundário é assegurar a *sustentação* e a *proteção*.

1º *Bacia*

Vimos a importância da posição da bacia, tanto para a harmonia do tronco como para a dos membros. Estudamos sua mecânica; mas, parece-nos necessário especificar sua posição no meio externo, em relação à vertical, em relação à gravidade.

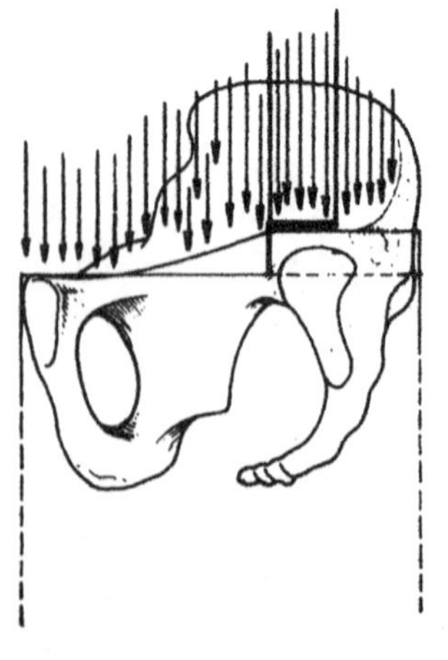

FIG. 186 — Melhores condições de sustentação da bacia em relação à gravidade.

A melhor *sustentação* é encontrar um equilíbrio em uma *posição horizontal* e ter, ao mesmo tempo, a maior *superfície de sustentação* possível (fig. 186). Há uma posição da bacia que preenche essas duas condições. A maior espessura da bacia é obtida quando a base do sacro se horizontaliza. Para definir essa posição, tracemos as verticais que passam pelo púbis e crista sacra, ou pelo bordo posterior das asas ilíacas, porque, por estarem no mesmo plano, delimitam a espessura da bacia. Veremos que elas delimitam a espessura de todo o corpo. No entanto, podemos observar que o púbis não está na mesma horizontal que o sacro: ele forma o bordo anterior da pelve menor.

Ora, é a pelve menor que "contém", pois as asas ilíacas oblíquas, orientadas para o centro da pelve menor, refletem aí as forças que recebem (fig. 187). Assim, por um lado, a abertura da pelve menor e, por outro, a base do sacro situada num nível mais elevado formam duas superfícies em degraus que receberão o peso do tronco, dando à bacia sua maior superfície horizontal.

O peso do corpo será recebido na bacia, de duas formas: pelo sacro, que recebe o peso do esqueleto, e pelas asas ilíacas, que recebem uma parte do peso das vísceras, as quais repousam umas sobre as outras, por empilhamento. Mas um outro fator intervém, que levaria a muitos cálculos, se tivéssemos que precisar o peso recebido pela bacia: as cavidades torácica e abdominal estão em depressão; além disso, as vísceras são comprimidas pela tensão abdominal e intercostal, a própria pelve menor é tensionada por músculos do

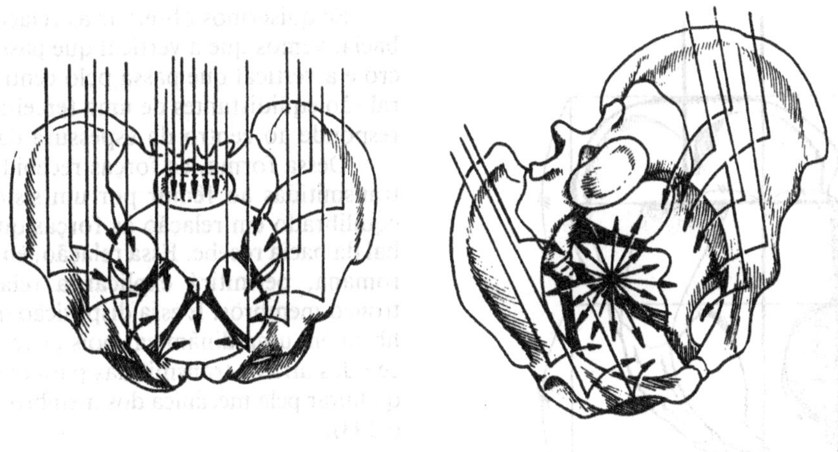

FIG. 187 — O Peso do corpo é recebido pelo sacro e pelas asas ilíacas. Estas no sentido da pelve menor.

períneo, que fecham o cone que o peso das vísceras abriria.

Cria-se um equilíbrio entre essas diferentes forças: contentemo-nos em observar a mecânica, pois, de qualquer forma, sendo a bacia um material encruado e protendido por trações musculares, qualquer força aplicada em um ponto é transmitida ao conjunto do osso, e podemos dizer que as linhas de força horizontais que descrevemos ao estudar o tronco transmitem as forças que recebem as linhas de força verticais anteriores (ísquio, cótilo, espinha ântero-inferior), pois elas contêm os pontos de apoio: os fêmures. Da mesma forma, o sacro, linha posterior vertical, transmite suas forças às linhas verticais (fig. 188).

Notemos que a disposição do ísquio e do cótilo, coberto por seu teto, em uma mesma vertical de apoio, permite não modificar a posição do tronco, esteja a pessoa *sentada* sobre o ísquio ou *em pé*. Portanto, não há nenhuma modificação na recepção mecânica de forças do tronco. O cótilo é reforçado em cima pela espinha ântero-inferior (fig. 189 e 190).

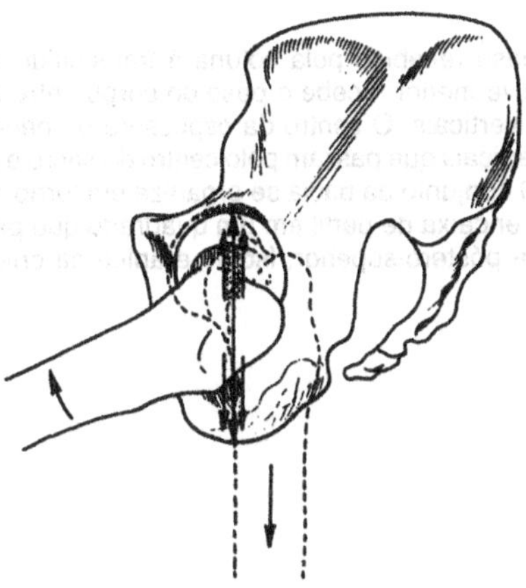

FIG. 189 — O ísquio, situado verticalmente abaixo do cótilo, permite à bacia assumir a mesma posição sentada (apoio ísquio) e em pé (apoio fundo do cótilo).

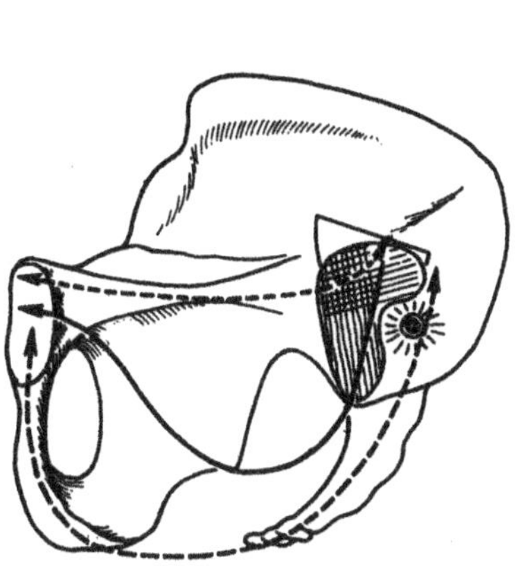

FIG. 188 — a) Por sua estrutura óssea de acordo com as linhas de força horizontais, a bacia é particularmente adaptada a seu papel de sustentação; b) a pirâmide posterior apóia a articulação sacroilíaca.

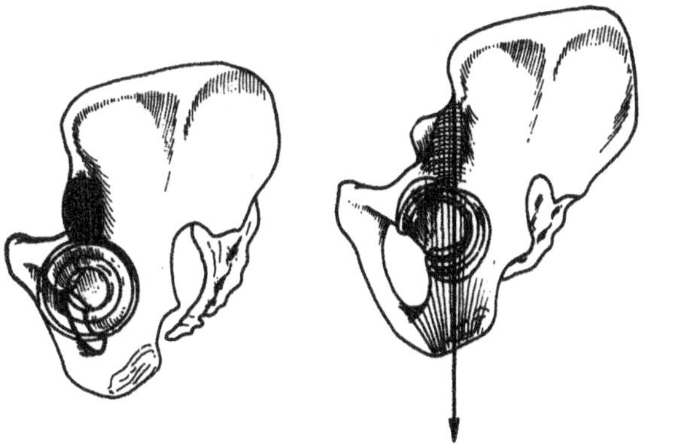

a *b*

FIG. 190 — a) O cótilo é reforçado em seu ápice pela espinha ilíaca ântero-inferior; b) esta, com o cótilo e o ísquio, forma um volume ósseo poderoso (linha de força vertical).

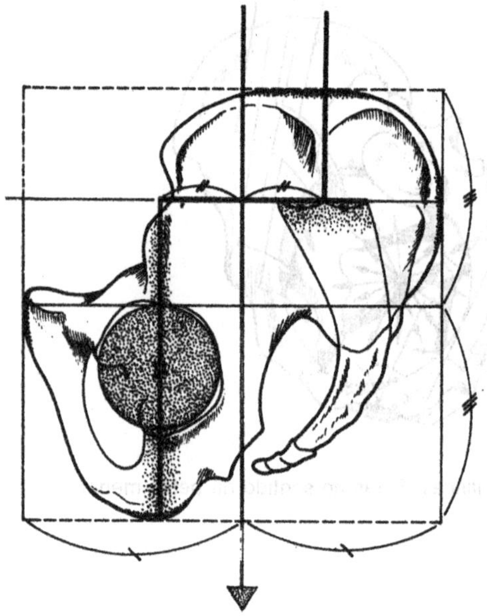

FIG. 191 — O peso recebido pela coluna é transmitido ao cótilo. Portanto, a pelve menor recebe o peso do corpo entre as três linhas de força verticais. O centro da espessura da bacia é eqüidistante das verticais que passam pelo centro do sacro e pelo centro do cótilo. O conjunto da bacia se organiza em torno dessa estrutura, ele se encaixa de perfil em um quadrado que passa pelo púbis, espinha póstero-superior, ísquio e ápice da crista ilíaca.

Se quisermos observar as relações de estrutura da bacia, vemos que a vertical que passa pelo meio do sacro e a vertical que passa pelo centro da cabeça femural são eqüidistantes de uma terceira vertical, que corresponde ao centro da espessura da bacia.

Dessa forma, as forças recebidas pela coluna são transmitidas ao fêmur por um sistema perfeitamente equilibrado em relação às forças que a superfície global da bacia recebe. Essa relação, em forma de balança romana, permitirá explicar a relação de equilíbrio tronco-membros. É essa disposição que mantém o equilíbrio em uma dinâmica, pois as forças mecânicas, recebidas atrás e transmitidas para diante, devem se reequilibrar pela mecânica dos membros inferiores (fig. 192 e 193).

2º *Tórax*

Considerando o pequeno volume de cada um de seus ossos, o tórax é um elemento extremamente maleável, deformável, toda a sua mecânica é organizada para a estabilidade.

Primeiro, observemos a *mecânica das costelas*. Em sua extremidade anterior, as costelas se implantam de canto no esterno por meio de uma espécie de mola, a

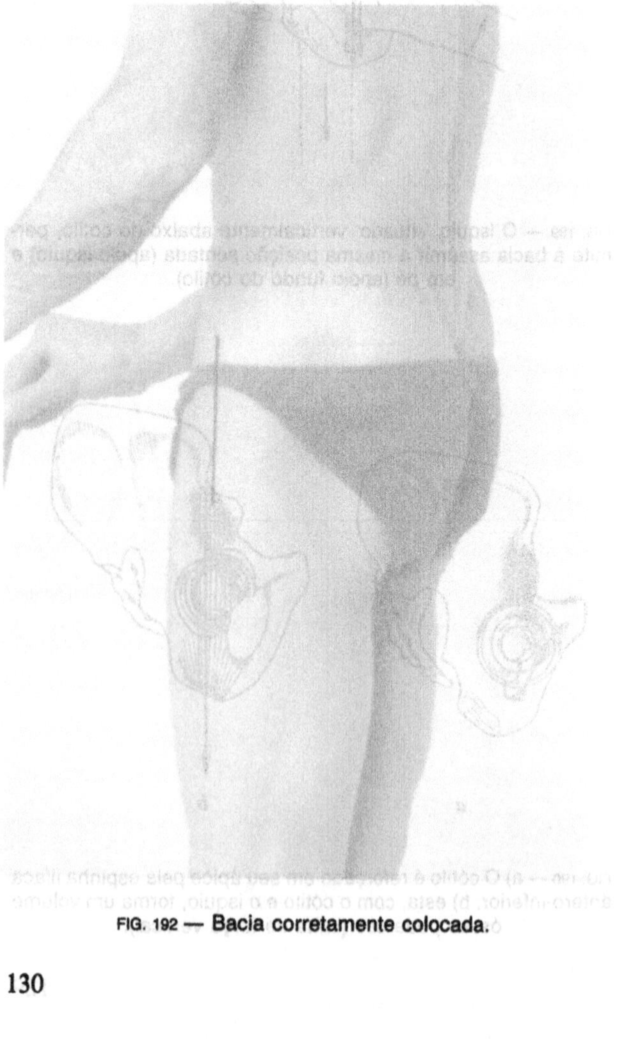

FIG. 192 — Bacia corretamente colocada.

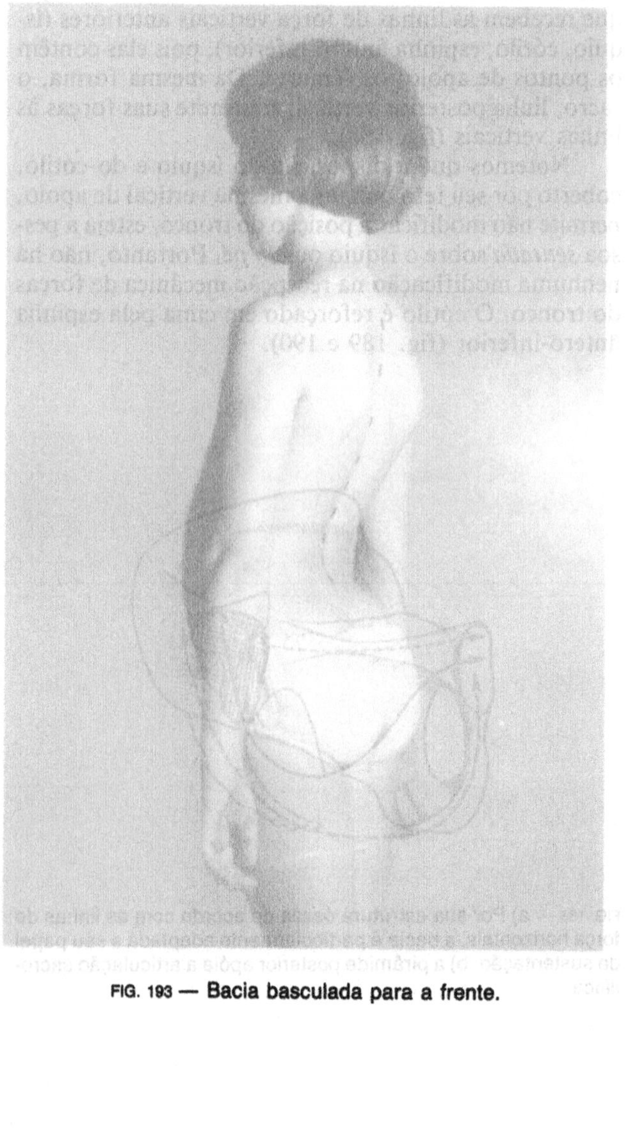

FIG. 193 — Bacia basculada para a frente.

cartilagem costal. Ela se abre quando as costelas se afastam. Atrás, as costelas se inserem de canto entre os corpos vertebrais. Elas poderiam balançar como verdadeiras alças de balde entre suas inserções fixas se a articulação costo-transversa não limitasse a amplitude desse movimento. O movimento de alça de balde tem uma orientação própria, de cada lado, porque as relações costela-vértebra são diferentes. Elas se modificam progressivamente ao longo da coluna: assim, o movimento da primeira costela é orientado para a frente e para fora (cerca de dois dedos à frente do ombro), enquanto o movimento das últimas costelas é orientado para trás e para fora (fig. 194).

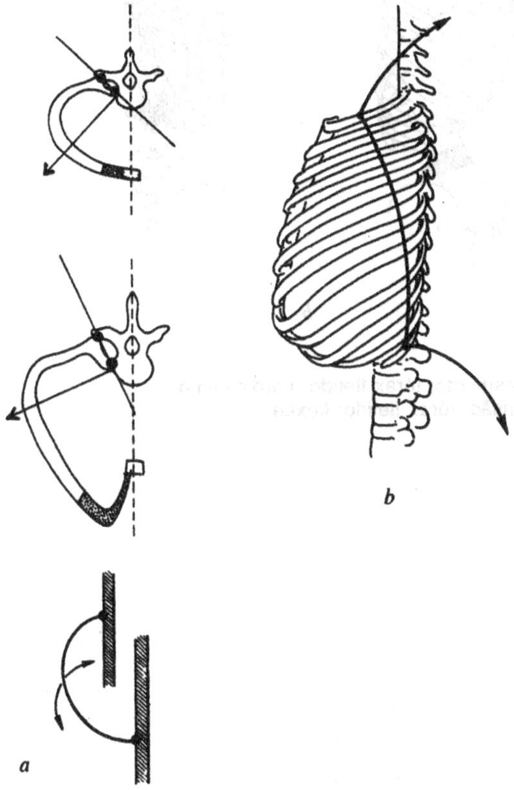

FIG. 194 — a) Movimento em alça de balde das costelas. A orientação se modifica entre a primeira e última; b) a primeira costela se abre para a frente, a última abre-se para trás.

Mecânica dos intercostais — Sabemos que um músculo sempre age em relação a seu ponto fixo. Os pontos fixos estão nas extremidades, coluna e esterno. Se os músculos só tivessem alguns feixes nas extremidades das costelas e, naturalmente, as duas camadas cruzadas fossem representadas, o meio das costelas estando livres de inserção, elas se abririam como armadilha para lobo. Esse movimento é limitado, visto que o conjunto dos músculos é distribuído ao longo das costelas, de acordo com uma disposição própria a cada camada. As costelas se separam em função da orientação, determinada pela forma dos ossos (fig. 195 e 196).

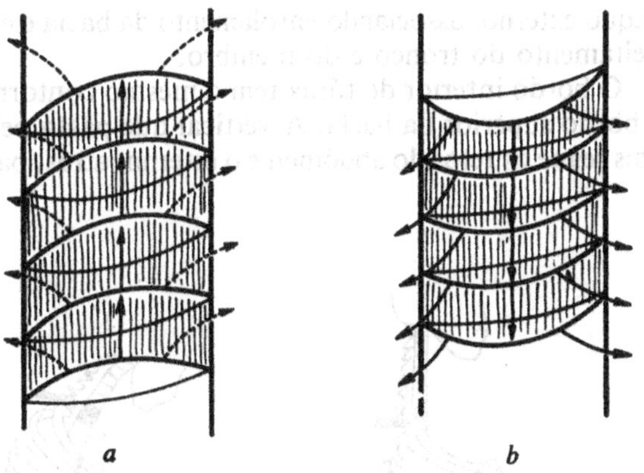

FIG. 195 — a) A camada superficial de extensão dos intercostais eleva as costelas; b) a camada profunda de flexão dobra-as.

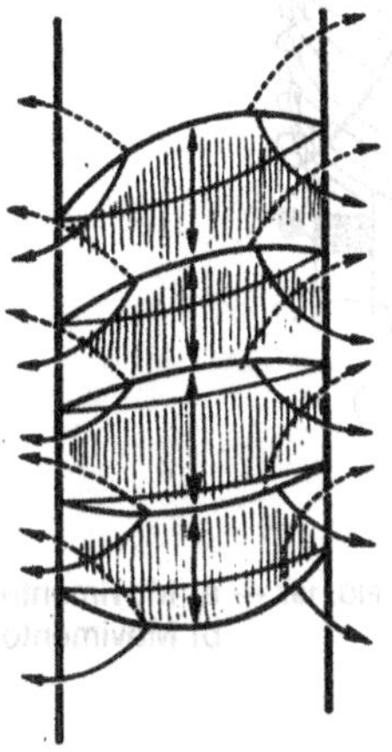

FIG. 196 — Os intercostais trabalham em relação a seu ponto de apoio coluna-esterno. Quando as duas camadas trabalham juntas, a ação não é mais de abaixar ou elevar mas de puxar para os pontos de apoio, criando um estado de tensão que abre os ápices dos arcos costais aumentando a amplitude torácica.

Assim, a abertura do conjunto do tórax segue uma curva que vai do movimento da primeira costela para diante e para fora a uma orientação progressivamente para trás e para fora, até a última.

O tórax é aberto pelas duas camadas de intercostais, que agem simultaneamente e na posição de endireitamento graças à forma dos ossos que, pelo próprio trabalho dos intercostais, orienta o movimento das primeiras costelas para a frente, e o das últimas, para trás.

Agindo isoladamente, as duas camadas cruzadas cruzam o sentido de seu movimento, uma em flexão e a outra em extensão. Dessa forma, a torção do tronco, através da qual (como vimos no capítulo 2) o corpo se coloca na terceira dimensão do espaço e constrói a reciprocidade do movimento, *não resulta de um desejo gestual, mas do de uma estrutura anatômica* (fig. 197, 198 e 199).

Em posição estática, as duas camadas agem simultaneamente, mantendo o tórax aberto. Há continuidade entre o trabalho dos intercostais e o dos oblíquos, que abrem juntos o bordo inferior do tórax. A bacia é endireitada, todos os músculos agem no sentido do oblíquo externo, associando enrolamento da bacia e endireitamento do tronco e do membro.

O bordo inferior do tórax tem o mesmo contorno do bordo superior da bacia. A vertical que passa pelo púbis segue os retos do abdômen e o esterno; atrás, passando pelo ponto mais posterior das asas ilíacas, ela alcança, no tórax, o ponto mais posterior das costelas: o ângulo costal e a face posterior da escápula. Essa posição vertical que permite a menor influência da gravidade. A espessura do tórax é a mesma da bacia.

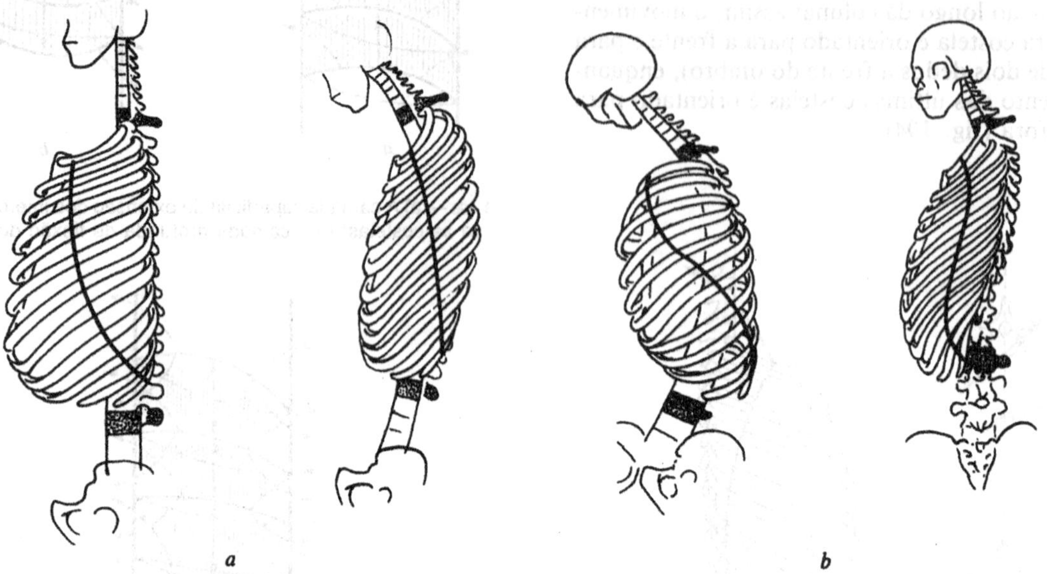

FIG. 197 — a) Movimento simétrico: tórax aberto: endireitamento; tórax fletido: enrolamento.
b) Movimento assimétrico: tórax aberto: extensão; tórax fletido: flexão.

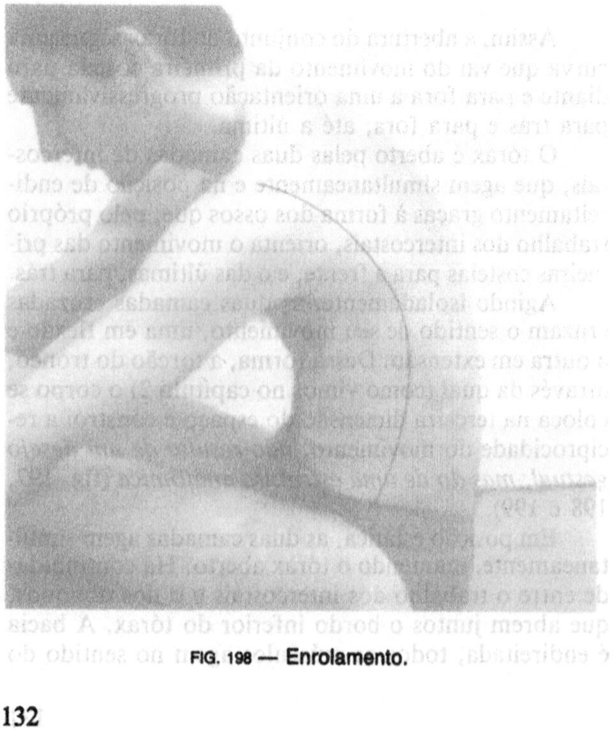

FIG. 198 — Enrolamento.

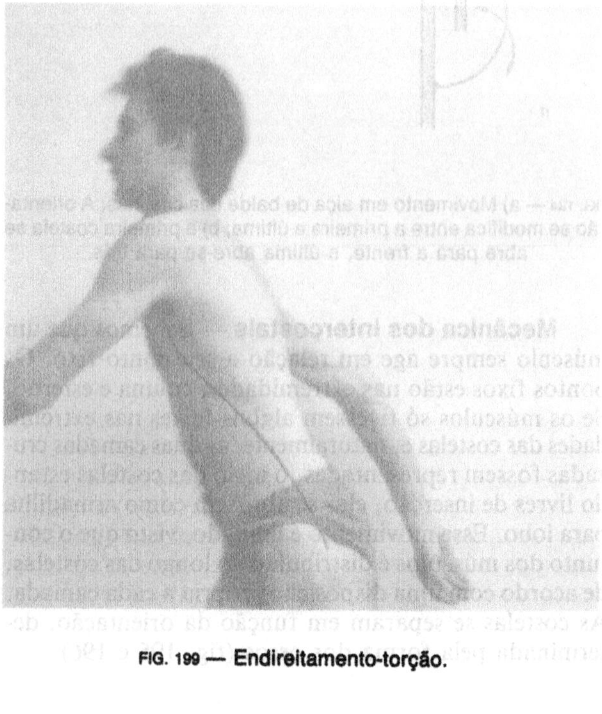

FIG. 199 — Endireitamento-torção.

Ampliação torácica* — Essa posição estática de endireitamento, tórax aberto, corresponde à melhor ampliação torácica e à ventilação mais homogênea. Na inspiração, a abertura do tórax inferior dá o melhor apoio ao diafragma. Os dois grupos de oblíquos e intercostais agem simultaneamente e distribuem a ventilação pelo conjunto do tórax. A abertura do tórax possibilita a inspiração máxima, quando a contração completa do diafragma acompanha a contração completa dos intercostais, dando o máximo de profundidade e volume costal ao tórax.

De fato, quando há curvatura dorsal em flexão, a fixação do diafragma posterior é menor, o movimento do esterno para diante, na inspiração, desloca o mediastino, sem aumentar o volume respiratório, as costelas superiores não podem abrir-se e ventilar os ápices dos pulmões. Se, ao contrário, a curvatura dorsal é em hiperextensão, o diafragma já não está bem fixado e o volume vertebral penetra no volume torácico e diminui proporcionalmente sua capacidade; a espessura esterno-coluna é menor do que quando o tórax está corretamente aberto.

A EXPIRAÇÃO mais ampla pode ocorrer em uma posição estática e corresponde a um enrolamento completo do tronco, quando os dois hemitórax estão simultaneamente em flexão, o transverso comprime as vísceras e fecha o ângulo, prolongando-ses pelo transverso do tórax, que fecha ao máximo as cartilagens costais.

3º *A coluna*

A coluna é tanto um *meio de união* quanto uma *coluna de sustentação*, porque, na realidade, é parte integrante de cada um dos elementos dos quais participa. O sacro é uma peça da bacia, e a quinta lombar, encaixada entre as asas ilíacas, ainda faz parte da mecânica da bacia; as vértebras dorsais são peças constitutivas do tórax, assim como o esterno; a primeira lombar, encaixada entre as últimas costelas, e a sétima cervical, lá em cima, ainda fazem parte da mecânica torácica. As duas primeiras cervicais são o eixo da cabeça, sobretudo se as considerarmos com o occipital, como três peças de transição da coluna ao crânio (fig. 200). A terceira, a quarta, a quinta, eventualmente a sexta vértebras cervicais; a segunda, a terceira, a quarta lombares asseguram a união e permitem um movimento mais amplo entre as três peças do tronco (fig. 201).

Embora seja "parte integrante" dos três elementos do tronco, a coluna vertebral tem uma estrutura autônoma. Ela forma uma longa haste flexível, na realidade constituída por três colunas justapostas: a coluna dos corpos vertebrais, que representa o apoio; o canal medular, onde ela se torna protetora da medula; e, no contorno lateral e posterior desse canal, o arco posterior, eriçado de apófises cujas articulações servem apenas de união, dando apoio ao pilar muscular posterior.

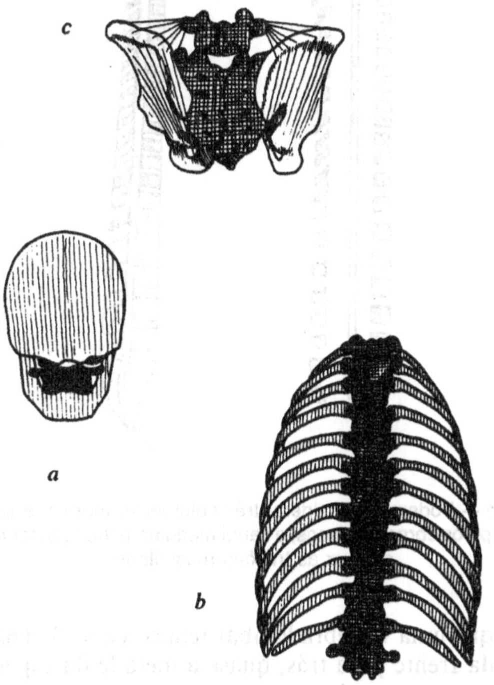

FIG. 200 — A coluna faz parte de cada um dos três elementos do tronco. a) Cabeça: as duas primeiras cervicais são indissociavelmente ligadas ao movimento da cabeça; b) Tórax: C7 e L1 são ligadas à mecânica do tórax; c) Bacia: L5 é ligada à mecânica da bacia.

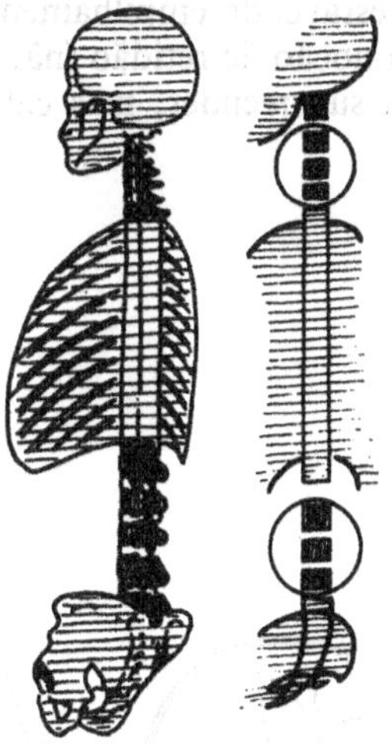

FIG. 201 — Três vértebras cervicais e três vértebras lombares são elementos de associação entre os elementos do tronco.

O corpo vertebral é o ponto de apoio de um movimento cujo centro é o canal medular, e o arco posterior é o elemento dinâmico (fig. 202). Temos tendência a pensar na coluna apenas através do eixo de apoio dos corpos vertebrais e, portanto, como uma haste longa e fina; ao contrário, ela é uma massa poderosa, se pensar-

* RESPIRAÇÃO — A respiração participa da coordenação motora. Existe uma incidência do trabalho do diafragma sobre a organização da flexão. A relação respiração e coordenação é constante, os problemas de uma interferem nos problemas da outra. No entanto, não podemos estudá-la aqui visto que seria um trabalho muito importante para ser incluído neste estudo.

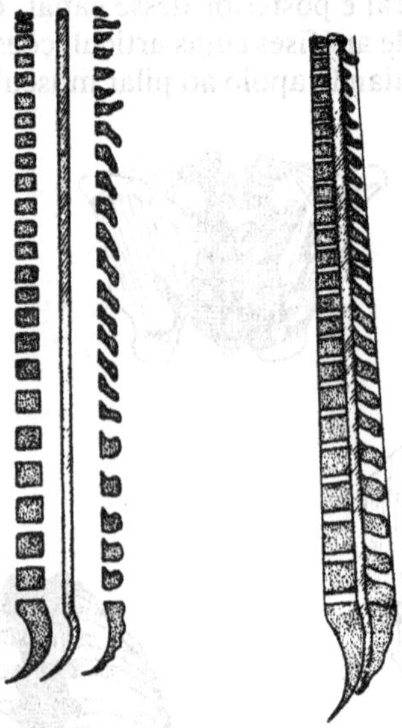

FIG. 202 — Podemos considerar três colunas vertebrais: a sustentação pelos corpos e discos; o canal medular; o arco posterior que conduz as trações musculares.

mos que uma vértebra lombar tem cerca de 9 centímetros da frente para trás, quase a metade da espessura do tronco (cerca de um terço para o corpo, um terço para o canal, um terço para a apófise espinhosa), e que a distância de uma apófise transversa à outra é de um terço ou um quarto da largura do tronco.

Vimos em todos esses níveis que para responder à coordenação e à estabilidade, tudo se passa como se a coluna vertebral devesse estar reta. De fato, a retidão é a forma mais estável do empilhamento em relação à gravidade. Essa noção de retidão (não confundir com rigidez) poderia surpreender, mas cabe interpretá-la. Trata-se de um estudo da posição perfeita de equilíbrio em pé, em repouso, em condições excepcionais de postura. Nunca ficamos nessa atitude, porque estamos sempre em uma situação, em um condicionamento.

A vantagem de uma coluna óssea curva é que ela se torna mais resistente. Mas, por um lado, a coluna não é um tubo rígido formado por uma única peça, é articulado por todos os discos e, por outro lado, a pessoa que a utiliza com uma motricidade correta adapta-se às situações, e quando a coluna vertebral tiver que receber ou transmitir um esforço, a pessoa se adaptará com precisão, de acordo com a curva necessária, e é aí que surge a enorme vantagem de uma coluna ereta, porque quando bem coordenada, ela tem grande capacidade de adaptação (fig. 203).

Ao contrário, uma coluna com curvas constantes tem, obrigatoriamente, uma textura assimétrica e irreversível. Assimétrica de acordo com as curvas: de fato, os tecidos são mais curtos do lado côncavo que do lado convexo e o esquema corporal é assim constituído; por isso mesmo, as curvaturas são irreversíveis e as possibilidades de adaptação da coluna, limitadas. Uma haste retilínea e flexível pode adotar todas as formas de curva, tanto em sua mecânica, sua morfologia, quanto em suas capacidades psicomotoras de adaptação. Por isso, nunca se deve pensar que uma coluna retilínea funciona de maneira retilínea: isso é apenas sua posição em perfeitas condições de estática (as radiografias que estamos habituados a ver com dorso plano são, na realidade, básculas posteriores da bacia, com compensação lombar em cifose e dorsal em lordose; são normalmente os mais dolorosos; porque é então que a inversão das curvaturas limita mais a adaptação).

Se imaginarmos a coluna como um empilhamento estável e vertical, como explicar que, na quinta lombar, o centro da vértebra esteja a 2 ou 3,5 centímetros do eixo de gravidade, enquanto na altura da apófise odon-

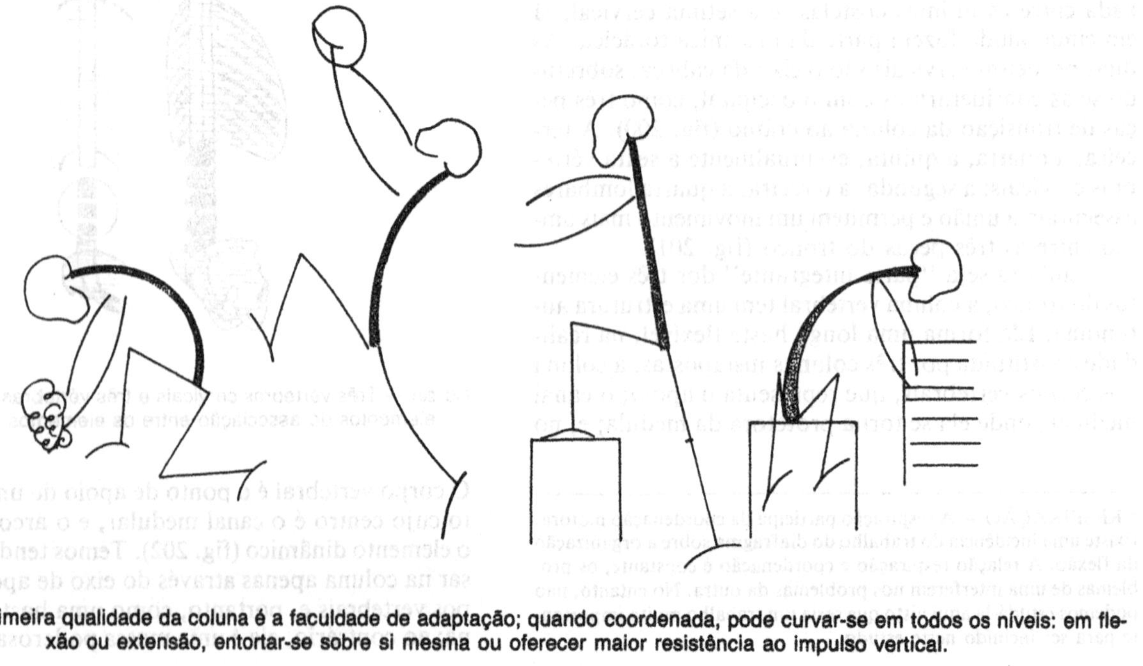

FIG. 203 — A primeira qualidade da coluna é a faculdade de adaptação; quando coordenada, pode curvar-se em todos os níveis: em flexão ou extensão, entortar-se sobre si mesma ou oferecer maior resistência ao impulso vertical.

tóide essa distância seja de apenas 1,5 centímetro? Como explicar que um empilhamento oblíquo para a frente possa ser considerado vertical do ponto de vista da estabilidade? De fato, considerando o número de espaços e a espessura dos discos, a falta de precisão de todas as peças do esqueleto, podemos considerar que essa diferença se perde na espessura dos discos.

Vemos, portanto, que a coluna vertebral é tanto um eixo de apoio como um meio de união; esses dois aspectos se reencontram nos músculos que lhe são próprios, uns estruturam seu caráter de haste flexível (vimos, ao estudar a coordenação, o espinhal do tórax, o transverso espinhal, o interespinhal, o longo dorsal, os esplênios, o longo da cabeça e o semi-espinhal da cabeça) e os outros, aqueles cujos movimentos têm maior amplitude, são justamente os músculos que estabelecem uma relação coluna-bacia (iliocostal, quadrado lombar, serrátil posterior inferior e superior), coluna-tórax, coluna-cabeça.

Na motricidade, a ação dessas diferentes peças do tronco — por constituírem braços de alavanca — sobre a coluna parece predominar sobre a ação que a coluna pode ter sobre elas.

A posição do tronco na estática é um empilhamento de elementos unidos por sua constituição sob tensão, e a coluna, graças às suas características de apoio, torna essa estrutura homogênea e mais evidente.

4º *Cabeça*

Os papéis de sustentação e proteção dos ossos da cabeça são perfeitos porque a caixa craniana é fechada, embora provida de certa elasticidade. Possuindo a mesma espessura da bacia e da coluna, a cabeça se coloca entre as duas verticais ântero-posteriores que limitam o tronco na frente e atrás. O movimento da cabeça é assegurado pelas duas primeiras cervicais. O equilíbrio da coluna cervical em seu papel de sustentação é frágil devido à sua grande mobilidade. A potência e a manutenção da posição são essencialmente relativas ao equilíbrio dos músculos.

5º *Cabeça e braço*

Junto com a coluna cervical, as duas primeiras costelas e a escápula, a cabeça forma um conjunto que tem uma certa autonomia, que pode ser identificada a partir da posição estática. Essa autonomia se refere à liberdade de movimento dos membros superiores em relação à cabeça, esteja o tronco em pé ou sentado (fig. 204 e 205)

De fato, a posição de endireitamento se constrói a partir do pé; depois, para o tronco, partindo da bacia. As duas camadas cruzadas trabalham juntas, mas sabemos que a escápula participa do trabalho das duas camadas e que seu trabalho é diretamente ligado ao da cabeça, com a qual tem um movimento único. Trapézios superiores e esternos, quando se apóiam na escápula e na clavícula, mobilizam a cabeça.

Ora, em posição estática, o tronco é aberto, a escápula é fixa em posição de encaixe. Daí seus músculos

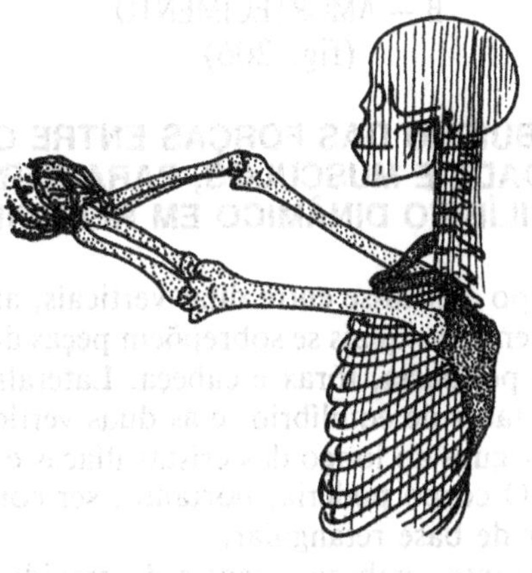

FIG. 204 — O tronco, apoio estável sobre o qual cabeça, escápula e braço se mobilizam mutuamente.

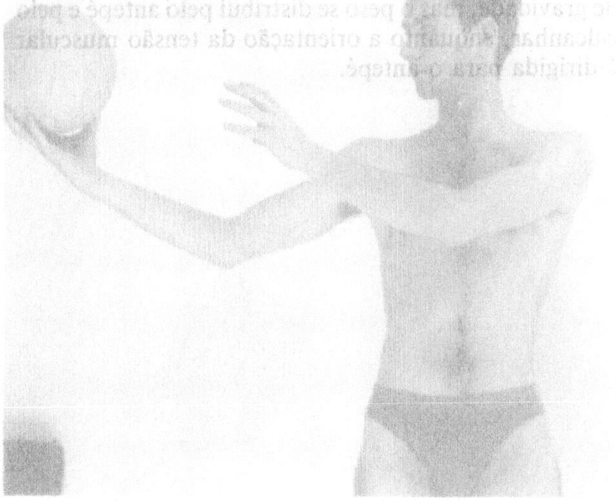

FIG. 205 — Liberdade de movimento da cabeça e dos braços.

agirão, por um lado sobre o posicionamento e o movimento da cabeça, e, por outro, sobre o do braço, sem por isso modificar a estática do tronco, que, respondendo à força de tração dos músculos da escápula, deverá apenas intensificar as contrações correspondentes.

As duas camadas cruzadas no pescoço e nas duas primeiras costelas participarão desse movimento, aumentando ou diminuindo a intensidade de sua contração, mas conservando o trabalho simultâneo que mantém a estática. Isso se deve ao fato de que o trabalho das escápulas continua sendo simétrico e não modifica o caráter simétrico e global da posição do tronco.

Essa forma de movimento permite um gasto menor de energia nos movimentos delicados da mão diante dos olhos.

B — AMORTECIMENTO
(fig. 206)

DISTRIBUIÇÃO DAS FORÇAS ENTRE OSSO, GRAVIDADE E MÚSCULOS, PARA PERMITIR UM EQUILÍBRIO DINÂMICO EM REEQUILÍBRIO

O corpo coloca-se entre duas verticais, anterior e posterior, entre as quais se sobrepõem peças de mesma espessura: pé, bacia, tórax e cabeça. Lateralmente, a simetria é fator de equilíbrio, e as duas verticais delimitam a largura ao longo das cristas ilíacas e o bordo do tórax. O corpo poderia, portanto, ser comparado a um pilar de base retangular.

No entanto, embora o centro de gravidade esteja bem no meio das diagonais desse retângulo, clinicamente, esse ponto se encontra no cruzamento de duas linhas, uma que separa os dois pés, a outra que junta transversalmente as bases dos quintos metas. Ora, o peso do corpo, se fosse recebido mecanicamente nesse ponto, achataria os arcos, e a posição de empilhamento seria destruída. Na realidade, é aí que se encontra o centro de gravidade, mas o peso se distribui pelo antepé e pelo calcanhar, enquanto a orientação da tensão muscular é dirigida para o antepé.

No interior dessa coluna vertical, todo um jogo de forças em equilíbrio leva a constatar que o corpo não é um pilar de catedral, mas uma arquitetura moderna sob tensão. Todo o peso não esmaga os elementos uns contra os outros, mas os mantém erguidos por um retorno das forças em direção ao alto.

Vimos que dois fatores, em particular, mantêm esse estado de reequilíbrio: o estiramento entre flexores e extensores e a relação osso-gravidade e músculos.

A posição em pé resulta dessas duas formas de equilíbrio.

Vamos agora observá-las através *do peso transmitido pelos ossos e forças musculares* (fig. 207).

O peso do tronco segue verticalmente a coluna ou, melhor, é transmitido diretamente à bacia pelas vísceras e pelos músculos. Todo o peso do tronco acima da bacia, inclusive os membros superiores, é transmitido pela bacia às cabeças femurais. Mas, como já vimos, as cabeças femurais se situam na metade anterior da bacia, enquanto a coluna se localiza na metade posterior. Em relação ao ponto de apoio nas cabeças femurais, a espessura da bacia é cerca de duas vezes mais longa para trás do que para a frente. Ela se apresenta como uma balança romana, com um longo braço de alavanca atrás do fiel; a balança tem um contrapeso na fren-

FIG. 206

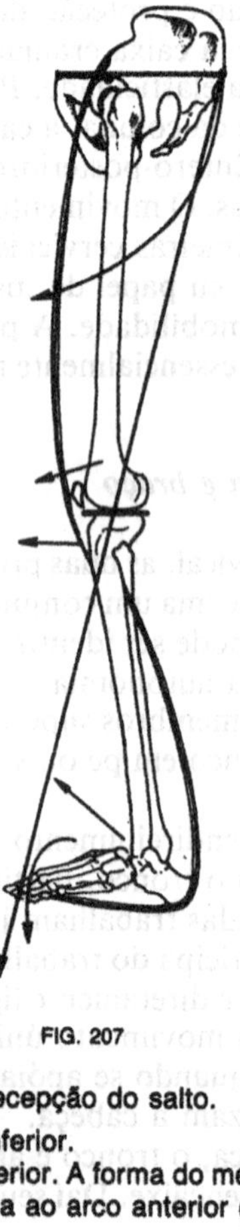

FIG. 207

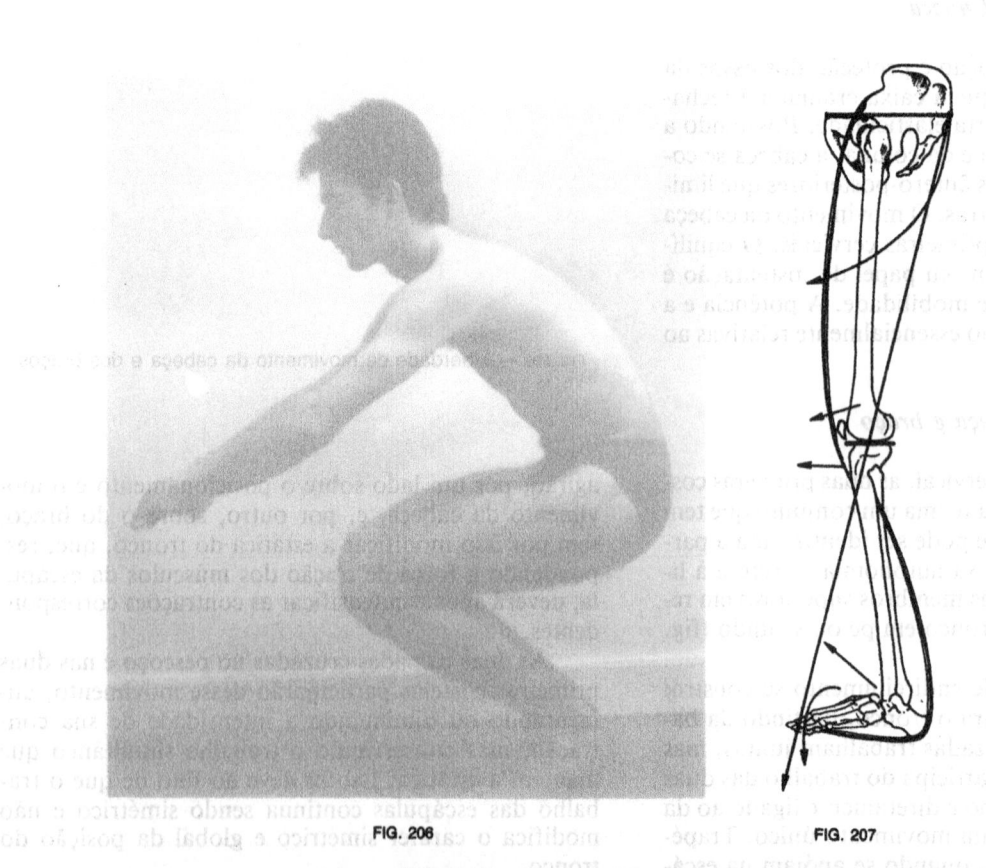

FIG. 206 — Tensão do amortecimento utilizado na recepção do salto.

FIG. 207 — Amortecimento do membro inferior.
As forças que chegam à bacia são transmitidas ao fêmur de acordo com a flecha superior. A forma do membro é mantida pelos extensores do joelho e do tornozelo. O peso do corpo é transmitido da bacia ao arco anterior (flecha oblíqua).

te, aqui temos uma força muscular para manter o equilíbrio. A alavanca posterior procura desequilibrar a bacia fazendo-a descrever uma curva que, apoiando-se na cabeça femural, leva o sacro para baixo, em direção ao fêmur. Portanto, esse movimento age em duas articulações: estende o quadril e flexiona o joelho. O peso do corpo na bacia deve distribuir-se de forma equilibrada entre os flexores do quadril e os extensores do joelho. Mas sabemos que o paralelogramo da perna torna essas articulações solidárias e as une, através dos tibiais, à mecânica dos arcos. Assim, o movimento circular da bacia será equilibrado por todo o conjunto do membro inferior, e terminará, através dos arcos, em apoio no antepé. Se o peso for demasiado e provocar grande extensão do quadril, sobrecarregará o antepé, e a extensão do quadril provocará uma extensão do tríceps. Se o peso for precisamente amortecido pela tensão muscular, ele se distribuirá entre flexores e extensores do membro inferior, pois todos agem durante o apoio, e chegará ao antepé. No repouso, esse peso, embora dirigido ao antepé, utiliza o calcanhar como auxiliar. Por isso, o peso chega, com o eixo da gravidade, ao centro da superfície de apoio, enquanto a tensão está adiante.

No tronco, as forças musculares são organizadas em função da posição anterior de apoio da bacia no fêmur (fig. 208).

Apoiando-se no enrolamento, para chegar ao endireitamento, as forças musculares de tensão vão se apoiar no trabalho do períneo e dos retos do abdômen para endireitar a bacia. Assim rebaixarão o esterno e abrirão o tórax inferior, com os oblíquos, particularmente o oblíquo externo.

O rebaixamento do esterno age sobre os músculos hióides (que colocam a cabeça) e, com os escalenos, provocam a atividade dos extensores (que elevam a cabeça). O endireitamento da bacia, proveniente do apoio do pé (capítulo III, página 85, fig. 121), e o endireitamento da nuca, equilibram o enrolamento em flexão por meio dos extensores.

Esse endireitamento tem duas direções: elevando a cabeça, pelo trabalho dos extensores, ele orientará para o alto as forças de tensão que aliviam o peso do tronco sobre os membros e, conseqüentemente, sobre os pés. Esse endireitamento, agindo pela abertura do tórax e das asas ilíacas, se prolongará aos membros pelo trabalho dos glúteos e pela manutenção global do membro em extensão por sua própria mecânica; isso abre em extensão a articulação do quadril.

Esse trabalho nos leva à mecânica que já observamos no peso recebido pela bacia. Mas a tensão muscular é orientada; partindo do esterno, ela descreve uma curva que abre o tórax inferior e se une às asas ilíacas e depois ao sacro e ao fêmur. Essa mecânica abre o quadril mas também o empurra para a frente, trazendo a parte mais posterior da bacia sobre o antepé e acarretando assim uma tensão dos tríceps. As forças de tensão muscular empurram também, simultaneamente, o peso da bacia acima do antepé para diante e abrem o tornozelo em extensão, empurrando para cima uma parte das forças, enquanto o peso do corpo, finalmente, chega ao chão, sobre o antepé. Isso é amortecimento.

Vemos que esse estado de tensão, que empurra o corpo para a frente e para cima, embora parta do enrolamento do tronco, está mais próximo de uma arquitetura moderna do que do empilhamento antigo. A posição estática põe o corpo imóvel em condições de tensão, que deveríamos estudar de acordo com as leis da física moderna.

C — DESCOMPRESSÃO. ELEVAÇÃO

Vimos como se desenrola o movimento entre cabeça-mãos e mãos-cabeça, entre cabeça-pés e pés-cabeça. Mas o movimento resulta de um tensionamento dos elementos esféricos. Como então se organizarão as forças de tensão que constituem o corpo em uma unidade?

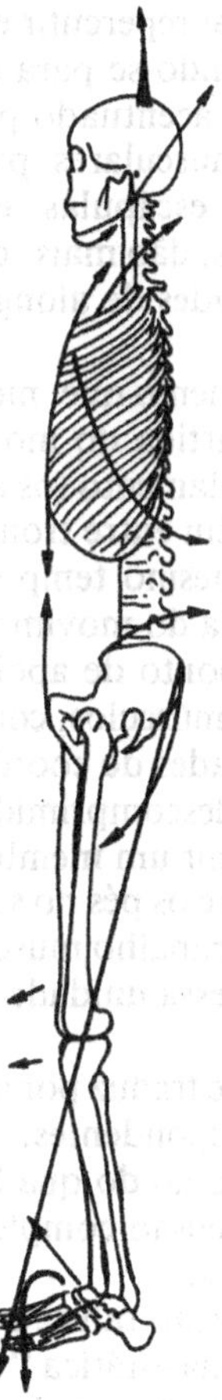

FIG. 208

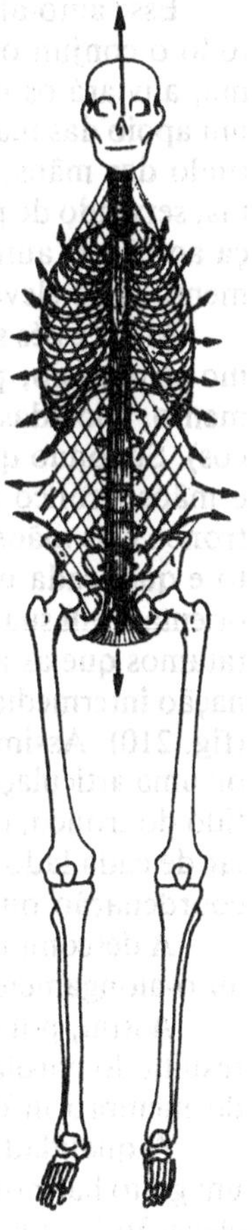

FIG. 209

FIG. 208 — Amortecimento.
O endireitamento do tronco orienta as forças em direção à cabeça, mantendo a bacia endireitada; o amortecimento do membro inferior age sobre a bacia no mesmo sentido, transmitindo as forças ao antepé (fig 207); o amortecimento é a coincidência entre o movimento para cima e para o antepé.

FIG. 209 — Elevação do tronco.
A elevação do tronco é devida ao tensionamento do sistema reto pelo sistema cruzado.

Vimos que o tronco é autônomo devido à dissociação entre as forças de enrolamento e as forças de torção que o constituem. Assim sendo, o sistema cruzado, agindo simultaneamente por intermédio de suas duas camadas, mantém o tronco aberto na posição estática. Se levarmos ao máximo o trabalho das duas camadas cruzadas e se compararmos com ele o trabalho dos flexores do sistema reto, veremos que as camadas cruzadas, endireitando a bacia e abrindo o tórax, assegurarão o endireitamento de todo o tronco, inclusive o endireitamento vertebral, sem que seja preciso que os extensores da coluna trabalhem eletivamente. Estes, coordenando-se, se apoiarão no sistema cruzado para provocar uma descompressão da coluna, uma elevação do tronco. Agirão a partir da cabeça e elevarão cada vértebra acima da vértebra subjacente, pela tração dos músculos vertebrais (em particular, o transverso-espinhal; os músculos vertebrais com inserção raquidiana se apoiarão no tórax para agir sobre a coluna) (fig. 209).

Esse auto-alongamento vertebral vai repercutir em todo o conjunto do tronco; este, dirigindo-se para cima, aliviará os membros. Ele pode ser acentuado por um apoio das mãos. Então, as trações musculares, partindo das mãos, reforçam o apoio das escápulas. Estas, servindo de ponto fixo, como vimos, dão mais força ao tórax, aumentando as possibilidades de alongamento. É a elevação.

Mãos e pés são unidades de enrolamento que, mesmo sem apoio, podem ser ponto de partida do movimento, apoiadas em sua tensão em enrolamento (os arcos). Supondo que, em vez de um vaivém entre tronco e mãos, tronco e pés, utilizamos ao mesmo tempo o tronco e as mãos como ponto de partida do movimento e que, cada um deles, servindo de ponto de apoio, orientará em sua direção o trabalho dos músculos, constatamos que as articulações ou as unidades de coordenação intermediárias serão alongadas, descomprimidas (fig. 210). Assim, podemos descomprimir um membro ou uma articulação, orientando as mãos e os pés no sentido do tronco, e em sentido inverso o trabalho muscular de cada lado dessa articulação ou dessa unidade de coordenação ou todo o corpo.

A descompressão em um membro se traduz por um auto-alongamento dos músculos correspondentes.

Assim, por exemplo, a descompressão do quadril resulta do enrolamento da bacia e da tensão completa do membro inferior partindo dos arcos.

A qualidade de uma boa coordenação talvez seja um gesto harmonioso, mas é também uma estática "em elevação", pois esta mostra a qualidade do estado de tensão e o valor da descompressão (fig. 211).

Como Ficar em Posição Estática Glogal (fig. 212).

1. Pés paralelos, juntos, ou com dois dedos de distância.

2. Apoio nos artelhos, fazer aparecer a cabeça dos metas.

3. Bascular os calcâneos. Contrair os tibiais.

4. Puxar o cóccix para a frente, até acima dos artelhos.

5. Aproximar os ísquios, empurrar a virilha para a frente (pelvitrocanterianos).

6. Girar os quadris para fora, controlar o comprimento dos glúteos, joelhos flexíveis.

7. Baixar o esterno, abrir as últimas costelas.

8. Contrair o lábio superior, fazer entrar o osso hióide, tensionar a nuca.

9. Encaixar as escápulas, separar as primeiras costelas.

10. Colocar as mãos em abóbada.

11. Aumentar a tensão dos abdominais inferiores e espinhais.

12. Ressaltar.

13. Distender sem modificar a posição das articulações.

Relaxamento — Não abordamos aqui o estudo do relaxamento. Enquanto estudo do comando, ele faria parte da coordenação motora e se estenderia a um trabalho sobre o tônus muscular e nervoso, o estado de repouso, de tensão, de contração ou inibição, sobre a relação entre a tensão nervosa e a tensão muscular, a estrutura do esquema corporal, do espaço-tempo motor, do estado de bem-estar no corpo e da capacidade de relação, etc. Isso significaria abordar aspectos específicos que ultrapassariam nosso estudo de base.

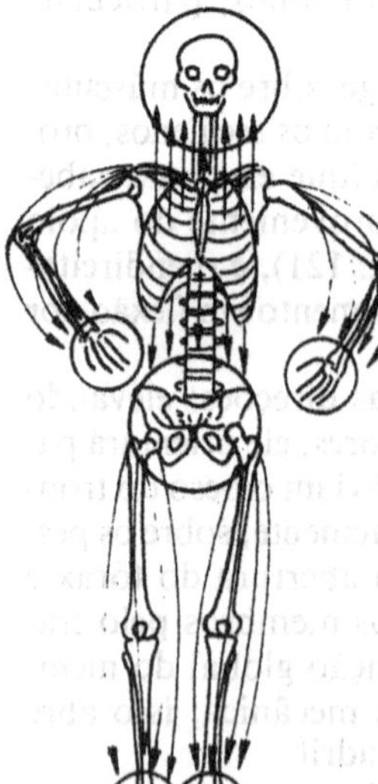

FIG. 210

FIG. 211

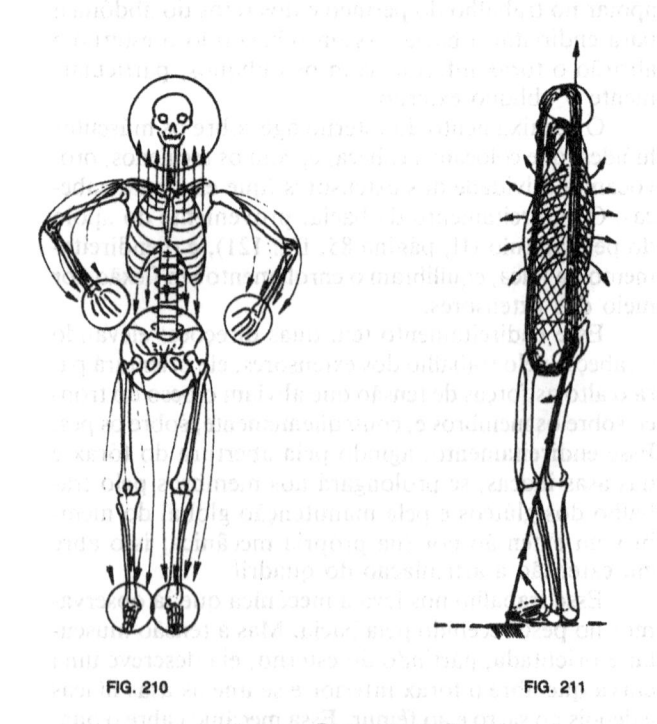

FIG. 210 — Descompressão.
Todas as unidades de enrolamento servem simultaneamente de ponto de partida das trações orientadas: para a boca, abóbadas das mãos e dos pés. Todas as articulações são alongadas entre esses pólos de atração, provocando uma descompressão.

FIG. 211 — Elevação.
A "elevação" do tronco se junta ao amortecimento, para criar um estado que se opõe à gravidade.

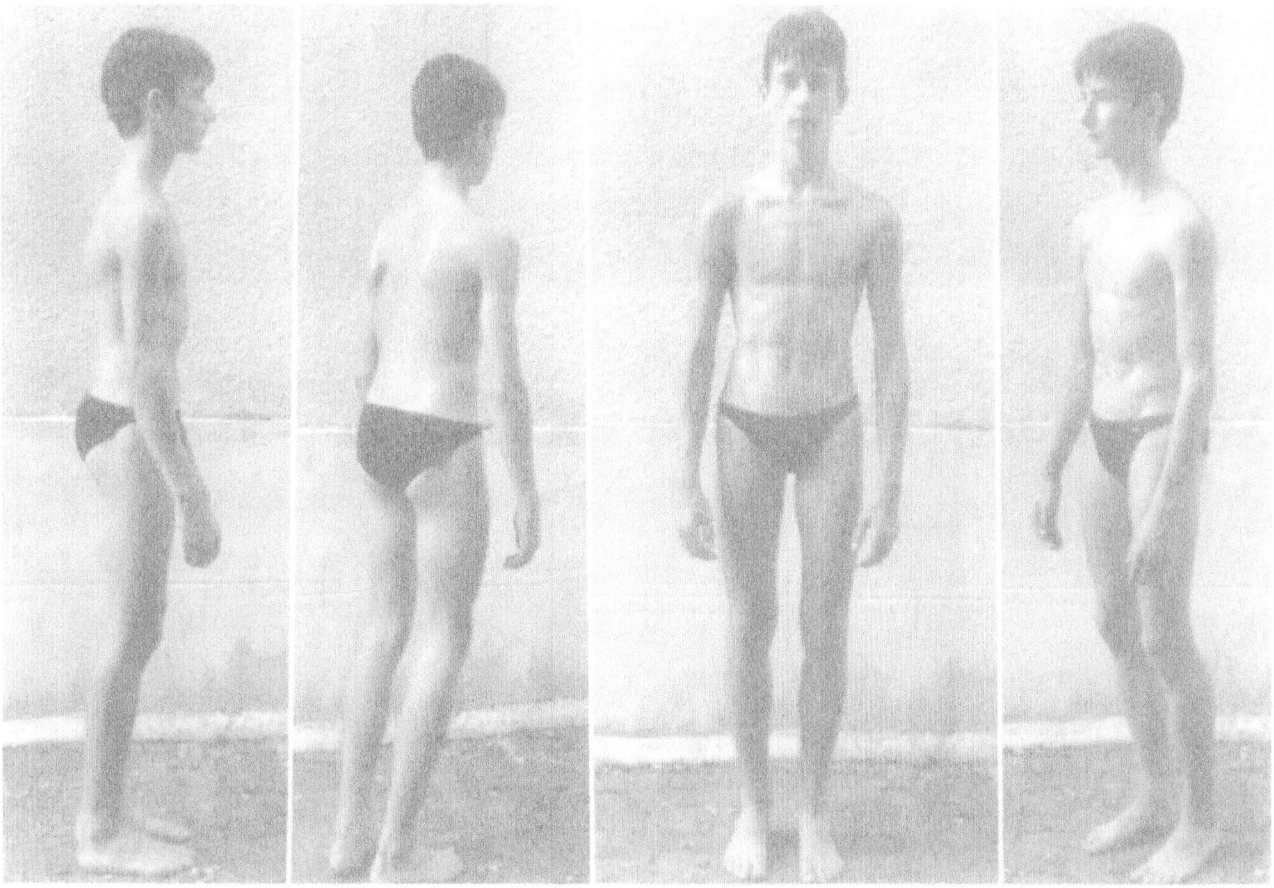

FIG. 212 — Posição estática.

III. Posição de Coordenação
(fig. 213)

Vimos que, em cada uma das unidades de coordenação, o movimento descreve um ∞ no espaço, e que a posição de coordenação se situa no ponto de junção da flexão e da extensão, e que aí todos os músculos estão em condições de trabalho semelhantes.

Observamos, em cada parte do corpo, tronco e membros, como se constrói o movimento coordenado e as posições de coordenação de cada um deles. Vamos ver agora a posição global: é a do esquiador, que bloqueia o corpo em sua forma mais poderosa ou a do corredor que parasse num só pé.

1º *Membros inferiores* — Duas posições são possíveis: membros tensionado, como na posição estática, ou fletidos, em posição "sartório-tibial", ou cada um dos membros numa dessas posições.

Um membro inferior estendido em apoio na fase de amortecimento:

— peso do corpo no antepé;
— os dois arcos sob tensão;
— calcanhar aliviado de peso;
— joelho em extensão de frente;
— quadril em extensão completa.

O outro membro inferior fletido em posição sartório-tibial:

— quadril fletido (fêmur a mais ou menos 20° da horizontal), fêmur em rotação externa, orientado para a frente, sartório saliente;
— joelho aberto a 130°;
— tíbia em rotação interna;
— tibial anterior saliente;
— arco anterior formado, artelhos estendidos pelos interósseos.

2º *Tronco* — O tronco em posição de enrolamento:

A potência de trabalho é determinada pela força de contração dos flexores do sistema reto, os quais de-

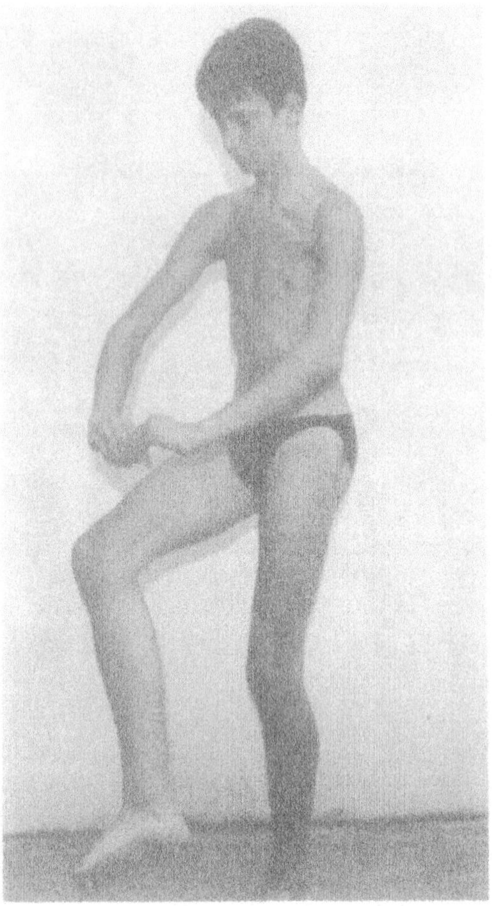

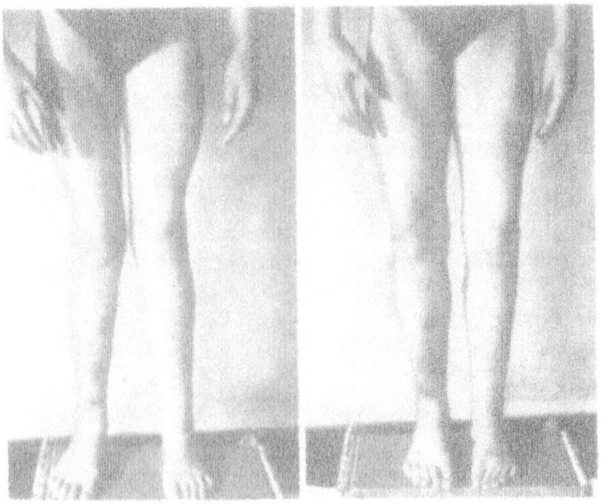

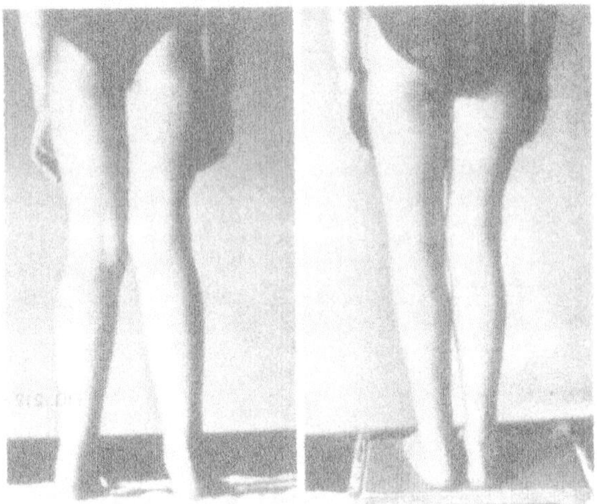

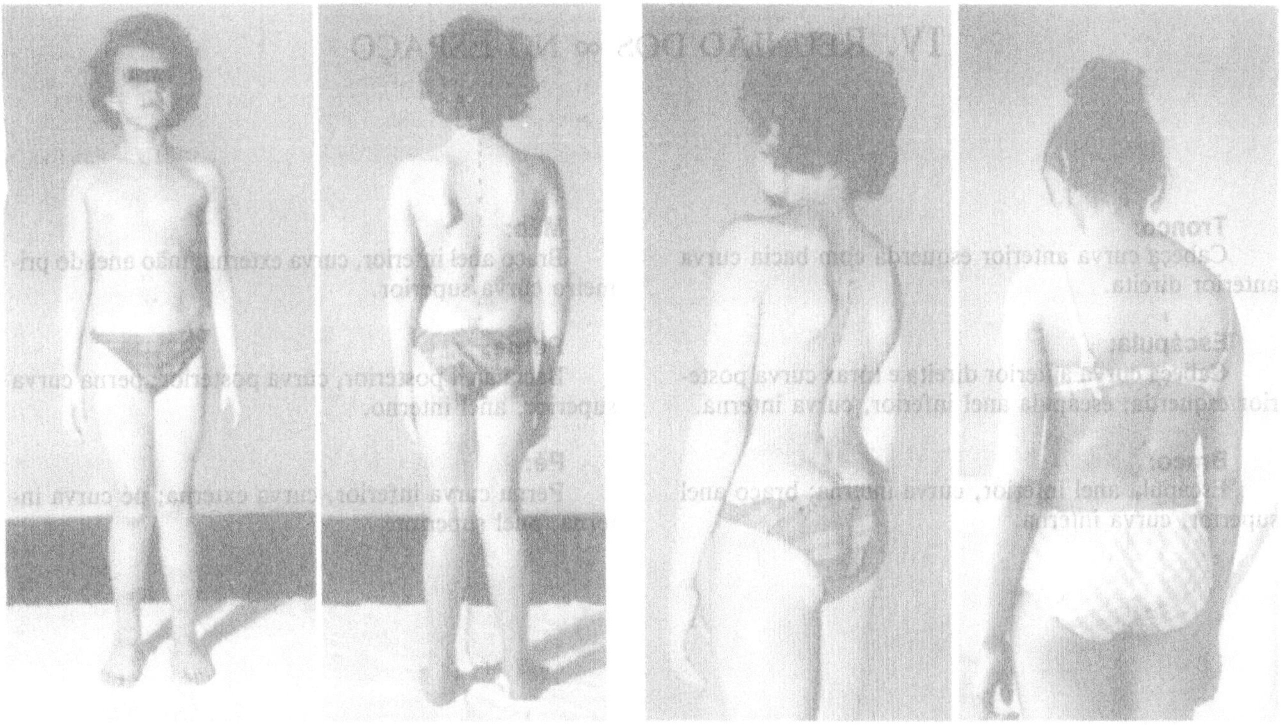

a *b*

FIG. 216 — **Desequilíbrios ântero-posteriores: a) Lordose lombar; b) Cifose dorsal.**

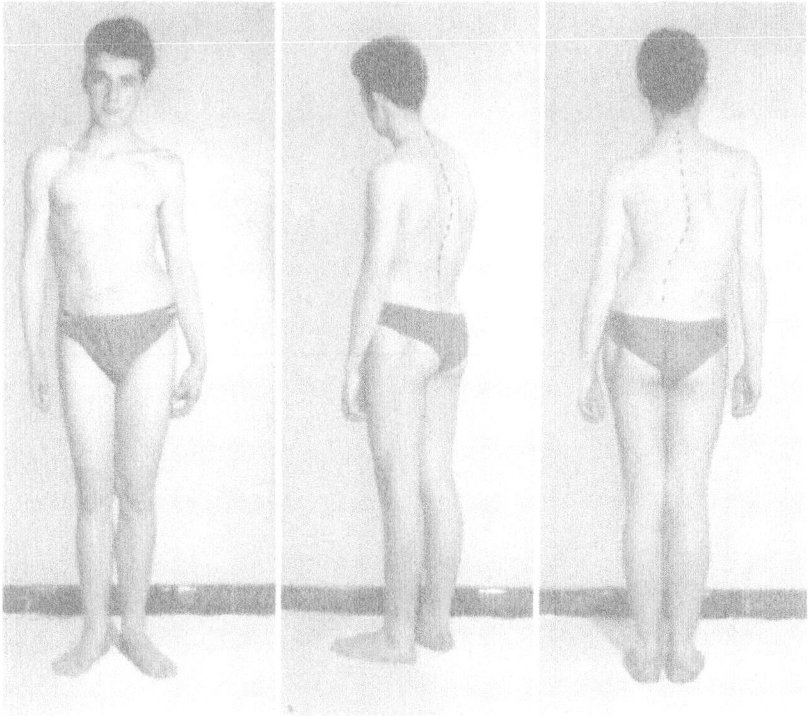

FIG. 217 — **Desequilíbrio lateral: escoliose.**

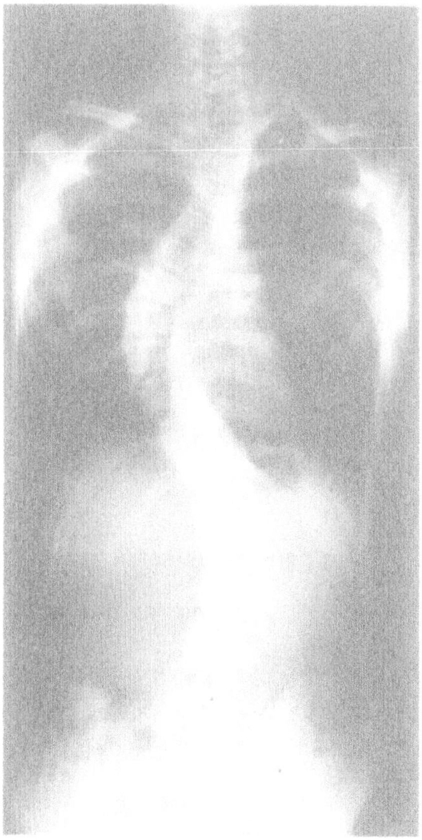

FIG. 218 — **Radiografia de escoliose.**

IV. Reunião dos ∞ no Espaço

Tronco:
Cabeça curva anterior esquerda com bacia curva anterior direita.

Escápula:
Cabeça curva anterior direita e tórax curva posterior esquerda; escápula anel inferior, curva interna.

Braço:
Escápula anel inferior, curva interna; braço anel superior, curva interna.

Mão:
Braço anel inferior, curva externa; mão anel do primeiro curva superior.

Perna:
Bacia anel posterior, curva posterior; perna curva superior, anel interno.

Pé:
Perna curva inferior, curva externa; pé curva interna, anel superior.

CAPÍTULO VI

DO MOVIMENTO FUNDAMENTAL AO MOVIMENTO VIVENCIADO

A – NÍVEIS DE ORGANIZAÇÃO

O estudo que acabamos de realizar, sobre a coordenação do movimento, nos permitiu observar a mecânica subjacente a todo movimento humano, o movimento em si, o movimento fundamental, nem motivado, nem pessoal, nem adaptado.

Esse movimento tem uma forma muito mecânica; desencadeado em uma de suas extremidades ou em um ponto, ele se propaga até a outra extremidade, simplesmente pelo jogo dos tensores e da forma das alavancas. A importância do elemento mecânico permite uma economia de comando nervoso, que se reduz a um simples reflexo medular. Esse modo elementar pode permitir que se intervenha no movimento do exterior. Assim sendo, ao reproduzir rigorosamente a forma descrita no espaço-tempo, o observador pode fazer com que o movimento de uma pessoa se desencadeie e pode fazer com que se perpetue, conforme seu desenrolar sucessivo, de ida e volta do gesto. Esse poder de agir, do exterior, sobre o desencadear e desenrolar do movimento oferece novas possibilidades, tanto para a investigação quanto para a reeducação. Seria importante estudar por quais estruturas neurológicas a coordenação é organizada. A facilidade em desencadear a forma mecânica por via reflexa pressupõe um processo relativamente simples, que poderia, ele próprio, ser desencadeado pelo reflexo óculo-motor ou o da deglutição, na flexão e preensão e pelo reflexo ortostático, no endireitamento e no caminhar. Podemos desde já constatar que a mecânica de base é da mesma ordem que o reflexo arcaico de recém-nascido: a ele se sobrepõe e o prolonga, conservando a mesma forma reflexa global e brusca. De fato, se observarmos os reflexos arcaicos e a maneira como se difundem, voltamos a encontrar os mesmos gestos e o mesmo desenrolar de movimentos detectados no "movimento fundamental" descrito no adulto. Como acontece com ele, os reflexos arcaicos são os mesmos para todos; assim, eles constituiriam a trama primitiva pela qual a criança aprende a descobrir o movimento, seu meio de auto-aprendizagem.

A primeira motilidade intra-uterina ocorre em um enrolamento, e o movimento se constrói de tal forma que, no nascimento, o bebê tem por completo toda a base da organização, tanto do sistema reto quanto do sistema cruzado: ele enrola cabeça-bacia e faz uma torção que opõe bacia e ombros, como vemos na coordenação.

Mas essa motilidade é reflexa, e ele só poderá dispor dela voluntariamente quando a tiver descoberto, adaptado ao espaço-tempo e situado na relação com a mãe. É então que, unindo cabeça e mão, ele saberá avançar para sentar-se e, ao unir cabeça e pé, equilibrar-se para andar. Todo o controle do equilíbrio do movimento entre flexores e extensores é descoberto pela criança: a partir da mão ou da cabeça, na flexão, e do pé ou da cabeça, na extensão.

Para transformar o gesto reflexo em gesto voluntário, a criança passa pela fase de percepção, e é essa percepção que lhe dá acesso às estruturas superiores. De fato, o gesto não é sentido apenas mecanicamente, mas carregado por seu segundo aspecto no espaço-tempo, a estrutura de si e relação com o outro. A criança percebe a forma arredondada do bem-estar quando se enrola nos braços da mãe; o movimento da boca, dos braços, que ela flete para chupar o dedo, o movimento recíproco dos pés batendo no lençol do berço. Desde que descobre o movimento, ele é orientado, ritmado e envolvido em um clima afetivo. A criança aprende seu gesto, aprende a reproduzir a imagem que provocou o movimento reflexo. Mas, enquanto o sucesso lhe causa bem-estar, satisfação motora, ela descobre a forma de seu movimento: tudo isso baseado na relação com a mãe. Não é mais um gesto reflexo; desde suas primeiras tentativas, seus movimentos não mais podem ser de ordem reflexa, pois ela o percebe em uma situação definida e procura reproduzi-lo; já é pessoal e, apesar de inábil, é adaptado.

Para que o gesto possa se adaptar ao meio, à situação, a mecânica de base será desviada, isso no âmbito dos músculos monoarticulares, que duplicam os músculos condutores nas duas dimensões do espaço, em cada articulação. Assim, para pegar um objeto que está à frente, sobre uma mesa, o movimento recobre exatamente o movimento fundamental: nós desencadeamos a coordenação sem qualquer desvio. Mas, se o mesmo objeto estiver em uma prateleira alta, à direita da pessoa, o movimento fundamental também é desencadeado, mas, quando passa pelo ombro, ele é desviado pelo deltóide e pelos músculos supra-espinhosos, para "ir buscar em cima". O que sentimos é a passagem a um nível superior na *articulação do ombro, a tensão* maior dos músculos correspondentes e a *forma da pele*. É em função do conhecimento dessa sensação que orientamos o braço "para cima". O comando voluntário é relativo a esse aspecto local, traduzindo a orientação do movimento, enquanto o desenrolar mecânico decorre dos fenômenos de coordenação. Aliás, basta o comando local para esse desencadeamento.

A forma superior do movimento é da ordem da representação espacial e temporal, apóia-se em sensações muito localizadas, que se inserem no desenrolar do movimento fundamental.

Quando as estruturas superiores se encarregam do movimento a partir do reflexo arcaico, é para situá-lo no espaço-tempo, na personalidade e na relação com o outro.

B — ESPAÇO-TEMPO

1º *Espaço-tempo motor*

Todo movimento se desenrola no espaço, tem uma duração, um ritmo. Espaço e tempo são indissociáveis da mecânica. São como a segunda face, uma outra maneira de abordar a mesma realidade. Contrair sucessivamente os músculos da coordenação em um movimento contínuo, ou descrever a forma correspondente no espaço, de acordo com um tempo definido, são dois aspectos diferentes só na análise do observador. A realidade é global. A posição do braço, por exemplo, é sentida no ombro, enquanto o movimento descrito é observado no cotovelo e na mão. Os dois aspectos da percepção têm na origem o mesmo movimento.

Espaço — Vimos que o movimento coordenado se desenrola perpetuamente no espaço, descrevendo uma imagem em forma de ∞. Isso porque a flexão e seu retorno em extensão são organizados por rotações. No final da flexão, o movimento não volta em marcha a ré, como um pêndulo, mas a esfera gira, orientando o retorno por um outro caminho, o da extensão. No ombro, por exemplo, a flexão pressupõe uma rotação interna, guiada pela porção longa do bíceps. Ora, o trabalho antagonista da porção longa do tríceps tem início com uma rotação externa da cabeça umeral, antes que o úmero se estenda. Entre a imagem que traça a flexão e a da extensão, o giro da cabeça forma uma curva de retorno. Os dois movimentos opostos, separados por essa curva, não se sobrepõem, cruzam-se.

Esse cruzamento ocorre no ponto em que flexores e extensores estão em uma posição de equilíbrio. É o equilíbrio força-comprimento, que chamamos de posição de coordenação. O movimento que se desenrola no ombro vai traçar o movimento em ∞ no cotovelo. Assim, a cruva sempre ficará à mesma distância do ombro, a do comprimento do úmero. Ela vai se inserir numa superfície esférica, em torno de seu ponto de apoio. Todo movimento se inscreve em relação a um ponto ou superfície determinados e tem um trajeto máximo definido.

O traçado do ∞ numa superfície curva é orientado. Cada anel tem um traçado máximo definido e orientado pela forma anatômica (osso-articulações-músculos).

Observamos aqui o traçado em ∞ mais representativo na definição do movimento espacial provocado por uma articulação; portanto, o mais propício para dar uma imagem do gesto, como o cotovelo no movimento do ombro, a cabeça do primeiro e quinto metas na mão, etc.; mas, de fato, é cada parte do corpo que traça seu próprio ∞ e participa do movimento em ∞ do segmento correspondente. Cada parcela, cada célula tem uma possibilidade ideal de deslocamento no espaço, um campo de movimento que lhe é próprio. Esse movimento é orientado, organizado pela coordenação motora, pois cada unidade de coordenação é ligada mecanicamente às unidades vizinhas pelos músculos condutores. Assim, cada anel de cada ∞ tem uma relação determinada com cada anel vizinho.

Em seu conjunto, o corpo é, portanto, um volume que se move em um campo definido, orientado. Ao caminhar, ele desloca esse campo no espaço externo, mas esse espaço é particular a cada pessoa de acordo com sua morfologia. Nós o chamamos de espaço motor. Portanto, o corpo é construído de forma a organizar as complexas unidades de coordenação entre si — tronco, cabeça, mãos e pés —, por um tensionamento que mantém a forma e permite o movimento.

Seria interessante estudar esse jogo das esferas entre si — jogo esse decorrente do estado de tensão que as forma e as une — através das leis da física moderna, como um universo autocentrado.

A imagem que cada um tem de seu próprio corpo e de seu movimento é modificada sem cessar, à medida que ela se exerce e que o corpo se modifica com o tempo. O momento essencial para a estruturação espacial é aquele em que essa imagem se forma. É o momento da passagem entre o reflexo arcaico e o movimento voluntário. O recém-nascido percebe seu gesto e procura reproduzi-lo, dar-lhe sua forma no espaço.

Inicialmente, a imagem orientada é global, ela se diferencia e se torna precisa progressivamente, com a maturação e a experimentação. À medida que o movimento se torna mais dissociado, mais consciente, os esquemas perceptivo-motores tornam-se mais sutis e complexos; então a criança se libertará de seu sincretismo, por volta dos dez anos, idade em que se torna capaz de dispor, tanto da sutileza de sua coordenação motora quanto das noções espaço-temporais a cargo dela.

Tempo — O movimento desenvolve sua curva no espaço: cada ponto da curva corresponde a um trabalho muscular preciso. Corresponde ao momento da contração de certos músculos condutores, flexores ou extensores, acompanhados por certos músculos monoarticulares, em condições de tensão, estiramento, equilíbrio perfeitamente precisas. Assim, a passagem do movimento, em cada parte da curva, tem uma velocidade determinada pelos músculos.

A forma do movimento e a duração relativa de sua execução estão indissociavelmente ligadas. A relação entre as diferentes fases, de acordo com suas velocidades respectivas, dá ao movimento seu ritmo próprio. De maneira geral, a flexão é rápida, ao passo que a extensão é lenta e "majestosa".

A duração relativa dos diferentes ∞ constitutivos do conjunto do movimento do corpo é, portanto, definida em função da sobreposição dos anéis que desenham o movimento. A forma do corpo e seu movimento se modelam em um ritmo. O campo de movimento tem uma duração própria, é o que chamamos de tempo motor.

2º *Percepção do espaço-tempo exterior*

A princípio, a pessoa tem uma noção interior, intrínseca, motora, do espaço-tempo. É a partir dessa referência que vai explorar o espaço exterior. Como se constrói essa relação?

Para explicar isso, vamos comparar a coordenação e os órgãos do sentido. De início, como se estabelece uma relação? Para que haja uma relação entre dois, é preciso que, em algum plano, haja *parte comum*: seja porque os dois elementos em relação se tornam *semelhantes*, seja porque se tornam *complementares*. Um percebe o outro como semelhante.

Isso é especialmente evidente quanto aos órgãos dos sentidos: eles podem reproduzir o estímulo externo, de forma a permitir sua análise pela pessoa. Pode-se dizer que a sensibilidade se modela sobre o objeto. Por exemplo, a sensibilidade do ouvido se modela pelas vibrações do instrumento: é assim que a melodia, as qualidades do instrumento e as do músico podem existir no interior do ouvido do ouvinte. O ouvinte percebe a música, conhece-a, porque as vibrações de seu ouvido se tornam as mesmas do instrumento — porque a música tornou-se ele mesmo. Assim se introduzem, no interior do indivíduo, as formas e os tempos, as características dos objetos exteriores. A motricidade reproduz o mesmo esquema, o mesmo mecanismo, quando a mão se dobra sobre um objeto para adotar sua forma. Em um ponto de si mesmo — a mão — a pessoa se tornou "forma comum", semelhante por complementaridade ao objeto: a mão côncava sobre a esfera convexa têm a mesma forma. A exploração do espaço pressupõe uma modificação da forma do corpo, para casar com a forma do objeto. A descoberta das diferentes formas, dos diferentes movimentos do próprio corpo, é paralela à descoberta das formas e orientações do espaço exterior. Por isso, essas noções passam à consciência sem reflexão intelectual. Enquanto o movimento for sincrético, insuficientemente dissociado e especificado na consciência corporal, o espaço exterior não pode ser perfeitamente descoberto. Ora, só tardiamente o corpo é dissociado, experimentado em sua motricidade — a percepção do espaço é paralela.

Ela é a diferença entre a imagem do movimento fundamental e a do movimento adaptado ao objeto. A pessoa sente a forma de sua mão corretamente estruturada, coordenada, e a forma que ela assume ao pousar plana sobre uma mesa. É isso que permite reconhecer a mesa como uma superfície horizontal.

O que nos choca é que não há consciência intelectual da forma do corpo e do movimento. Só percebemos nosso espaço interior sob a forma de noções. No entanto, é essa consciência espontânea do espaço que possibilita que conceituemos o espaço exterior. Os gestos que indicam as formas, as direções, as dimensões no espaço, se apóiam na noção motora. Os distúrbios de conceituação do espaço são paralelos aos distúrbios de consciência da forma pessoal no esquema corporal. As pessoas com esses distúrbios têm deles uma representação visual e intelectual, referem-se às imagens desenhadas, raciocinando sobre suas lembranças escolares, mas são incapazes de representar a imagem com um gesto da mão ou uma forma de seu corpo.

A motricidade, em função da capacidade que confere, sob a forma de referência para perceber o espaço e o tempo do meio externo, pode ser considerada um verdadeiro órgão dos sentidos para o espaço-tempo.

3º *Aparelho espaço-temporal*

Quais são as relações entre a coordenação motora e os órgãos dos sentidos?

No plano mecânico, ambos são indissociáveis: o movimento da cabeça segue o dos olhos e orienta o ouvido, a pele permite perceber a matéria enquanto o gesto capta a forma. No plano sensorial, seus procedimentos se complementam. Mas, enquanto os sentidos são mais ligados à observação, à representação, a motricidade envolve em uma ação, uma experiência. Pode haver um procedimento sensorial voluntário. Por exemplo, a transição entre ver e olhar é mal definida e, de qualquer forma, a pessoa que olha só utiliza suas qualidades mentais, porque o gesto que faz com a cabeça e o movimento dos olhos são automáticos; por isso, os sentidos são mais propícios à observação. Por esse caminho sensorial se desenvolvem as crianças mal-coordenadas, porque sua motricidade não fornece a elas os dados de que necessitam. Se sua falta de coordenação não for muito grave, elas se conformarão aos dados sensoriais e se orientarão no sentido de um pensamento abstrato; mas estes não poderão ser traduzidos com a facilidade desejada, como deveriam, normalmente, na vivência humana.

A percepção motora resulta de um procedimento voluntário: fazer um movimento, modificar sua própria forma. Ela situa a percepção na vivência representativa e simbólica, por intermédio de uma experimentação progressiva. Requer um empenho da pessoa no espaço-tempo, um ato de personalidade. A percepção motora é mais fundamental, mais arcaica, talvez menos consciente. É ela que permite conceituar e, portanto, assimilar as percepções sensoriais observadas, para revivê-las associando-as às experiências vividas.

Então não seria mais preciso fazer um esforço de associação para reunir órgãos dos sentidos e coordenação motora na percepção do espaço-tempo. Bastaria descrever em um todo um aparelho espaço-temporal formado:

1º pela motricidade coordenada;

2º pelos órgãos dos sentidos.

C – ESTRUTURA-RELAÇÃO

A criança se dobra sobre os joelhos, o adulto a abraça, ela arrendonda: este é o meio básico da relação. A criança deficiente que não consegue *se instalar* nos próprios joelhos, não sabe como fazer para participar de um gesto comum, para entrar em relação.

Pudemos observar que, para a criança, o suporte da relação é a motricidade, esta se desenvolve e segue uma evolução paralela à da personalidade.

Quando o movimento se desenrola em sua forma fundamental, ele utiliza duas formas mecânicas:

— Uma é particularmente adaptada à estruturação da forma do corpo (cabeça e bacia se orientam uma para a outra, o sistema reto, as abóbadas das mãos e pés formam-se em esferas). Ela é pertinente às unidades de coordenação mais autônomas, mais complexas, aquelas que são os pontos de partida do movimento, que são neurologicamente mais ricas e que incluem os sentidos. O movimento de enrolamento dobra o corpo sobre si mesmo, concentra-o; o endireitamento equilibra-o. O equilíbrio das tensões necessárias à estabilidade dá uma noção de relaxamento e bem-estar. É essa estrutura de base que reencontramos no enrolamento do recém-nascido nos braços da mãe. Está bem em seus braços, como estava *no útero*, como está bem em seu corpo orientado, alinhado e em equilíbrio estável.

No desenvolvimento, as características estruturantes se tornarão mais precisas, mais complexas, mas conservarão sempre as mesmas bases do bem-estar em si. São as conseqüências imediatas e indissociáveis da forma mecânica do movimento.

— A outra forma de mecânica, apoiando-se na estrutura da primeira, modifica as relações entre os elementos essenciais, relacionando-os.

A modificação da tensão acarreta um movimento de torção, sistema cruzado e unidades transicionais. Esse movimento modifica a forma do corpo e, por isso mesmo, a relação entre cabeça e bacia, mãos e pés (exemplos: em pé, sentado, dobrado). Em conseqüência, as relações sensoriais tornam-se diferentes (exemplo: olho-mão, olhar a mão; mão-orelha, ouvir o diapasão).

Esse movimento, partindo do enrolamento, se orienta para fora, depois volta ao enrolamento. Ele veicula os dados da relação (percepções, motivações...).

Vimos que o corpo é um volume sob tensão. Ora, segundo a localização, orientação, intensidade e qualidades das tensões (estática, dinâmica, carregadas de imagens de diferentes tipos), o corpo está em condições de estrutura (tensão em enrolamento, orientado para dentro), ou em condições de relação (tensão em torção orientado de dentro para fora, de fora para dentro). As qualidades sensitivas e sensoriais participam desse movimento. As tensões não podem ser só musculares, a tensão nervosa acompanha, conduz a tensão muscular; as sensações, unidas à motricidade, são veiculadas pela tensão neuromotora, que as reúne e concentra; elas podem condensar-se em uma síntese, portanto, em uma forma mais complexa, e assim tornar-se cada vez mais complexa, de síntese em síntese.

As tensões podem estar carregadas das percepções "do corpo vivendo"; assim, na memória, todas as experiências passadas do corpo se enriquecem com a experiência presente; as imagens pessoais se reúnem em sínteses cada vez mais complexas. O "eu", que o recém-nascido sente quando se descobre como uma unidade separada da mãe, já é uma síntese, resultante de toda uma quantidade de imagens de sínteses progressivamente mais evoluídas.

Como, a partir daí, pode-se construir a relação com o outro? A pessoa percebe as tensões e suas variações. E, da mesma forma que os sentidos se adaptam às vibrações externas, para conhecê-las, a pessoa adapta suas tensões às do "Outro". Assim, pode conhecer e participar de seu estado interior. A maneira pela qual uma pessoa é levada a modificar-se para participar do "Outro" faz com que, ao mesmo tempo, conheça o "Outro" e se conheça, conheça sua própria maneira de ser, suas próprias possibilidades.

Assim, todo comportamento físico, todo jogo motor age com um outro, ambos têm por base a relação que produzem. Todo movimento é um modificação da tensão; adaptar-se ao movimento de um "Outro" pressupõe uma adaptação global da pessoa.

Nos tratamentos psicomotores, a coordenação motora é o suporte da relação; seu interesse terapêutico é poder, por uma ação definida sobre a motricidade, agir sobre a forma e a quantidade das tensões, sobre a percepção do vivenciado, construir ou modificar as estruturas do eu.

É nesse sentido, e partindo da coordenação motora, que nossas observações são orientadas.

D – OS DOIS ASPECTOS DO MOVIMENTO E A AUTONOMIA DA COORDENAÇÃO MOTORA

Visto que o movimento vivenciado tem dois aspectos, podemos examiná-los dissociando-os; portanto, considerando seja o movimento fundamental, seja o movimento personalizado, motivado. Isso permite vermos como se constrói o segundo em relação ao primeiro. Podemos examinar:

— o movimento fundamental;

— o aparelho espaço-temporal — noção de espaço, de tempo, associação motricidade-sentido;

— o que, sem dúvida, poderemos chamar um aparelho de relação: estrutura pessoal, capacidade de relação e está associada ao desenvolvimento sexual.

Essa análise permite observarmos a parte de aprendizagem e, portanto, a parte de liberdade. De fato, só o movimento fundamental dado pela natureza é adquirido espontaneamente. Ele dá à pessoa um corpo corretamente organizado, uma estrutura espacial e temporal, uma noção pessoal e de relação com o outro. Durante o primeiro estágio de desenvolvimento, a criança conquistará essas noções, que nela constroem esse movimento fundamental.

No entanto, ela sempre é livre para não aceitá-lo, não utilizá-lo. Toda a liberdade da experimentação deixa a pessoa livre para utilizar ou não os aspectos do movimento que constituem a estrutura de seu ser, ela pode servir-se deles de qualquer maneira, de maneira própria. Pode mesmo deteriorar sua mecânica. Pode não utilizar seu sistema reto, seus elementos estruturadores: essas pessoas apresentam importantes distúrbios de personalidade. Pode não utilizar seu sistema cruzado, seus elementos dinâmicos: essas pessoas apresentam distúrbios importantes de personalidade, de ordem relacional.

Se uma pessoa tem um distúrbio mecânico, habitualmente sua estruturação espacial e temporal é perturbada, e se ela não pode compensar suficientemente, podem surgir problemas ou dificuldades no plano da personalidade e da relação. Quando o desenvolvimento da motricidade é normal, a criança se exercita em função das condições que lhe são dadas externamente, e é assim que a forma de experimentação pessoal, própria a seu meio, lhe permitirá desenvolver certas características mais que outras. Portanto, ela desenvolverá em função de seu exercício: a sutileza, a habilidade, a força de sua mecânica. Poderá utilizar suas habilidades na medida em que saírem do sincretismo infantil;

— ela exercitará no meio, com trabalho e jogos, suas possibilidades de conceituar espaço-tempo;

— ela assegurará sua maturação progressiva através da iniciativa, da descoberta de seus meios, do confronto com o meio;

— ela aprenderá a modificar suas reações, a adaptar-se ao outro para compreendê-lo, exercendo suas faculdades de relação. É nesse conjunto que se desenvolvem, paralelamente, motricidade e personalidade.

Toda essa parte de aprendizagem se exerce entre os dois aspectos do movimento: as possibilidades dadas pelo movimento fundamental e o que a criança faz dele em seu movimento personalizado. O fato de ter inicialmente todos os recursos mostra que a coordenação é autônoma. Ela constrói e serve o psiquismo.

Se, por quaisquer razões, definitivas ou temporárias, a aprendizagem da coordenação motora foi perturbada, a estruturação do espaço-tempo, a personalidade e a noção de relação com o outro não terão podido desenvolver-se normalmente: todas as normas do "movimento global" terão sido modificadas. Também para que uma recuperação possa ser válida, ela deverá restituir à pessoa todos os componentes do movimento, tais como deveriam ter sido vivenciados no momento da instalação do problema. Este estudo analítico da coordenação pode permitir desencadear, do exterior, o movimento coordenado que permite que a pessoa reviva, em uma síntese, todas as percepções proprioceptivas e sensitivas ligadas ao movimento, inseridas numa descoberta progressiva do espaço-tempo e numa relação que lhe dá meios para desenvolver, pelo movimento, a base "vivenciada" da personalidade.

CONCLUSÃO

Estudando problemas que os diversos distúrbios mecânicos e psicomotores nos impuseram ao longo de nossa experiência, pudemos constatar que podíamos abordar os diversos casos partindo de um meio único, o movimento fundamental na coordenação motora, sob a condição de utilizá-lo a partir de um de seus aspectos: mecânico, espaço-temporal ou de relação.

O estudo que aqui realizamos é particularmente mecânico, mas nele transparecem, incessantemente, os aspectos psicomotores com os quais interage. A introdução nos conduziu ao estudo da coordenação motora; gostaríamos que a conclusão abra uma via de pesquisa; a coordenação motora, por meio dos aspectos organizados e complexos de sua mecânica, é um eixo em torno do qual se elabora o pensamento e se constrói a personalidade.

O campo de movimento do homem, fundamentado em mecanismos em ∞, sobrepostos, permite uma variedade infinita de movimentos.

O movimento desenhado por cada unidade de coordenação forma um volume em ∞. O volume possível do movimento de cada unidade de coordenação é muito preciso e específico. Ora, cada um desses volumes se adapta, em condições muito precisas, ao anterior e ao seguinte. O ∞ da unidade tronco, muito complexo, reúne e organiza os ∞ dos membros. Quando cada uma das unidades utiliza inteiramente seu campo de movimento, o campo de movimento do conjunto do corpo constitui um volume muito definido e construído sobre um mecanismo bastante complexo. Esse movimento pode ser conceituado por uma pessoa, mas parece que não é possível realizá-lo com gestos espontâneos.

Só conceituamos o movimento "completo" graças à memória, reunindo frações múltiplas do movimento percebidas por experiência. Por isso, seria interessante tentar realizá-lo experimentalmente.

Parece que o estudo da coordenação motora pode abrir vias de pesquisa sobre a organização do espaço-tempo.

O movimento, cuja mecânica é complexa e que se traduz por formas complexas, é sempre vivenciado em um clima afetivo particular à pessoa e ao momento no tempo. Todos os aspectos do movimento são sempre vivenciados globalmente, mas podemos aí distinguir diferentes níveis.

Quando levamos os braços para a frente, como para sentir a largura de uma roupa, temos uma *sensação* muscular, articular. Quando observamos o *espaço*, é a curva traçada pelo movimento dos braços que olhamos, e se tomamos uma criança nos braços, esse mesmo gesto nos coloca em uma relação com o outro. Esses três aspectos estão sempre simultaneamente presentes no gesto, mas aquele que responde à motivação atual se esclarece particularmente, enquanto os dois outros são deixados em segundo plano.

Por exemplo, quando abrimos amplamente os braços para pegar um enorme embrulho, é o volume no espaço que chama nossa atenção, mas ele não exclui a sensação diminuída, porém presente, do bem-estar dos ombros dentro da roupa, nem a percepção da presença da criança que marcou o movimento arredondado de nossos braços. Esses três aspectos da vivência se sobrepõem.

Assim se constroem e se transformam, para evoluir, todos os aspectos do movimento, misturando sensações presentes e passadas. Por agirmos com uma intenção, consciente ou inconsciente, valoriza um dos três planos predominantes e nos dá a impressão de que esse plano é único, mas ele é apenas predominante.

É então uma *quantidade* de sensações e percepções, revividas na lembrança, que coexistem ao mesmo tempo no gesto vivido no momento.

Se examinarmos esse estado múltiplo, vemos que ele é ligado, no plano mecânico, à qualidade da *dissociação* (dissociação no sentido de diferenciação). A criança pequena tem um gesto impreciso, sua maturação e sua experimentação não permitem as diferenciações sutis necessárias, as associações complexas. Toda

a riqueza do movimento está aí: diferenciar muito sutilmente as sensações dos músculos, dos feixes musculares, o estiramento da pele, as mínimas nuances da percepção dos sentidos, os estados de equilíbrio, os graus de tensão... Quanto mais sutis forem as percepções, mais elas são numerosas e nuançadas, e mais precisas e ricas podem ser as *associações*. Essa é a diferença entre a ferramenta elementar e o aparelho de precisão.

O estado no qual o movimento é vivenciado é "multidimensional", de forma que as percepções podem se organizar de acordo com sua quantidade, de maneira mais ou menos densa. A *densidade* é particularmente relativa ao estado de tensão que as une, e parece que uma tensão maior une *mais* percepções em um espaço e em uma duração mais condensados, construindo estruturas que, sem dúvida, permitem unir elementos múltiplos em *associações* complexas, em *conjuntos* organizados, até mesmo constituindo estados novos, resultantes de *sínteses*.

Percepções diferentes, mais ou menos sutis, mais ou menos organizadas em conjuntos, sob a forma de somas ou sínteses, traduzem-se por *níveis de consciência* mais ou menos evoluídos. Por exemplo, a consciência elementar que forma a imagem não refletida que temos do nosso corpo quando ele "funciona" harmoniosamente. Ou, ainda, num nível de consciência mais evoluído, percebemos conjuntos complexos, sem poder analisar como se construíram: como sermos alinhados pelo sistema reto separando os dois lados (sistema cruzado) faz com que nos percebamos como lateralizados, formados por dois lados justapostos ou interferentes; isso, aliás, se estrutura à imagem de uma unidade organizada que se dobra globalmente sobre si mesma e provavelmente nos fornece imagens do simples, do duplo e do múltiplo.

O conhecimento intelectual, quando transposto para a vivência corporal, responde a uma consciência mais evoluída; as possibilidades se diferenciam e se elaboram ao longo do desenvolvimento. Quando as funções instrumentais chegam à maturidade, elas subentendem os mecanismos de reflexão que dão acesso a uma consciência superior, a de percepção da própria personalidade, a de distanciar-se para um autojulgamento.

Ao mesmo tempo que a consciência se desenvolve, um aumento da tensão parece poder organizar as estruturas de percepções em um modo cada vez mais complexo, formando novas sínteses que permitiriam participar da elaboração da reflexão, da inteligência, da personalidade.

Pode-se emitir a hipótese de que a evolução constante das tensões mantenha permanentemente um reequilíbrio dinâmico da coordenação motora, da mesma forma que é mantida a homeostase química.

Se retomarmos as características múltiplas, dissociadas, sutis, e as analisarmos em relação a esse reequilíbrio, podemos pensar que a dissociação aumenta o número de centros de reequilíbrio e que este será não apenas mais *sutil*, mas também *mais rápido*. A dissociação aumenta *a velocidade* de reequilíbrio.

A maturidade e a experimentação permitem cada vez mais dissociação, velocidade de reequilíbrio, tensão. O aumento da tensão seria conseqüência da aceleração que permite ao homem uma concentração cada vez mais importante, o que possibilitaria estruturas cada vez mais evoluídas e eventuais sínteses que permitem mudar certos estados em função da escolha e da reflexão.

Temos três planos para refletir: o *mecânico*, o *espaço-tempo*, a *relação com o outro*.

Se formos levados a considerá-los como solidários, é por experimentação. Na realidade, é fácil entender o aspecto global do movimento no recém-nascido, pois ele não diferencia "si próprio" e sua "mãe", nem o objeto que seu reflexo de preensão lhe permite manter. No entanto, na reeducação de casos graves, no estágio em que o indivíduo não é mais capaz de constituir compensações que teriam sido imperceptíveis para nós, somos levados a perceber que a deterioração de um desses aspectos também deteriora os dois outros.

Se observarmos um problema referente à *forma do corpo* — uma escoliose grave, por exemplo —, se ele ocorrer antes que se construam as imagens espaciais (de eixo, de linha reta no corpo) ele não poderá retificar-se por falta de representação da noção de linha reta em seu espaço motor, em seu esquema corporal. Intelectualmente, ele o saberá, através da visão, mas não o concebe dentro de seu próprio corpo.

O essencial de sua reeducação será não apenas mecânico, mas deverá permitir vivências de imagens de eixo, de simetria. O "outro" em sua relação foi vivenciado como testemunha de sua deterioração; será necessário que ele divida a descoberta de seu novo corpo alinhado e simétrico para que seu próprio corpo seja assumido normalmente.

Da mesma forma, quando uma criança apresenta problemas no plano *espaço-temporal*, certos aspectos do movimento, capazes de construir imagens espaciais ou temporais, não são utilizados, ela realiza gestos "de outra forma", sem passar pelas normas da coordenação. Deve-se, então, fazê-la descobrir os aspectos de sua mecânica portadores dessas noções espaciais e exercitá-la para utilizá-los para descobrir o meio externo. O "outro" terá sido vivenciado através de imagens insuficientes e no interior dele mesmo; por outro lado, ela não poderá ter toda a riqueza que trazem as noções de ser em uma relação própria, um espaço construído. Esses aspectos de relação serão essenciais na correção de um problema espaço-tempo.

Quando uma criança apresenta problemas de personalidade, estes podem ligar-se mais particularmente à estrutura de si, como a insuficiência da noção de unidade, concentração, da capacidade de perceber e utilizar seus meios de expressão e relação. Paralelamente, certos aspectos do corpo são insuficientemente utilizados, como os níveis de enrolamento, o equilíbrio muscular limitado ou deteriorado, a tensão insuficiente ou nula. Freqüentemente, são ligados a problemas da estruturação espacial.

Os problemas podem também predominar na relação com o outro; por não terem sido recebidas as respostas do outro, os níveis de relação são pobres. No corpo mesmo, o movimento é totalmente insuficiente, as imagens aí não foram construídas. A criança pode ser hipotônica, não utilizar a boca, fazer movimentos descoordenados com mãos e pés. Seu corpo não é utilizado de forma organizada, mas anárquica, que coincide com uma incapacidade psicológica ou uma recusa de "bem-estar".

Nesse caso, o essencial para uma reeducação será dirigido à relação, através da qual se descobrirá o corpo em suas sensações coordenadas, com as noções que ele traz, o espaço-tempo que o constrói em uma relação própria e a conquista desse espaço a ser descoberto, que é o outro, nesse jogo de relação.

Assim, em uma época em que os problemas da psicomotricidade e da personalidade ganham um lugar essencial, parece que a importância da pesquisa deva recair sobre esse aspecto primordial do corpo "organizado" que estrutura a coordenação motora e, através dela, permite descobrir e precisar os mecanismos que, construídos nos corpos, levam ao pensamento, à pessoa.